中医临证求索集

白习明 著

白上功
白应松
陈上雄
王爱平
胡义芳

协助整理

人民卫生出版社

图书在版编目（CIP）数据

中医临证求索集 / 白习明著 . —北京：人民卫生
出版社，2012.9
ISBN 978-7-117-16235-7

Ⅰ. ①中…　Ⅱ. ①白…　Ⅲ. ①中医学－临床医学－经
验－中国－现代　Ⅳ. ① R249.7

中国版本图书馆 CIP 数据核字（2012）第 160431 号

门户网：www.pmph.com	出版物查询、网上书店
卫人网：www.ipmph.com	护士、医师、药师、中医 师、卫生资格考试培训

中医临证求索集

著　　者：白习明
出版发行：人民卫生出版社（中继线 010-59780011）
地　　址：北京市朝阳区潘家园南里19号
邮　　编：100021
E – mail：pmph@pmph.com
购书热线：010-67605754　010-65264830
　　　　　010-59787586　010-59787592
印　　刷：尚艺印装有限公司
经　　销：新华书店
开　　本：710×1000　1/16　印张：17　插页：2
字　　数：305千字
版　　次：2012年9月第1版　2014年6月第1版第2次印刷
标准书号：ISBN 978-7-117-16235-7/R·16236
定　　价：33.00元

打击盗版举报电话：010-59787491　E-mail：WQ@pmph.com
（凡属印装质量问题请与本社销售中心联系退换）

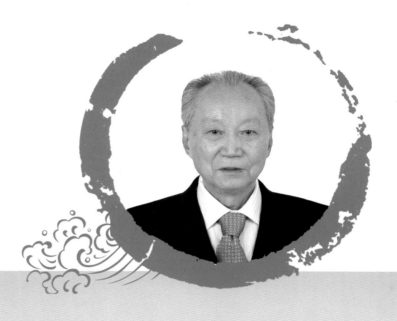

白习明，男，汉族，1936年4月出生于四川射洪。出身世医之家，绵阳市名中医。

幼读四书、五经，古汉语基础扎实。23岁时，以优异的成绩毕业于成都中医学院师资专业，并留校任教，从事教学和医疗工作，后又任教于绵阳中医学校（现四川中医药高等专科学校）。长期从事中医临床和教育工作，善于思索，屡起沉疴，擅于治疗疑、难、重、危、怪病证，学验俱富。临证追求辨证与辨病相结合，伤寒与温病相结合，古方与时方相结合，内、妇、儿、外各科相结合，四诊与现代检查手段相结合，取长补短，不存门户之见，求真务实，不断创新，深得群众爱戴。

作者简介

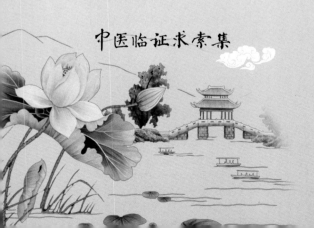

中医临证求索集

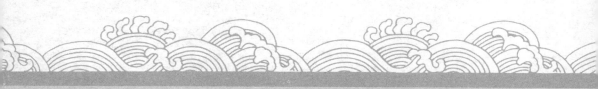

内容提要

本书由内科病证、妇科病证、儿科病证、外科病证、杂病五部分组成。内容丰富，取材于诊疗实录，临床实践与中医的整体观念互相印证，理法方药一线贯通，既内涵深邃，又深入浅出，用简练的文字准确地表达了复杂多变的疑、难、重、危病证及其辨治，辨证独到，令人耳目一新。一病一议，夹叙夹论，流畅自然，对中医临床工作者有重要的参考价值。

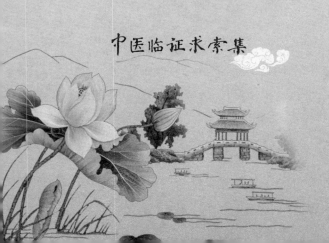

中医临证求索集

序

白习明君敏而好学，从医、教学五十余年，学验俱富。近读其大作《中医临证求索集》，获益良多；末学无文，难以笔楮，宣其旨趣。踌躇之余，觉其特点有四：博览群书，胸无芥蒂，书中内外妇儿各科，无所不包，寒温补泻诸法，无所不备，中西医学之长，无所不容，所谓"胸中有万卷书，笔底无半点尘"也；不护己短，不掩人长，书中对己诊断之不切、用药之失当，则直书其非，取某君之法，用某君之方，则直述其源，所谓"名不徒望，誉不自长"也；奇思异想，屡起沉疴，然而奇不违正，异不离宗，所谓"从心所欲不逾矩"也；虽曰《中医临证求索集》，实承《寓意草》、《洄溪医案》之文风，富涵"随笔"风姿，活而不僵，文而润质，足以吸人读兴，增人读后记忆，所谓"虎豹之鞟，非犬羊之鞟"[1]也。

临此四优，若饮醇醪，其嘉惠后学之功之溥，自可不言而喻矣。

八十一叟李孔定丁亥清和之月于镜涪书屋

---

[1] 虎豹之鞟，非犬羊之鞟：鞟(kuò)，去毛的兽皮。出自《论语·颜渊》，原文为"虎豹之鞟，犹犬羊之鞟与？"改"犹"为"非"，即不是的意思。习明注。

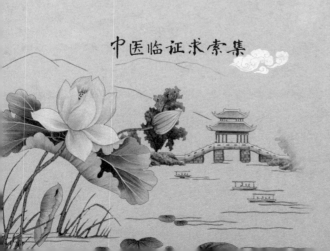

中医临证求索集

自 序

　　余每览治国之道，致知当格其物也。曾子曰："物格而后知至，知至而后意诚，意诚而后心正。"治医之道亦其然也。余虽自幼习儒，而生不逢辰，外寇入侵中华，椿萱[1]贫病交加，慈母年方而立有二，罹臌胀不起而仙逝，八岁幼童，颠沛百里之外，寄人篱下。苦读四书、五经，堂祖俊公（晚清秀才）博我以文，约我以礼；祖父毅公授我以医，规之以行。加冠之年，赴蓉抵沪，承蒙两学府众多资深教授之器重，始能升堂入室。五十余年之临证，时刻不忘笔录，三十余年之任教，须臾不离实践。事师数十，见善而渴求其不及，立志敦品而未敢立言。初过不惑之年，有幸与犹龙氏孔定先生共事，岁次同丙，长我十稔，而真知灼见则长我多矣！忘年知己，无所不论，无所不语，受益弥深，始奠储才备用之心。千金易得，益友难求，孔子曰："岁寒然后知松柏之后凋也。"

　　"感往昔之沦丧，伤横夭之莫救"，医圣之言也。慈母英年早逝，明伤之甚矣！潜心求索十年，初有所悟，又十年乃成。故肝病臌胀得心应手，人称独树一帜，我觉愧对殊荣。疑、难、重、危，迫于细思，虑之而后立，心旷神怡。时空之变，病种新增，天命前后，不得不扩而充之也。早年主攻《伤寒论》，壮年矢志温病，继则采诸子百家之长，慎思明辨而笃行之也。草木之一春，受雨露阳光之长养，尚能纳故吐新，制氧以谢天地；我受天地之造化，仁人之熏陶，岂无一纸之报乎？

---

[1] 椿萱：指父母。整理者注。

今之盛世，政通人和，百废再兴，医学教育，如雨后春笋。洋洋学子，车辆盈门，木铎声响而齐聚课堂，传道之师登台演讲。听之知其然，退则茫然，过则不知其所以然也。能言会写者不乏其人，而付诸临证能独当一面者，则如凤毛麟角之鲜矣！疑难重症，辅以新兴仪器查证，不无裨益。望而即明之病，亦一一送检，查无实据，则不知所云。惟名利是务，何来以人为本；华外悴内，崇末弃本，岂其治哉！余本不才，能增仓廪之一粟，则宿愿足矣。

西蜀白习明，时年七旬晋一

公元二零零六年四月于平政尽心斋

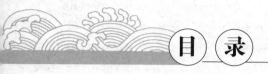

目 录

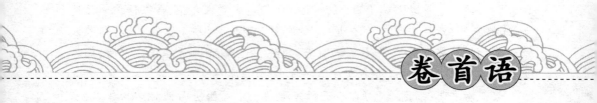

一、医学之道，博也，厚也，高也，明也，悠也，久也。伏羲画八卦，文王演《周易》，轩、岐问答而《黄帝内经》作，神农尝百草而《本草》兴，秦越人以《难经》传世，淳于意录《医籍》以启后人，华佗存精于独识，开切割之先河，麻醉首创，仲景撰用《素问》、《九卷》、《八十一难》、《阴阳大论》、《胎胪药录》，并《平脉辨证》，著《伤寒杂病论》。道统所绪，津梁并立，后世之名贤辈出，基于此也。倘先圣后贤俱不作不述，何来大作浩如烟海而宝藏兴焉！余何人也，岂敢立言自信，因思涓涓细流由滴滴之水所聚，汇之而成江河，终归大海。明亦其中之一滴，沧海能容，故有是《集》之献也。

二、医籍汗牛充栋，精辟之论，源于践而行之之悟，悟之而后论，论之而后作。可馈其所悟当否，亦可导之于行。循环往复而理、法、方、药备焉。大医之一世，亦只此而已。一篑之土，可育香花一束；集千万之篑，可以为山，故与时俱进而无止矣。

三、明生而鲁钝，困而学之，矢志不渝，广问以博其闻，强记以务其实；无拘尊卑老幼，士农工商，凡有益于医道者，皆窃而鉴之也。故诊诊必录，有欠妥之嫌必自省之；遇疑难之疾，则不厌其详，屡用屡验之法之方，必考而究之。五十余年之笔录，数以廿万计，若一一收载，则冗而庞杂，故集腋存真，可以管窥而已矣。

四、经方量重力专，时方味多面宽；伤寒侧重护阳，温病侧重救阴，内科统领全局，妇、儿、伤科同中有异；西医专攻形态，国医注重功能；四诊古老，情趣玄奥；检查化验，微妙更新。各有所长，各有所短，取法乎上，见机而行；择善而从，当用则用；过多则冗，过少则朦，勿太过与不及，取法乎中可也。

五、中华医学，源远流长，传之于今之典籍，上系夏商。嬴政焚书而医籍幸免，兵燹之变而轶散民间。累累硕果，皆文言之类也。言简意赅，内涵精邃,透彻一语而终生受用。奈何古今文体各异,以今语而译古文,仅能译其中之一二义,常有原貌全非之弊。故有"夫医者意也,只可意会,不可言传"之感慨。今之教材以系统为重,无处不引用经典或名家之论,再以语体阐而述之,连篇累牍,意犹未尽。故不少后学,见文言而生畏,不是囫囵而吞,则系以意会之。与其雾里赏花,不如光天直览。拙著采用晚清近乎口语之文言,无舞文弄墨之意,能为登古汉语之殿堂作一向导,则吾愿足矣。

六、病名者,病之名也,名不正则言不顺。中医西医乃两种学术体系,有西医病名而含中医数名者,有中医病名而含西医多名者,等同者寡,不等者众,能等者于中医病名之右以( )号示之,只有西医病名,尚无中医病名者,则从西而名之(如白塞病)。案中有以证命名者,乃病中之一证也。病证相同而治法不同者,以(一)、(二)或(三)编号。凡重复者,多不予收载。诊治时间纵跨五十余年(迄今不含后续),构辞稍异,以其由少知而多知,阅历浅深使然,为求真实,不施雕琢,以启我后昆焉。人一能之,我几百之矣。

七、自创新方,随证附解。源流兼叙,间有新意,系一孔之见,难免牵强之词。医案之末标以"明按",综述之中存有鄙见,亦即今之所言"心得"者是也。知我者于斯,罪我者亦于斯矣。读者之高见,可书己名而再按之,不求其褒,但求其贬,道吾恶者,是吾师也。

八、愚从事中华医药五十余载,门人知我者甚众,昔年所题师生互励之辞:"琴泉转瞬晋两春,明日隔山事事新。麦秀登程别众将,谷黄归来会群英。"今耳熟能详者为数不少,乃课堂与课间之谊也。今别数十载,岂只"谷黄",乃硕果累累之秋也。虽天各一方,事事两忙忙,此《集》之面世,无遐收载汝之创见,将待再版以补其虚。今有"近水楼台"者:白上功、白应松、赵香茂、赵俊、王爱平曾参与治疗,陈上雄、胡义芳参与收集整理,亦仅部分爱好者附有己见,非近者亲而远者疏也。

九、孟轲去齐而《孟子》作,孙思邈拒仕而著《千金》,一为亚圣,一为真人,儒者不读《孟子》,则难彻修身养性,医者不谙《大医精诚》,则多唯利是图。仲景勤求古训,博采众方,而有《伤寒杂病论》,叶桂从师十又有七,而成温病学大家。李氏孔定老先生,数十载手不释卷,具五丁[1]雄心,持伯乐慧眼,劈巴蜀通途,彰国医风范,位居全国五百名医之一,年逾八旬,犹老骥伏枥,乃明之益友良师,点评拙著,乃金针度人之语,刊之于字里行间,俾读者耳目一新,斯文之幸也,后生之幸也,亦人神之幸也。

---

[1] 五丁:巴蜀有"五丁开山"之传说。整理者注。

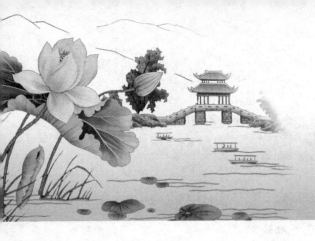

咳嗽咽痛（肺炎）

张某，男，46岁。住绵阳市红苑小区，供职于绵阳市血站，2006年7月24日初诊。

形体素实，半月前冒暑，未曾介意，继则咳嗽声嘶，咽痛身疼，及其西医诊治，已肺炎症状具备，给予消炎抗感染新药，并连续静脉滴注五日。原症未减，更见汗出热解，继而复热。明诊之，咽喉红肿热痛，脉象滑数，小便黄赤，大便偏干，脘腹胀，舌红绛，苔微黄。此暑湿交蒸，湿郁三焦，热熏咽喉所致，法当清热化湿，解毒消肿。方与甘露消毒丹加味：

木通15g　石菖蒲8g　薄荷15g　滑石10g　绵茵陈15g　黄芩10g　射干10g　藿香15g　象贝母10g　连翘20g　白蔻6g　水牛角20g　杏仁10g　僵蚕15g

二剂水煎，每剂分八次，日三夜一服。嘱忌辛燥炙煿及其冰冻冷饮。

7月28日复诊，咽喉虽红而肿退却，咳嗽依旧而声嘶已解，舌色虽红而较前为浅，且微黄之苔转为白滑，身疼亦随之而去，二剂能获此效，患者始料未及。现仅有咽痛咳嗽，夜不安眠，此中焦之湿已化，上焦之热未平，既已蕴遏二十余日不得宣泄，尤恐伤及肺络而致痈溃之变，法当清肺化痰，宣肺散结。方与千金苇茎汤加味：

苇根40g　薏苡仁30g　桃仁10g　冬瓜仁20g　玄参20g　马勃10g　牛蒡子15g　僵蚕15g　杏仁10g　皂刺15g　连翘20g　夜交藤30g　甘草3g

二剂水煎，服嘱同前。

8月4日三诊，咽痛已解，寝食俱安，舌质仍红，时有微咳，痰涎不利。病者如释重荷，自觉倦怠无力，欲求补益以善其后。明曰："否！咳嗽虽微，痰涎尤存，舌质仍红，余焰未尽，补则邪滞而痰热交结难除，如拔稗留茎，拔之而又生也，求末弃本，岂其治哉？"患者诚服。法以清肺逐瘀以化痰，

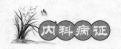

宣降肺气以止咳。遣苇茎汤合桑菊饮加味：

苇根40g　薏苡仁40g　桃仁10g　冬瓜仁25g　冬桑叶15g　菊花20g　连翘20g　杏仁10g　薄荷10g　桔梗10g　甘草3g　象贝母15g　僵蚕15g

二剂水煎，服嘱同前。尽剂之后，调养而痊。

 明按：

时值久旱不雨，酷热难耐，百年难逢之高温气候，夹湿（涉水和饮冷）者有之，贪凉（电扇或空调太过）而兼寒者亦有之，纯热者屡见不鲜，易于刑金而伤肺络者是其共同之点，故补液或静脉给药，为医患双方之首选。须知口服汤液，不如静脉滴注之效更捷，而仅以滴注与之，又难免有顾此失彼之嫌，故优势互补，则为上上之策也。且夫调配滴注之方，果能做到益津而不助湿，无胸闷气急、身酸浮肿等症出现，则为有利而无弊也。暑性升散，耗气伤津，汗为心之液，故汗多则心烦；气随汗泄，故见气短，贸然议补，反致肺气不宣，邪气被遏，则内热壅而为患。郁于中则胃强，炎于上则咽喉肿痛，迫于下则二便异常。偏颇既出，贵在明辨，补救得法，可以智取；若施强攻，则必洞悉良机，慎不可直率而往也。

阳 虚 咳 嗽

林某，男，39岁，住绵阳市涪城区红星街，1995年10月29日初诊。

咳嗽气喘胸闷，汗出恶风，痰涎不利，咽喉疼痛。三易其医，为时一月。明诊之，脉涩，喉头微肿，患者云痛，其色不红，舌质淡，苔白而厚。X线胸片未见异常，喘咳以午前为甚。前医曾先后施以抗菌消炎，发汗解表，益气敛汗，止咳平喘等法罔验。所以然者，着眼于咽喉肿痛，忽略阳虚而无力鼓邪外出故也。仲景曰："太阳病，发汗，遂漏不止，其人恶风……桂枝加附子汤主之。"（《伤寒论》第20条）师仲景扶阳解表之法为主，降气平喘之法为辅。方与桂枝加附子汤合三子养亲汤加味：

桂枝20g　白芍20g　甘草3g　生姜20g　大枣30g　制附片20g（先煎）　厚朴15g　杏仁10g　苏子10g　莱菔子20g　白芥子15g

一剂水煎，分六次，日四服，夜二服。嘱忌生冷、黏滑、五辛、酒酪、臭恶等物。

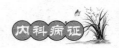

10月30日复诊，咽喉肿痛如失，余症消退约半。患者虽知医甚少，尚晓附片大热，与前医之方大相径庭，颇存疑虑而少少与之，试服无碍，乃遵其嘱而尽剂……获此良效，来之不易。旭日东升，阴霾始退，只可拨云而不可助其阴也。方与杏苏散合三子养亲汤加味：

制附片15g（先煎）　杏仁10g　苏子10g　前胡15g　枳壳15g　桔梗15g　茯苓15g　半夏10g　陈皮10g　莱菔子20g　白芥子15g　甘草3g

一剂水煎，分六次，日三服。嘱如前。

尽剂而安，停药调养而痊。

明按：

本案非素体阳虚，系治不得当而损伤其阳也。原本风寒咳嗽，倘外邪得以适时出表，庶不至于此也。营卫不调，阳气怫郁不得越，当调和营卫，疏而散之，肺气得以通调，水液下输膀胱，不积液成痰，则喘咳自解。见咳止咳，咳不止则疑"炎症作祟"，"消炎抗感染"不成，复遣清热之方，对症状而不对其证候，舍其本而求其末也。堵而不疏，其咳必甚，咳震咽喉则痛，郁而不伸则肿。不察因何而肿痛，闭门捉贼，岂能不伤。兼见肿痛者，务必观其色，淡红润泽为常，愈淡愈寒，愈红愈热，无淡而温，则伤阴也，无红而清，则伤阳也，阴阳两大法门之辨，岂可等闲视之。初诊之方即《伤寒论》桂枝加附子汤（第20条），加厚朴、杏仁，又名桂枝加厚朴、杏子汤。再加苏子、白芥子，即三子养亲汤（《韩氏医通》）。两个经方与一个时方合璧，经化而裁之，更具随方就圆之巧，故获此良效。

经方时方，皆疗疾有效之方；中药西药，各有短长。扬长避短，适宜而用则益，反之则损。凡红肿热痛者，抗生素类显效最速，合璧而治，相得益彰，无可非议；牵强凑合，则不然矣。经方者，方之源也，有源必流，流必有源，厚此薄彼，厚彼薄此，皆非所宜也。故当经则经，当时则时，当经时合璧，不妨合而用之。门户之见，非方药本身之故有，抑亦遣方者之己见也。

冬　温　（一）

彭某，女，18岁，农民，住三台县和平6村，1957年11月22日初诊。

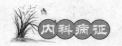

彭某乃明妻之妹也。发病于流脑大流行之际，其夫之兄赵某，患病二日，不治身亡，仅出葬三天，彭又突病。类似夫兄突亡者，同村已有数人，省、地、县、区、乡五级医疗防疫者，身着隔离衣，每日必访。时过三日，却无一医执笔处方。家人为之恼怒，亲友无不恐惶。明妻秋莲往探，被其姑父截留于家而不许相见。无可奈何，涕泣而急电告之于明。明接电已是午后三时，百里之遥，无车可乘，通宵达旦始至。诊得六脉洪数，头痛如劈，时清时昧。清则呼嚎身如被杖，微有汗出；昧则如醉如痴，汗亦自停。扪之身热，尺肤尤甚。体温随清而升，随昧而降，升则38.8℃，降则38℃。二便尚通，但欲解时不能言表。白苔满布，略显粗糙之征，尚无津亏之象。就地域流行而言，颇似流脑；以其临床表现而论，乃流感重证无疑。在不具备检验条件之下，实难定论。姑宗前贤"有一分白苔，即有一分表卫"之说，法取辛凉透泄，方拟加味银翘散：

银花20g　连翘20g　桔梗10g　薄荷10g　淡竹叶15g　荆芥穗10g　淡豆豉25g　牛蒡子15g　鲜芦根60g　生甘草3g　葛根30g　石膏30g　石菖蒲6g，郁金15g　水煎频服。

是日午后二时，五级联合防治组再至，得知患者之姐丈白某从射邑急奔而来，拟方首服已进，特往而质询于明。发言者出言有理，明据理而答之……一番舌战，诚服而去（两年之后，荐明进入中医学院者，正是此人）。

23日，呼嚎稍平，体温略降，但鼻衄30ml许。家人恐生变证，明曰："红汗也，伤寒有'衄乃解'之论，温病亦可热随血泄，稍作调整即平，请勿多虑。"原方荆芥穗改炭，去石菖蒲加白茅根50g，水煎三至四时一服。

24日，体温下降一度，清醒时间增长，昏昧时间缩短，衄去痛减，能进稀粥少许，但心中懊恼，一日二三度发，苔微黄而润，脉微数而软，法拟清热除烦，方选栀子豉汤加味：

炒栀子25g　淡豆豉40g　生甘草3g　葛根30g　藿香15g　连翘15g　谷芽20g　枳实15g　水煎日三服，夜一服。

25日，各症微减，饮食稍增，嘱继服之。

26日，午后身热，入暮尤甚，口渴心烦，脘痞，黎明至日中安然入睡。苔微黄，脉微数。此乃少阳枢机失利，法当清泄，拟蒿芩清胆汤：

青蒿10g　黄芩10g　枳实10g　竹茹10g　茯苓10g　半夏10g　陈皮10g　甘草2g　滑石10g　青黛4g　薏苡仁30g　秦艽20g　水煎服。

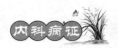

27日，上症微减，嘱其继服。

28日，上症再减，原方去秦艽，加扁豆30g。

29日，诸症悉退，奉姑翁之命……返上新桥告慰亲人，岳父母及其亲友无不为之欣幸。

30日，重抵和平，诊得六脉虚软和缓，但乏力神倦，书参苓白术散加减与之，嘱水煎守服数剂。

12月1日，返回射邑。一月之后询知已康复矣。八年之后，受命危难，厄驻朱君（乡），恰与和平相邻，穷乡僻壤，而不门庭冷落，或许有由于此也。

明按：

大病流行之域，其症相同者众，单据神志昏昧、头痛如劈等症，而不细心思索同中有异，必方寸乱而误大事，则医生当谓为不"生"矣。首用银翘散加味，人谓力薄，不知表卫得疏，则病邪受挫，叶氏"或透风于热外……不与热相搏，则势必孤矣"之名言，岂欺我乎！或曰："温邪热变最速，法当超前狙击，今先生追之于后不前者何也？"答曰："否！超前者，乃运筹之超，非举兵之超也，在卫必汗，到气清气，入营犹可透热转气，乃不逾之理也。此热在卫分，气分次之，间有扰营，又其次之，银翘散加石膏、菖蒲、郁金则可也。以石膏清气分之热，菖蒲、郁金化热中之湿，故首战告捷也。此后虽留气分数日，终未入营肆虐，岂其易哉。"

应松按：

家父治疗此疾，时年仅21岁，可见有志不在年高。阅读此案，令人肃然起敬。我之所以热爱中医事业，与家庭的熏陶是分不开的。

冬 温 （二）

赵某，男，30岁，住三台县和平乡六村赵家沟，1962年12月27日初诊。

身大热（体温40.1℃），午后尤甚，骨节烦疼，后脑痛，额汗自出，渴欲饮冷，小便短赤。知饥，已七日不食。发病九日，最初恶寒甚，发热轻，医以辛温发散，二日内恶寒罢而热势升，后脑痛而骨节烦疼。境内有卢姓医

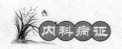

者，曾先后师事乡、县两位名医，兼晓西学常识，任职镇医院院长，名噪乡里。浼而视之，以年春X线透视（浸润型肺结核）为据，中西两法并用，中药以青蒿鳖甲汤为基础，西药则投消炎抗感染之剂，持续七日，其症不减，热反上升，正处于欲透而又难舍之际，闻明已起程，乃候至夜深。明至诊之，脉洪数，舌尖红，苔白微燥。细询始末，乃卫气皆病之冬温也，法当清气泄卫，以达热出表，方与银翘散合白虎汤加味：

生石膏40g　知母25g　银花20g　连翘20g　桔梗10g　薄荷10g　淡竹叶15g　荆芥10g　淡豆豉25g　牛蒡子15g　苇根30g　葛根30g　粳米25g　甘草3g

一剂水煎，频频服之。

十小时之内，一剂服清，全身微汗，体温降至38.1℃，骨节烦疼略减，脑后痛、额汗、渴饮、溺赤等症消失。索粥少许，味觉甚香。卢姓医者欣然叹曰："常言药须对时之功，今服药不足半日，竟有如此之效，始料未及也。"今气分之热已泄，卫分之邪仍在，单以辛凉透表可也。前方撤白虎再服一剂，日三服，夜一服。随病邪退却之势而减其制，以防太过。

二剂服尽，热退身凉而痛解，与益胃之法，又二剂而瘥。

明按：

此单纯之冬温病也。未曾夹湿，本为易治之例。若首用辛凉，庶无大热之患，既已大热而兼气分，则当卫气同治。卢姓医者为肺结核所疑，遣热入阴分之方，则非其治也，虽辅以大剂消炎抗感染之西药，终至计穷无策之地，一经点而破之，始恍然大悟。读书切忌断章取义，临证贵在去伪存真，目无全牛，动手便错，易中亦有其难也。

温病学说发展至清，详且备矣。温热类有卫气营血之辨，湿热类有三焦之分。此属前者易辨之病，然亦当晓有单见卫分者，卫气兼见者，气营同病者，营血混合者，气营血并见者，能明辨所属，缕析轻重缓急，则成竹在胸而不惑矣。仲景云："观其脉证，知犯何逆，随证治之。"

若其人原有旧疾，疗新勿犯旧，理所然也。倘舍其本而求其末，非但不治，反增其害也。方方均能治病，药药皆可疗疾，辨证清则遣方准，认病的便选药精，方尽其能，药尽其用，权在医者之所司，故医者又名司命者也。

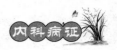

盛夏寒湿（重感冒）

王某，女，30岁，农民，住仪陇县日新乡丰南村6队，1995年7月21日午后4时初诊。

患者形体壮实，原有鼻疾，易感外邪，感则头身疼痛，骨节酸楚。其夫以建筑为业，常住绵阳已历数年，家中农活全揽，更兼上奉父母，下哺子女。繁杂之劳甚则疼痛常作，轻则自购止痛之品，稍重则求医处方持续数年如是。抵绵阳探夫，必求于吾，带数剂而返，多有良效。十日前农作冒雨，头身疼痛显著，就地求医未验而特来绵，起程之日，正值雨后初晴，天暑在上，地湿在下，迎风急驰，再伤其风，风尘仆仆，致使疼痛加重而住进绵阳市某医院，医以重感论治，当即输液，愈输愈痛，镇痛之品无所不及，常规检查未有不具。视其头痛之剧烈，CT亦查，历时六日，查无实据，治无所从，乃嘱患者求援中医。到我诊室之时，处于昏昏沉沉之状。问其所苦，似听而难答；诊其脉浮弦而紧，神倦蜷卧，面色青晦，其夫代云："头身疼十余日，输液后头疼如劈，昏昏然已六日矣。"望其舌尖红苔白而厚腻，扪其四肢，微汗而黏，额汗多而气味腥臭，经水适断。此乃冒雨感受寒湿，长途乘车再伤其风所致。寻其因不繁，视其证颇重，为何至此？缘由已彰。予疏风祛湿为法，遣羌活胜湿汤加味与之：

羌活15g 独活15g 川芎15g 甘草3g 蔓荆子10g 藁本10g 防风15g 藿香15g 佩兰15g 石菖蒲6g 郁金15g 血竭4g 白芷10g 白芥子15g 一剂水煎服。

7月22日午后二诊，自云首服则头痛大减，二服有经络通畅之意，再服觉其胸中开朗，故愈服愈频，愈频愈舒，昨日午夜至今日午中似与常人接近，今午后又觉不适，得勿复乎？察其脉静而和，望其神色已若两人，此乃佳象，叮嘱勿虑。今药已中病，无须太过，而寒散湿疏，当防未净，观其舌尖红已退，知其未燥，苔转薄而润滑，知阳气欲伸而湿去过半，审其病因与治疗过程，而寒湿气血痰均有所涉，非五积散莫属。乃书其全方，以麻黄根易麻黄，以桂枝易肉桂，一剂水煎服。

7月24日三诊，一剂服毕，疼痛全解，但食少乏力，书一二加减正气合用以善其后。

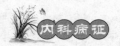

数月之后，再次省亲来绵，相邀数人一道来寓求诊，历陈当时剧痛之苦，中药疗效之佳，如数家珍，闻者莫不欣幸焉。

 明按：

发病于盛夏，头痛如劈，甚至出现昏迷，颇似"乙脑"，而查无实据，又疑"脑瘤"，再CT扫描，未见异常，在此似是而非之际，医者束手无策，乃在情理之中。然而力所不及，嘱求高明，尤为可贵。待我接手之时，正是头身疼痛高峰，若察之不详，审之不明，亦无从着手。患者原有头身疼痛，常服镇痛之品，虽求得一时之安，而营卫之气郁而不伸之弊，宿而成嗜之苦，则未曾虑及矣。劳作冒雨而内外相引，故疼痛有增无减。药不对症，由来已久，故湿邪弥漫三焦；黏滞脾胃之枢纽，则气机不利；郁遏清阳则头痛如劈。今表里三焦同病，故遣羌活胜湿汤以疏在表之邪；加藿香、佩兰芳化中焦之湿；石菖蒲、郁金通九窍十二经之滞；血竭行血中之瘀，白芷助芳化之能；白芥子疏郁遏之痰，故一剂而病去十之七八。倘固执成方，焉能解此繁复之结。次日二诊，药已中病。若再重复前方，必有太过之嫌，更以五积散改制，恰中寒湿气血痰之病机，二剂而起疑难重证不亦宜乎！

湿温转寒湿

曾某，男，51岁，林业技师，住遂宁城区，1972年5月12日初诊。

患者系林业技术高手，深谙植物学科，初晓中药性能，其人淳朴拘谨，敬业细心。是年初春患感，恶寒发热，汗出热解，既而复热，身重苔腻，查阅医籍，颇似"湿温"，自选三仁汤之属，初有微效，继则滞步不前。求名贤唐老诊治。亦以湿温为法。自备一册，全录其方药及其服后详情，煎服之法亦无所不具。历时三月，服药七十四剂，依然如故。唐老为人谦逊，闻明带习于遂州，引而荐之，明遂诊焉。诊得六脉沉细，通体畏寒，立夏已过，犹冬衣全着，苔黄厚腻，望之若干，扪之有液，胸闷不饥，午后不热，脘腹痞闷，二便如常，全身酸困，莫可名状，漱水不欲咽，食难辨其味。忖度诸症，仅苔黄厚腻而似湿温之证，余皆阳气衰微之候也。智者千虑，惟此一失，离照当空，则阴霾四除，何不改弦易辙欤？因以温经复阳之法，方与桂

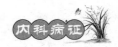

枝加附子汤加味：

制附片 12g（另包先煎）　桂枝 12g　白芍 17g　甘草 4g　炮姜 12g　大枣 12g　半夏 12g　广藿香 12g　一剂水煎服。

患者执方细阅然后去，似有疑难之情欲露又隐。午后七时，药已煎就，未敢即服，见姜、桂、附辛温，大异前法，徘徊难决。适明询访而至，晓之以理，始试服之。

5月14日复诊，诸症退却四成，但觉全身肌肤濇濇而麻，颇似小虫行走于肌肤之间。明曰："阳气来复，营卫输布之气通而待畅之佳象也。"前方加量，去半夏、藿香，加枣仁 12g、远志 12g，二剂水煎服。

5月18日三诊，各症递减，舌苔转白，惟肌肤濇然，时有所见，此乃寒湿之真象大白，仿五积散之属，数剂而康。

　明按：

湿温可从热化，亦可从寒化。吴鞠通将湿温、寒湿归为一门而条辨之，其义已明。叶天士曰："湿胜则阳微也，法应清凉，然到十分之六七，即不可过于寒凉，恐成功反弃。"此病缠绵数月，清热利湿之方无所不投，终至无方可遣，即其例也。所以然者，"湿热一去，阳亦衰微也"。法随机转，故取温经复阳为法，令其已陷于阴之阳，复由阴而达之于阳也。若将肌肤濇然如虫行其间而视为危候，则再失其机也。误治固然可畏，而失其转化之机，则更可畏矣。湿热之性，原本一阴一阳，热为阳邪，阳胜伤人之阴也；湿为阴邪，阴胜伤人之阳也。今阴胜而复损其阳，得勿殆乎？邪之所伤，赖其医者矫而正之；医之所伤，则须洞察幽微，方可化险为夷。

首诊之方系桂枝加附子汤（《伤寒论》第20条），以炮姜易生姜，加半夏、藿香而成。门人问曰："既转寒湿，为何不遣附子理中汤去甘草加广皮厚朴汤（《温病条辨》中焦篇，寒湿）欤？"答曰："善哉，问也！此为清热太过而阳气衰微之候，彼则阳明寒湿，舌白腐，肛坠痛，便不爽，"病名相同，病机不同，故遣方异而加减亦不尽相同也。且夫冰冻骤溶，水泛将至，故加半夏降逆燥湿，使水归其壑，藿香芳化和胃，亦即培土以制水也。古方今用，当赋新意以应时代发展之需，岂可滞步不前而已矣。

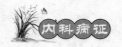

陈按：

学生在校学习时，承受老师对此病案教诲。毕业从事临床后，在为一李姓女患者诊治疾病时，该患者其临床症状与全身情况表现，与老师教诲的病案十分近似。诊断后，学生引用老师教诲之法，略加调整，投药3剂，得到离奇效果。

寒　湿

许某，男，30岁，已婚，农民。住三台县三合乡8村1队。1977年12月3日初诊。

全身骨节酸痛，午后发热，直至黄昏，先因患感，头身疼痛，恶寒发热，四更其医，各云其是，终不得解，则如是矣。于是病者惶惶，疑罹痼疾，特备资入城细查，以究其果。殊知一一查证，均系正常。遍访良策，众说纷纭，忐忑之余，偶遇黄竹贤荐而同来学校求治。病虽近一月，其形体依然壮实，午后发热虽甚，而衣着颇厚，诊其脉略有紧象，察其舌质淡，苔白厚而腻，小溲虽频而涩，其色尚清。纵观始末，乃寒湿使然也。法当助阳解表，兼以芳化即可。方与麻黄附子细辛汤加味：

麻黄绒10g　制附片16g　细辛6g　桂枝10g　藿香16g　佩兰16g　荆芥12g　防风12g　薄荷10g　水煎服。

12月17日复诊，据云，首服微烦，继则通体微汗而诸症悉退。自信重证已除，轻恙无妨，懒于遥途复诊，就近求医。医无视前因后果，贸然与银翘解毒丸服之，一服则胸中寒凉，再服更甚，遂停后服。复求之，更为滋阴之品，病者虽不知医，尚能识药明理，因之未取而复来学校复诊。诊得六脉和缓，厚腻之苔全退，身疼午后发热均解，惟头微昏而恶风，以寒湿已散而表卫未固，法当调营固卫以善其后。乃书桂枝汤加远志、防风与之。

12月19日三诊，前证已除，调理而安。时隔数月携子来诊云，已健壮胜于病前也。

明按：

此外感寒湿之证也，宗仲景之法，无不应手取效。奈古今之世俗，舍

12

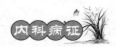

本求末，一见午后热甚，不辨表里寒热虚实，动辄议清，清之热不退，又疑其"感染"，肆以抗生素压之。一压不验，疑其药量轻而未达病所，常加倍与之而不嫌其重。终致湿遏而气机失畅，遂诸恙并作；阳胜之体，化热而出阳明者有之，蕴于肌肤溃而成疡者有之，内结脏腑而成痛者有之不等。阴胜之躯，则难化热；脾阳受损则中满不运；胃阳被削则脘闷不食；心阳衰则离照无权而阴霾肆布；肺气夺则卫外不固，或咳或哮或喘不一而作；肾阳弱则釜底薪匮，轻则食谷不化，重则通体畏寒。至此时也，病者难名其状，医者莫可与方。有知者或可法中求法，深思以明之，草率者多向上推之，美其名曰检查彻底，殊不知纵行千里，查单百张，无所适从，终结为"诊断不明，神经官能"？如此结局，难以尽书，治之之法，可互参诸案，神而明之可也。

门人问曰："服银翘解毒丸而胸中寒凉，患者之言可信否？"答曰："仲景有桂枝下咽阳胜则毙之诫；香岩有到气才可清气之训。伤则必恶，可得闻乎！患者之言，夸大其词者有之，实言相告者亦有之。信其可信之言，弃其过实之词可也。"

震　颤

文某，女，61岁，住绵阳市栏河乡，2006年12月17日初诊。

半年前始觉臀部不适，时有隐痛。未曾求医，欲待自愈。继又双脚趾隐痛，渐次更甚，行路不稳，便就地服用西药，亦多系镇痛之品。近两月以来出现震颤，衣食住行不能自理，乃四处求医，皆进而无退。曾去三医院专科诊治，门诊罔验，嘱其住院，碍于囊中羞涩而作罢。其子以"的士"为业，窃闻而浼明诊焉。六脉沉紧，舌质淡，苔白滑而厚，终日双目紧闭，四肢震颤不息，时有幻听幻觉，语无伦次。遇热尚可，遇寒则甚。追溯既往，素体阳虚，气不化湿，再感外寒而痛。见痛止痛，舍本求末，药效一过，其痛又作；寒湿上蒙清窍，神明被扰而幻听幻觉。法当疏风以泄表卫，除寒湿以宁心神。方与羌活胜湿汤合磁朱丸加味：

羌活15g　独活15g　川芎10g　甘草3g　蔓荆子15g　藁本10g　防风15g　石菖蒲10g　郁金15g　磁石25g　朱砂8g　神曲20g

二剂水煎，每剂分六次，日三服。

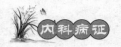

12月22日复诊，舌苔转薄，诸症减半，虽时有震颤，颤停之时，犹可步履稳健。以其人病久入络，法当补气以扶阳，活血以通络，交心肾以调神。方遣补阳还五汤合磁朱丸加减：

黄芪40g　地龙10g　赤芍15g　归尾20g　川芎10g　桃仁10ｇ　红花8g　石菖蒲10g　郁金15g　磁石25g　朱砂6g　神曲20g　血通15g　南藤30g　海风藤30g

二剂水煎，服法同前。

12月27日三诊，诸症递减，仅偶见震颤，双脚趾虽痛，可自行步履。法当温经以通络，醒脑以明神，遣千金小续命汤加减：

桂枝10g　白附子15g（久煎）　川芎10g　麻黄根15g　白芍15g　杏仁10g　防风15g　防己20g　甘草3g　石菖蒲10g　郁金15g　僵蚕15g　皂刺15g

二剂水煎，服法同前。

2007年元旦三诊，诸症悉退，震颤全停，神志亦清。问其何苦？答以"脚趾隐疼"。今寒湿已去，瘀滞犹存，乃沿用复诊之方去血通、南藤、海风藤，加山药、莲须，嘱服三剂，服法同前。

元月8日四诊，趾疼再减，偶见闭目，若有所思，不时词不达意，法当交通心肾，兼以疏畅少阳枢机。方与春雷饮加味：

磁石25g　朱砂7g　神曲20g　远志10g　石菖蒲10g　柴胡10g　黄芩10g　泡参30g　甘草3g　炮姜10g　半夏10g　山药30g　莲须15g

三剂水煎，服法如前。

后以益气活血、宁心安神、健脾益胃等法，调治月余而安。

　明按：

此乃风痰兼夹寒湿，治不及时与治法欠佳所致，属震颤之一证也。究其病因，多由素体肝肾亏损，气血虚衰而致风、火、痰、湿为患，虽以中老年人居多，兼夹寒湿而致者不甚多见。（若因脑瘤或颅外伤所致，则属难治之证矣。）今偶有所得而录之，待来者扩而充之也。一孔之见不隐，一得之功无晦，多孔广窥，集而融之，汇而贯之，集腋而成轻裘，则可衣而暖其身矣。《经》云："诸风掉眩，皆属于肝，"风静则掉宁，故以息风为其大法，此众目之大纲也。前贤论风，有来自八方（东、南、西、北、东南、西南、东北、西北）之说，东方者，甲乙之风也；南方者，丙丁之风也；

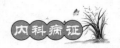

西方者，庚辛之风也，北方者，壬癸之风也。以此类推，则八方之风悉明，一言以蔽之曰，五脏六腑之风也。伏其所主，先其所因，法随因转，药随证出，迎难而上，谨守病机，则庶几乎可也。

肩 颈 强 痛

李某，男，33岁，汽车司机，住绵阳南山，2002年4月21日初诊。

患者头昏痛，身酸楚，颈项强痛，牵引肩背，转侧不利。曾服解热镇痛类新药数日，其痛不减，反逐日加剧。苔薄白满布，脉见濡缓。此外感风寒夹湿，太阳经气受阻，法当祛风胜湿，通利经输。方与羌活胜湿汤加味：

羌活15g　独活15g　川芎10g　血竭5g　蔓荆子10g　藁本10g　防风20g　葛根50g　石南藤30g　骨碎补20g　伸筋草10g　寻骨风20g　甘草3g

一剂水煎，分六次，日三服。

二日之内，一剂服毕，痛减过半。复求未遇，遂将原方重复一剂。不足四日，二剂服尽，外用药酒犹剩七成，活动自如，全解而安。

明按：

门人问曰："《伤寒论》有项背强几几之论，恰与此证相同，恩师不用经方用时方，一方二剂而瘥，然则时方优于经方乎？"答曰："善哉问也！《伤寒论》第14条云：'太阳病，项背强几几，反汗出恶风者，桂枝加葛根汤主之。'第31条又云：'太阳病，项背强几几，无汗恶风者，葛根汤主之。'以其自觉症状之同，无可非议，就其脉舌而言，则同中有异也。《伤寒论》虽未言脉舌，乃示人以法，非止此而无余蕴也。彼乃风寒外束，阻滞经输使然，此则风寒夹湿，郁遏经输所致。病变部位虽同，而病邪兼夹，则有不同也。且《伤寒论》以有无汗出，区分何方主之，今因夹湿而间于两者之间，若照搬原方，何异按图索骥，故遣时方而与之也。加葛根而重用之，亦即师其法而不泥其方，须知方药之于病，贵在对症，而不在谁优于谁也。且司机一职，感湿尤易，时代不同，病亦有别，非古方不适于今之病也。"

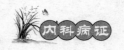

风温误汗

白光天，男，45岁，农民，住三台县上新乡四村，1957年4月23日初诊。

光天者，明之家严大人也。出身于书香门第，熏陶于四世同堂之家，高雅之训颇深，明世事之理渊博。克己奉公惠及民众，及其有疾，妇孺皆忧，17日暴发全身尽疼，以头为甚，恶寒发热，以热为重。邻居周某，巧舌力荐张某诊治，张以柴葛解肌汤加麻辛一方与之，服后通体汗出，疼痛大减，恶风特甚，不饥不食，卧床不起。19日复诊，张谓药已中病，再与一击；掉头换尾，无一更改，不过用量加重而已。服后大汗遂漏不止，汗伤心液而神识不清，津随汗泄而大肉消削，州都之官劫夺而溺少至无，手阳明液枯而大便秘结，四五日之间，判若两人。家人惶然，21日往询于张，张懵然敢以承气汤合八正散通泄二便，而不知气阴将脱，危在旦夕之候已昭然若揭。庚父文质来探，见之大惊曰："危矣！"命家人电告远在射邑执业之长子习明，明于22日午后获悉，星夜兼程，步羊肠小道60km，五更方至。当因亲情所致，严父双目微开，尚能识明。语声虽细微断续，附耳闻之尚清。突见骨瘦如柴，面貌全非，令人怆然泪下。诊得脉微欲绝，四肢厥逆，唇缩不能遮齿，重被无以暖身，益气生津固脱，刻不容缓。此时张某之方煎而未服，正待明决断，视此大误，令家人全倾之。当即将所携之大剂生脉散煎汤频咽之，不待天明，补以等渗。次日（23日）午后，二便均畅，神识渐清，方与加减参苓白术散：

沙参30g　麦冬15g　石斛20g　天冬20g　玉竹20g　生地20g　玄参20g　白术10g　扁豆30g　怀山药30g　莲子心10g　甘草3g　桔梗10g　水煎服。

25日，脉静身凉，能进稀粥少许，但神倦嗜睡，前方去莲子心、生地、玉竹，加枣仁10g、远志10g、麦芽20g。生脉散另煎代茶饮之。

26日，饮食递增，四肢微温，欲起床扶之慢步于庭。

27日，步履渐稳，可持杖自行，缓步百米。

28日，父子同行，徐徐去镇，三百米平坦之道，胜似崎岖山径，但终

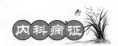

于如愿。路人见之，无不称奇，街坊细问，严父曰："人皆谓我必死，我亦难料再生……吾儿幼时贪玩，习医颇有其志，否则我凡身之肉将腐矣，安能同行于此。"众闻其由，莫不感慨万千……传为佳话，蔓延遐迩。一年之后，任该镇医院院长，继又平步高等学府，庶几有因于此也。

明按：

仲景《伤寒论》一书，太阳篇占全书过半，即论发汗之法也。表实无汗，必先发其汗，概言之五法，泛言之则百法之上也；若汗出而表不解，法当调和营卫亦不可再发其汗。今大发其汗，已属汗太过，再重发其汗，焉有不伤津劫液之理。噫！庸医之庸，庸至《伤寒论》竟未读耶？且温病学发源于《伤寒论》，成熟于清代，春季感而即发者，名曰风温。风温无汗，可发其汗，亦非麻辛之所宜也。一误再误，其拙胜矣。若非素体较盛，必殆无疑。生脉散益气生津，嫌其养阴力薄，再以加减参苓白术散辅之，以常法而起非常之疾，古已有之，今录之以待来者也。

陈按：

在临床为一退休任姓教师诊治疾病时，遇此病症。始发感冒，在乡村医生处已服中、西药数剂治疗，开始汗出，略有好转，尔后病情与日俱增，亦告家人安排后事。家人请学生到家诊治并定吉凶，通过诊断后，当即动员护送病人到卫生院住院治疗。但又时逢绵雨天气，家庭与卫生院相隔4km山间小道。除病人不愿离开家庭外，家人也无意将患者送往卫生院住院治疗。只是再三请求学生处方用药后，等到晴天再定住院治疗否。学生确也无可奈何，只是告诉家人，派人随其到卫生院取药，病人服药后，必须密切观察一切变化。回卫生院的一路，学生忐忑不安，到院便急速寻找在校时的课本和课堂笔记，终于求得老师传授的此病案记录。如获至宝，反复阅读，对症比照。遵照老师教导，处中药二剂，并又再三叮嘱，密切观察服药后情况。次日正午，患者长子到院面告学生，服药四次后，已见明显好转。当即告诉，继续服第二剂中药。服后越见好转，五剂中药后康复。

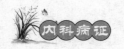

风温夹湿（一）

刘某，女，66岁，居民，住绵阳市魏城，1987年2月27日初诊。

老人子女众多，外实内虚。其婿迎之于绵，欣赏电子灯会，感而发病，以头身疼痛，恶寒发热，汗出而热不解住进某医院。医以重感论治，延之数日不减，辗转于数医之手，始浼于明。明诊得脉数微弦，寒热往来如疟，午后尤甚，汗出热解，既而又作，头痛身重，口渴喜饮，反酸欲呕，苔白而厚。此湿浊内阻，邪在膜原，法当疏利透达，方拟达原饮加减：

青蒿10g 草果仁7g 槟榔12g 知母10g 厚朴12g 甘草2g 白芍12g 黄芩10g 白芥子10g 郁金12g 藿香12g 佩兰10g

一剂水煎，分六次，日四夜二服。

28日复诊，寒热往来次数减半，口不甚渴，自觉热退，他觉肤热微汗，胸闷胁胀，大便溏，苔黄而厚腻。湿热交蒸之象已露，法拟利湿清热，方遣甘露消毒丹加味：

木通10g 石菖蒲4g 薄荷10g 滑石10g 绵茵陈10g 射干10g 藿香15g 浙贝母5g 连翘15g 白蔻6g 槟榔10g 草果仁8g

二剂水煎，每剂分六次，日三服。

3月2日三诊，寒热已罢，但肢节烦疼，两脚膝以下微肿，苔黄。三焦膜原已畅，而经络关节之湿未除。法当宣通内外，分消上下，方与拈痛汤：

羌活10g 防风15g 升麻3g 猪苓6g 泽泻15g 绵茵陈12g 黄芩10g 葛根20g 苍术10g 白术10g 苦参10g 知母10g 甘草3g 一剂水煎服。

3月3日四诊，肢节烦疼虽解，但膝以下浮肿有增，扪之不温，背部仍疼，苔黄不退，脉来沉细。此为湿热已去，阳亦衰微，当舍苔从脉，易辙改弦，拟五积散水煎，少少与之。

3月5日五诊，其证如前，有增无减，热去湿存而背痛，阳气衰微而脚痛且冷，仅赖五积散之辛，不足以温经通阳，书千金小续命汤与之。

3月7日六诊，脉不甚沉，略见有力，下肢肿消过半，冷亦随之而减，苔微黄而润，似有阳回之兆。药既中病，无妨循法再进，书参附汤合人参败毒散，水煎服。

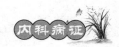

3月9日七诊，脉来虚软和缓，肿消痛除，黄苔转白，此乃阳气来复，邪已去八九。然而素体本虚，大病之后则脾阳更弱而食欲极差，因之神倦乏力而卧床不起矣。当以苦辛温为法，方与一、五加减正气散（《温病条辨·中焦篇》），再加制附片以温肾熏脾。

3月11日八诊，略进稀粥，仍然神倦乏力。进度虽小，尚能对路，当循其法而宏其方药之力，书桂附理中汤合香砂六君子汤以温肾醒脾。

3月14日九诊，白苔变薄，转为常人；食量增加，尚未复原；神倦改善，不愿久卧。但起身则软，难以支撑，欲行而步履蹒跚。脉来细软，此脾阳渐复，而心之阴阳犹虚。拟仲景炙甘草汤合生脉散加石南藤、麦芽与之。阴平阳秘以善其后。

病已至此，即将告愈无疑，而来自各地之子女极其担心，因之浼明于厅，细询吉凶：有言必不能起者，有言再住大医院者，有言筹备后事者（丧葬）……各抒己见，莫衷一是，惟当事之女直言其母病之重，经白某诊治而渐次递减，恳请于明而决断之。明曰："大病已去……险滩早过，慎不可坦途而覆舟也。今之方药但服无妨，近期必起矣。"众服其论，遂信之如初。

3月17日十诊，脉来和缓，食量复原有增，味觉颇佳，可慢步于厅。嘱其守服上方三剂，果康复如常也。

 明按：

大匠诲人，必以规矩，良工治病，必循准绳。今之时医，阴阳不分，表里不辨，动辄曰炎，而不知炎为何物，炎之阴阳何在，概用抗生素而美其名曰消炎之圣药也。与之不验，大剂压之，压之不验，则束手无策矣。今寒热退而苔反黄，辛温进而苔反白，乃抗生素过量所致之也。苔黄而厚腻，缠绵十余日之久，若执黄属热而再行清利，则心脾肾之阳必劫夺而竭矣。且苔黄主热，是其常也，今脉沉细，四肢不温，是其变也，舍苔而从脉证，乃通常达变之策也。门人问曰："昔贤有舍证从脉，或舍脉从证之说，未闻舍苔从脉者也，可得而闻乎？"明曰："然。西洋医学普及神州，诚乃万民之福，而抗生素滥用又反成其祸，以承乃制而亢则害也。时代发展，病有变迁，昔无菌群失调之疾，今则常见之也。所谓遵古而不泥古，厚今而不迷于其今也。凡抗生素过量而见苔黄，首当健脾，以脾主运化也。若健之不健，当察阳虚，若果属阳虚，则当兼顾其肾，以肾阳为釜底之薪也。脾肾阳回而心阳未振，又当从心论之，慎不可胶柱一端，直率而往也。"

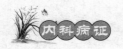

风温夹湿（二）

罗某，男，32岁，住三台县上新乡四村石岩湾，1960年1月28日（大年初一）初诊。

头如裹，身尽疼，身热（体温38.8℃），时有汗出而身热不减，咳嗽胸闷，痰黏稠不利。发病六日，已就二医。初见恶寒发热，头身痛，医以风寒论治，恶寒罢而但身热，咳嗽喘急不得卧，身痛更甚而头重如裹矣。改求吴某，治以辛凉，无验反剧。适明返乡探亲乃浼而诊之，六脉弦数，苔厚腻微黄。本系风温兼夹痰湿，辛温、辛凉两不相宜，以其人素有痰饮，又兼常受雾露之湿，延之于今，已成湿热蕴毒之候，法拟化浊利湿，清热解毒。予甘露消毒丹加味：

木通10g　石菖蒲6g　薄荷10g　滑石10g　绵茵陈15g　黄芩10g　射干10g　藿香15g　象贝母10g　连翘15g　白蔻仁10g　杏仁10g　厚朴10g　茯苓10g　甘草3g

一剂水煎，分六次，日三服。

2月2日复诊，苔转薄，脉濡数，各症退却三成，惟胸闷有增无减。此乃湿热分化，三焦初利，以其人素有痰湿，法当苦辛通降，以防湿浊结胸。方与小陷胸汤加味：

瓜蒌仁15g　瓜蒌壳20g　川黄连8g　半夏10g　枳实10g　郁金15g　藿香15g　薄荷10g　薏苡仁30g　砂仁6g

一剂水煎，服法同前。

一剂服毕，体温复常，胸闷全消，诸症大减，嘱原方继服一剂而痊。

 明按：

吾蜀盆地，雾露不少，若其人素有痰湿，最易两湿相合；初春阳气始开，风木行令，感而发病，多重着而痛。形似伤寒，非辛温发汗所能解；状若温热，非辛凉所能疏散，首当宣肺渗湿，以防壅滞胶结之变。

伤寒夹湿，变化多缓；里湿为合，多太阳与太阴同病。温热夹湿则变化不一，在上焦多与肺合，在中焦多脾胃两伤，在下焦多肾与膀胱受损。且中焦有寒化、热化之别，或中焦与上焦同病，或中焦与下焦相连，或三

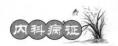

焦互为影响，孰表孰里，孰标孰本，孰轻孰重，孰先孰后，智取何处，强攻何方，全在医者运筹之中。恒中有易，易中有恒，法无定法，方无常方。《经》云："知其要者，一言而终，不知其要，流散无穷。"若欲知其要，必先穷其变也。

少 阳 喜 呕

杨某，女，13岁，住射洪县富丰乡一村，1956年9月8日初诊。

时逢"七县流感、流脑大流行"之秋，富丰联合诊所草创观察病床数张，中有一喜呕者，即杨某也。发病十余日，初起壮热，微恶风寒，一日恶寒罢，但壮热口渴，头身疼痛。经中西医会诊，两法并进，数日之内，高热退而表证解。但心烦喜呕，每晚戌时开始，胸胁苦满而烦，呻吟不休，直至寅时许，呕吐清稀酸水数升后，则安然熟睡。夜夜如是，持续七夕，扰得邻舍不安。明洞悉始末，早有己见，初萌施治之意，碍于前辈情面，未敢造次。家人浼之再三，乃以和解少阳之法。方与小柴胡汤加减：

柴胡10g　黄芩10g　泡参30g　甘草3g　生姜20g　半夏15g　藿香15g　砂仁15g

一剂水煎，分三次温服。

是日夜安然静卧，不烦不呕直至次日日上三竿始觉。邻人知之，无不惊叹。同行庸叟闻而大妒，疾邀主治者王老视之。王心知肚明，默然庆幸，守原法一剂而康。

 明按：

此为小柴胡汤去大枣，加藿香、砂仁而成。《伤寒论》少阳病有七或然证，小柴胡汤有六加减法，可见仲景立法之灵活也。少阳主半表半里，表邪入里，里邪达表，皆必经之路，凡病机所至，用之则灵。病机者，少阳枢机不利所致之也。患者呕酸而至入静之际，恰值仲景所言"少阳病欲解时，从寅至辰上"之时，贴切如此，乃病机之所至无疑，故有其效也。然则先前主治者，原本二王（王道行、王泽涪）资深妙手，为何不曾顾及耶？智者千虑，难免一失，非不能也，旁观者清矣。大凡学识渊博者，多有虚怀若谷之慨，庸碌者以贪功妒能为生计，即或如愿，亦食而不知其味也。

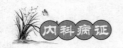

在临床时常常遇到类似病例，学生经过辨证后，较多使用老师教诲此法，屡屡收到满意效果。

寒 湿 致 呆

谢某之妻，42岁，农民，住三台县朱君（真）乡四村，1993年8月17日初诊。

谢为村官，不以己身置人之上，不为家眷开启方便之门，与民同甘共苦。其妻素有勤劳俭朴之风，水旱重荷在所不辞，谷物满仓，禽畜满园，渐次感受雾露水汗之湿而恶寒重，村医以镇痛之药与之，稍缓而已。及其神情呆钝，谢乃四处寻医。曾就诊于县、市专科医院，均以精神病患论治，愈治愈呆，形如重罪之囚。二十世纪六十年代，吾曾厄置是壤，谢虽年幼，记忆犹新，因之专访于涪城而浼明诊焉。六脉沉弱而缓，苔白厚腻满布，秋着冬装，反云恶寒，时有微汗，其气腥膻，不知饥，不索食，喜静寡言。索禀阳弱之躯，寒湿之邪内外相引，阴霾蔽离而心阳被困，故有此呆象环生。当先撤湿驱寒，以求云开雾散。方与羌活胜湿汤加味：

羌活15g　独活15g　川芎10g　甘草3g　蔓荆子10g　藁本10g　防风15g　厚朴10g　杏仁10g　茯苓15g　石菖蒲10g　郁金15g

二剂水煎，每剂分六次，日三服。嘱其夫顺势利导，勿扰离照之阳。

四日后复诊，前症减退三成，病已投方，何妨加速行驶，疏理寒、湿、气、血、痰之积滞，以求迅达目的。遣五积散全方，麻黄用根，再加石菖蒲、郁金，书二剂，服嘱同前。

又四日后三诊，症退八九，但苔显微黄，脉见濡数，此阴达于阳之佳象也。犹恐温散太过，湿化为热，遣甘露消毒丹加茯神、远志、郁金以冀清理残存不多之邪。

又三剂，果如所愿，村民大悦。随访十年，康健如初。

叶天士曰："在阳旺之躯，胃湿恒多，在阴盛之体，脾湿亦不少，然其

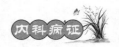

化热则一。"此为后者，终不化热何也？以其人中气素虚之故也。且湿为阴邪，同气相召，脾阳不运，则三焦之枢机不利而归膜原，心神被扰而呆钝作焉。今之合成新药，服用便捷，功不可没，而解热镇痛类，不但不能宣化寒湿，反有致使中土失和之弊端，是故不愈矣。首遣《内外伤辨惑论》之羌活胜湿汤，意在以风胜湿，如物之湿，风吹则干。仅此疏散肌表之湿，而畅达三焦之道犹有不备，故取杏仁开上，厚朴宣中，茯苓导下，以令归之于壑。次遣五积，荡而涤之；再遣甘露消毒丹，病机之所至也。始终不离郁金、石菖蒲，解结而通九窍十二经也。矫枉适度，指日可待，成事在乎其人也。

 陈按：

在临床工作时，诊治到一赵姓女中学生，初诊时症状与精神状态表现均相近老师所传病案。经询问病史后，按照老师教育之精神，略调整一二，投药两剂后，收到一定效果。经反复推敲后，完全按照老师经验，处方用药。服7剂后，康复如常。

寒 湿 致 癫

李某，男，53岁，住三台县新建乡响水堰一村二队，2005年4月16日初诊。

出身于潦倒无文之家，倒插于丧夫之妇，前子后子，亲密无间，妻贤子顺，雍和一家。妻替儿女持家，己则独守农务，感寒湿既久，无暇顾及，直至不饥不食，始就治于僻壤碌医，屡治罔验而直奔涪城。目不识丁，难辨真伪，受人指使而辗转三处，均系斗筲之辈，贪得之徒。有拔火罐者，有扎银针者，终至烦躁不瞑，二十日不能安席，狂欲投江自尽，由妻儿相挟而至御园门诊。诊其脉沉伏而弱，舌苔白滑而厚腻满布，语无伦次……重复"我不欲生"。家人详陈始末，吾父子共议，所见相符。上功（犬子）曰："切勿惊惶，今夕必安。"法当疏风胜湿于外，苦温芳化于内，开胸痹以通神明。方与羌活胜湿汤加味：

羌活15g　独活15g　川芎15g　蔓荆子15g　藁本12g　防风20g　甘草3g　藿香20g　苍术15g　蒌仁10g　薤白10g　夜交藤30g　合欢皮30g

一剂水煎，三时一服，周时计之，服一剂尽。

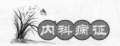

次日一人独至曰："昨夜安然入睡，我该活命矣！"手捧高质香烟一小包……吾婉言相拒，李便嚎啕下跪……众候诊者苦劝方兔，并让其先诊。脉虽不甚沉，尚无和缓之象，苔虽退却三成，较常苔相距甚远，狂躁虽息，而举止尚有失态之嫌，乃守前方去萎、薤，加石菖蒲、郁金。

尔后，由上功寻法遣方，数日而痊。

 明按：

湿邪之为病，危害最广，在人之体，无所不至。晦雨雾露，天之湿也；阴暗潮湿，地之湿也；汗气、生、冷、瓜果，人之湿也。其性属阴，可与五气相合，合则缠绵难解。天湿多犯人体之阳位，地湿多侵人体之阴区，人湿多伤足太阴脾也。天、地、人分而感之者寡，合而感之者众，全在司命者发微索幽，准、稳而狠之也。湿在表者，皮肤、肌肉、经络者是也；湿在里者，首五脏次而六腑也。在上焦首于心而次于肺，在中焦先于脾而后于胃，在下焦多见于肾与膀胱，而肝则常见于极限之地也。此其大略而言，人有禀赋不同，脏腑有阴阳虚实之别，细分之，千丝万缕，不可胜述，统而言之，则阴与阳也。

再论人各有志，物各有性，用药如用人。取人之长，可领雄师百万；选药求精，何愁顽疾难愈；国药仅有五千七百余味，锦方何止十万六千；执成方以守株待兔，固有巧遇之例，较之活法以应万变，则有天渊之别。故良医享高寿，或云上天所赐？实乃造化之机也。

湿 郁 三 焦

董某，男，59岁，干部，住射洪县城区，1987年3月5日初诊。

两月以前，以口吐鲜血盈碗而住入射洪县医院，初步检查为胃窦炎。为求诊断准确，转至四川医学院再度查证，其结果为十二指肠黏膜炎、幽门溃疡、胃窦炎等多样炎性病变，曾多次中西医会诊，名老毕至，亦曾使用多种疗法罔验，因之视若无门，特来绵浼明诊治。证见脘痞，嗳气略舒，不饥不食，食则腹胀痞闷欲吐，畏寒乏力，大便不爽，面色淡白，脉来濡缓，苔白质淡。目今病程虽长，尚不至于衰竭，临床表现虽繁，不外三焦失司，法当苦辛微寒，扼其中焦以枢其上下，方遣一加减正气散加味：

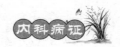

藿香10g　厚朴10g　陈皮10g　茯苓10g　神曲12g　麦芽15g　杏仁6g　腹皮10g　白茵陈10g　地骨皮25g　降香6g　薏苡仁30g　一剂水煎服。

3月6日二诊：食欲增加而畏寒罢，余证悉减过半。患者如释重负，随行者赞之神奇，恳请适情更方，携归继服。药既中病，当循法而进，上方去地骨皮、降香，加怀山药25g、谷芽20g、香附子10g，四剂水煎服。

3月30日三诊：24天之内，已守服上方10剂，诸证均退，但胃气尚弱。虽食量尚可，但稍硬稍凉即脘胀嗳气，且久有下肢畏寒，涌泉处发冷，此乃久病肾虚，缘于胃纳不佳，脾不能为胃行其津液。论其虚损，则胃、脾、肾三者有之，论其孰为首要，则当以脾胃为重。以脾胃为后天之本，生化之源，中央健运，则四旁皆如其愿也。乃书四君子加谷、麦芽之属，习明复方萸连汤（详见胃病诸案，兹略），调理数月而康。

　明按：

吾射邑乃名医辈出之乡，宗温病者有之，宗伤寒者不乏其人，惜其不存门户之见者鲜矣。然而面对斯人斯疾，竞相录之于册而揣度再三，叹谓"强攻不克……被白某巧取之也。"明闻之曰："登东山而小鲁，登泰山而小天下，何不高瞻而远瞩之也。大凡繁复之病，当有其机，握其机而乘其隙，三焦运转，脾胃枢纽无碍，再缓缓图之，此乃执简驭繁之策也。苟面面俱到，则欲速而不达也。四两拨千斤，其斯之谓欤。"

湿温流连气分

张某，女，61岁，原籍三台县上新乡七村，客居凤凰山西麓，1974年农历十一月四日初诊。

张之贤婿罗某，为人忠厚，供职于黄磷厂，廉洁奉公。视亲朋如手足，养岳母同亲娘。张母欠安，移于己之陋室暂居，寻名流大院诊而治之。发病三月，初恶寒发热，头身痛，经中西医治疗，渐次加重，因而前来琴泉求诊。斯时，发热午后尤著，时有微汗，头身重痛，溺黄便溏，日泻八九次，长期厌食，胸脘痞闷，耳蒙细鸣，口渴喜饮不多，微咳痰稀少，频呼头痛，面色萎黄，舌质微淡，苔白腻兼黄，脉濡数。观其外周血检查，未见异常；胸透为"两肺纹理增粗，右上肺有钙化影，余（－）"。询其治疗

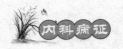

经过，曾注射抗生素类，发热时有下降，继而复热；服解热镇痛之品，时有痛减，继而复痛。追溯既往，未患他疾。但近四年以来，面色发白，则感不适，口臭腻，食不知味亦随之而来。细斟诸症，系湿邪流连中焦，脾为湿困，气机失畅所致。未病之前，中气已虚，内湿早滞；既病之后，湿更滞而正愈虚。溏泄已甚，恐有虚脱之虞。法拟益气和中，健脾渗湿，遣参苓白术散加减：

泡参60g　茯苓15g　白术10g　白扁豆30g　山药40g　化红皮10g　莲米30g　桔梗6g　薏苡仁20g　藿香10g　佩兰10g　白蔻4g

11月6日复诊，溏泄止，便成型，舌质红，苔黄厚腻，余症如故。此乃脾气初运，湿热显露之象，恰逢芳化淡渗之机，方与甘露消毒丹加减：

藿香10g　佩兰12g　白蔻5g　石菖蒲3g　薄荷8g　川贝母5g　射干5g　茵陈12g　黄芩10g　连翘10g　木通8g

11月9日三诊，诸症略减，舌苔左侧如前稍薄，右侧转为薄白。此乃湿热交结，撤去其半。疏利芳化之机毋容错失，特荟萃五加减正气散：

草果仁6g　槟榔10g　厚朴10g　神曲10g　陈皮10g　茵陈12g　防己10g　薏苡仁25g　藿香12g　茯苓10g

11月13日四诊，头痛止，食渐进（日约四两）。舌苔较常人略厚而滑，余症大减。此乃气机宣达，脾阳始复，清升浊降之征也。但余邪未尽，犹恐死灰复燃。正适和中芳化之法，与藿香正气散（《太平惠民和剂局方》）全方，紫苏用梗，再加薏苡仁，常用量煎汤温服。

11月16日五诊，诸症悉退，接近常人，复与参苓白术散（汤）三剂收功。今已六年，随访无恙。

明按：

本例年过花甲，中气素虚，内湿早至，复感外邪，内外相引，气机失畅，运化无能而脾气更虚。故经多方治疗，历时三月有余而未能解除湿热交混之困，终至气机愈滞而正气愈虚。若纯执清热利湿一法，势必难越泻甚脱阴之险。故首用淡甘益脾之参苓白术散（汤）加减，使脾气健运而溏泄自止之后，再继之以淡渗、芳化等法。及其余邪将尽之时，复与参苓白术散（汤）以善其后，使残存不多之湿随健运而去。治疗湿温，辨明湿热之孰重孰轻，以权衡清热利湿方药之比重，固然是首要之前提，而此例年高中虚泻甚之体，淡甘益脾之法，又当见机而行。以脾主运化、脾气健运，

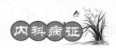

则"水精四布，五经并行"。叶天士所嘱"救阴不在血而在津与汗，通阳不在温而在利小便"之精义，亦暗寓其中。师昔贤之法，为临证变通之用，故旬余之日而起三月难愈之病也。

　陈按：

学生从事临床时，先后诊治到两位患者，其症状表现与老师传授的病案极其相像，经采用老师教导之法投药治疗后，都疗效明显，很快痊愈。

气血（营）两燔

张某，男，21岁，住三台县凯河乡，1963年8月4日初诊。

身热（体温40.4℃）无汗，咯血鲜红，头身剧痛，胸中热，口反不甚渴，小便黄赤，茎中灼痛，烦躁不安，时有谵语。发病三日，初起壮热烦渴，西医治以解热镇痛消炎之品，热更甚而汗不出，咯血时作，浼明诊焉。其人目光了了，颜面正赤，鼻翼可见随呼吸而动，舌尖红绛，苔中心白，六脉洪数有力。此气血（营）两燔之证，法宜清气凉营（血），解毒救阴。方与清瘟败毒饮加减：

水牛角60g　丹皮20g　黄连8g　生石膏60g　淡竹叶10g　石斛20g　赤芍10g　细生地25g　炒栀子15g　玄参20g　连翘20g　生甘草3g　薄荷10g　芦根30g　白茅根60g　一剂水煎服。

次日，家人来寓告之曰："一服微汗出，二服烦躁稍安，三服热渐退而咯血减半，但口渴有增，余症犹存，今当如何。"明曰："此已投方，当尽其剂。"

间日复诊，热退烦宁，血止神清，舌边红而白苔满布，仍口渴身疼，此营血之热外达于气之佳象也，法当清泄余热。方与沙参麦冬汤加味：

淡竹叶15g　生石膏30g　半夏8g　川麦冬15g　天冬20g　沙参30g　白扁豆30g　连翘20g　天花粉20g　葛根30g　生甘草3g　白茅根30g　鲜荷叶半张　二剂水煎服，剂尽而愈。

　明按：

气血两燔，时人多首推玉女煎，此其大略而言，及其临证之时，尚须

27

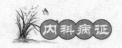

细辨。若其人素体本虚，论其证而法当如是，亦应少少与之。此病者形体壮实，血气方刚，故直率而往也。

病重药轻，无济于事；病轻药重，反受其害。人之年岁，体之盛衰，因其人也；病之新久，季节之异，因其时也；职业工种，区域环境，因其地也。一一详察，谨于细而不忽于微，再衡其方药之轻重，庶不致误也。

应松按：

外感温热病若能以卫气营血辨证则往往事半而功倍。不少西医师甚至部分中医师一见发热便使用清开灵退热而疗效不佳，其根本原因是没有吃透卫气营血辨证的结果。"到气才可清气……入营犹可透热转气"的治疗法则应当时时铭记在心。

湿温致呆

杜队长，男，45岁，住三台县城东焰堆子，1970年9月1日初诊。

适值七十六名"赤脚医生"统领重任缠身，琐事纷繁，诊务特紧，淫雨之间，门诊任务稍缓。杜入科室，几进几出，神情呆钝，若有所思。良久，候诊者散尽，始入座就诊。六脉濡数，面色微苍，衣着简朴洁净，长夏大暑当令，反自谓"御热"，语声细而伦次欠准，舌质红而苔厚腻。医助见情欲嗤，吾则据其所获……试述患者之感受以启其口。答以"大夫见病之源……"护送村民为之赞许，乃补述……如痴如呆之状已历半月，俱称："薄己厚人，公而忘私，身先士卒，人见人爱，知悉者莫不揪心撮额。今闻君言，有望康复，岂止我数人欣慰，亦全队妇孺之幸也。"溯其发病之前，常披星戴月，冒雨涉水，外湿早至；食指[1]百余之饥饱，思虑过度，脾气已伤；延时既久，郁而化热，上蒙清窍，神明为湿热所扰，故露此如痴如呆之象。此乃湿热并重，法当清热化湿，方与甘露消毒丹加味：

木通10g　石菖蒲6g　郁金15g　薄荷10g　滑石10g　茵陈15g　黄芩

---

[1] 食指：指人口。整理者注。

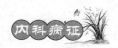

10g　射干10g　藿香10g　浙贝母10g　连翘15g　白蔻6g　佩兰10g　茯苓10g

一剂水煎，分六次温服。嘱探望亲朋，亲而勿扰，顺而弗逆，食饮清淡，滋腻不宜。

二日后，天青日朗，诊室若市，一频频致谢者，谢而后退，谦让众人，时至12时始诊，医助与吾皆不识之也。自告"我乃前日众相亲簇拥至此就诊之痴呆者"。令人惊幸。表情之随和，语言之清晰，衣着之适季，举止之有序，当属湿热之邪已去过半。脉转和缓，脾醒纳佳，几近常人。犹恐余邪未尽，不可骤议滋补，当化痰涤浊为妥，方与菖蒲郁金汤加减：

石菖蒲6g　郁金10g　炒栀子8g　连翘10g　菊花10g　滑石7g　淡竹叶10g　丹皮7g　牛蒡子10g　鲜竹沥三匙　生姜汁少许　远志10g　枣仁10g

二剂水煎服。

随访八年无恙。

　明按：

吴鞠通曰："湿气弥漫，本无形质，以重浊滋腻之药治之，愈治愈坏。伏暑湿温，吾乡俗名秋呆子，悉以陶弘景《伤寒六书》治之，不知从何学来，医者呆，反名病呆，不亦诬乎！"吾蜀盆地，氤氲之湿亦然，一见呆症，便以"精神病"论之，反复禁锢于铁窗之内，人称病囚，积年不愈者多矣。司命者何不少说空话，多做实事，究三焦之义理，谙气化之真谛，不以呆治呆，庶几而不误也。

湿热酿痰而上蒙心窍，昔贤论之甚详，循法遣方，治之不难；不难而难，源于舍本而求其末也。甘露消毒丹，菖蒲郁金汤，医者共知，知而不遣，岂有日未中天而昃之乎[1]！

凡为"长官"者，难免有居高凌下之势，杜为百余人口之长而无长者之态，难能可贵。下属拥戴，我亦敬焉！善有善报，并非偶然，谨寥一语以志之。

---

[1] 岂有日未中天而昃（zè）之乎：指哪有太阳还没当顶，就偏西了呢？寓"轻中重西"之意。整理者注。

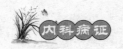

湿邪盘踞膜原

何某，男，63岁，农民，住绵阳市石塘镇蟠龙村，2002年3月31日初诊。

高热十日不退。初起于受凉发冷，既而发热，头痛身疼，某医院以重感收入住院，口服滴注并进，为时五日，未见转机而送至本市之最高"学府"，住入二日，诊断不明，病势有增无减，忿而自动出院，造访于明，三日始遇。察之现状，冷则寒而战栗，热则高达40℃，寒热往来，一日二三度发，口苦咽干，反复颠倒，心烦难眠，胸闷气短，头昏眼花，面色晦暗，神倦乏力，舌质微红，苔黄厚腻，脉濡数。溯之既往，曾患胆结石，做手术二次，素体偏虚；揆诸现症，高热已久，旬日之内，经历两处住院，非同小可。伏其所主，先其所因，乃湿邪盘踞膜原，法拟宣化湿浊以透达之。方与达原饮加减：

银柴胡15g　草果仁8g　槟榔15g　知母30g　厚朴20g　甘草3g　黄芩15g　秦艽20g　青蒿15g　葛根40g　地骨皮30g　川藿香20g　法半夏10g

一剂水煎，分八次，日三服，夜一服。

次日，其妻来寓告曰："周时观之，业已尽剂，诸症骤却过半，昨夜已能泰然而眠，举家惶恐之心为之消失，受夫君之托，请与更方。"素虚之体，担以重剂而无太过之征，若大旱而得甘露，不须改弦易辙，嘱原方再进一剂，减其进服之量可也。

4月3日复诊：寒战高热等症全解。苔见微黄而腻，知饥欲食，味觉尚差，头身酸重，时有恶寒。此乃膜原之邪一以向外透达太阳，一以随阳明而芳化，今中焦之湿未尽，肌表之湿犹存，宜顺势以升降中焦，先其因以祛在表之湿。方与一加减正气散合羌活胜湿汤加减：

藿香15g　厚朴10g　茯苓15g　陈皮10g　神曲20g　麦芽20g　杏仁10g　大腹皮10g　白茵陈15g　羌活15g　独活15g　川芎10g　甘草3g　蔓荆子10g　藁本10g　防风15g

二剂水煎，每剂分六次，日三服。

三日尽二剂，已如常人，调理而安。

 明按：

三焦者，其义有三：上焦心与肺，中焦脾与胃，下焦肝与肾，部位与

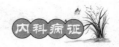

脏腑相系，此其一也；膜原为三焦之门户，主半表半里，此其二也；出则表而入则里，为水液之通道，此其三也。外邪入里，里邪达表，均系必由之路，即六经辨证之少阳者是也。何某之疾，先因于邪在表卫，治之失求其本，内陷膜原而致。《伤寒论·太阳篇》谆谆然而反复告诫，勿令表邪内陷，不易之理，岂可悖而不遵。然则第二方之中，乃两方合用；一加正气散具有分消上下之功，其义易解；而羌活胜湿汤乃发散在表之湿，不嫌温燥，合而与之，何也？以实则阳明，虚则太阴，乃湿病转归之两途，紧握转而未归之机，则化之于内而鼓之于外，因势利导而解，不至蕴结缠绵，何乐而不为。源于古法之中，弦于今法之外，然后知法外有法也。迨邪去十之八九，而运脾之法又当迅投，先之以刚，继之以柔，刚不动火，柔不碍邪，以平为期而已矣。

 应松按：

和解少阳，透达膜原的治法，人所共知。但是一接触临床实践则不知所措，常言道："熟读王叔和，不如见证多。"我在家父的带领之下感受良多，经我治疗多例，都获得屡用屡验的效果。

湿温兼气陷

胡某，女，39岁，住三台县建林乡七村，1980年元月5日初诊。

证见腰痛，小腹坠胀。大便稀溏，欲解不畅；小溲色清，热涩刺痛；骨心发热，昼夜无休；时而恶寒，寒则战栗如疟；食少倦怠，步履必曲腰而行。六脉沉细，苔白微腐，少津。细询其由，乃半年前与夫收粟，担重百余，夫不能荷，胡斥夫无能而自荷之，遂致前阴下血，经某医注射止血之剂而血止。继则出现上述诸症，经多方医治，迁延至今，始就诊于余。再询既往，素有气短乏力之象。溯源寻流，乃中气素弱，无力运化水湿，强负重荷而冲任受损，终至气愈虚而湿愈滞，湿愈滞而气更虚，虚实相兼而缠绵不已。应予祛湿导滞。方拟达原饮合小陷胸汤。

元月7日二诊，已服一剂，证见日泻三次，畅无滞感，此为病证明显减退，嘱原方再服二剂。

元月11日三诊，三剂服尽，战栗消失，时有矢气，矢气则舒，小便已

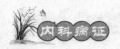

畅，但大便时灼肛，全身发痒，此乃湿邪外透之佳兆也。法拟清热利湿，方与八正散加怀山、薏苡仁等健脾之品。

元月14日四诊，诸证反复如初，且更增肛门发痒而肿。患者泣曰："半年以来，多方求医罔验，服先生三剂，病去大半，今又复发如故，系我命已尽，非医者之所能逆转也！"余答曰："不然，非汝之命尽，系我操之过急，用药过利所致也，将我之过而归咎于汝之命，我若许之，何异于诈？诈者必不能愈汝之顽疾，我既非诈，必起汝疴。"病者闻之稍安。遂书芳香化湿之一加减正气散合四加减正气散二剂与之。

元月17日五诊，服一剂时，四肢发热，服至二剂，其热自退。昨日月经来潮，先黄白相兼，今又见红白杂至，其状与桃花脓相似，身恶寒而骨心热，余证略有减轻，舌质淡，苔白而腐，六脉无力。总之，四诊之方，收效甚微。因思邪去过半，何不扶正？法拟益气调中，书补中益气汤加怀山药、远志、益智仁、千张纸、骨碎补。

元月19日六诊，仅服一剂，诸证均减，药已中病，守方再进，嘱原方继服。

2月1日七诊，患者欣喜而告曰：守服五诊之方已有四剂，今与常人无异也。书健脾益气之方以善其后。后经随访，健壮胜过病前。

 明按：

门人问曰："先后遣用数方，唯补中益气汤收效最宏，若初诊即与之，是否更佳。"答曰："所谓更佳，不在于此。初诊之时，虽有中气下陷之证，而战栗如疟，苔白而腐，则断非所宜。湿热胶结已久，非首诊之方莫解，吾之过不在初，而在湿热既解，则当与之，当与而未与，故致反复如初。若三诊则与之，可缩短病程。病虽痊愈，亦当自省。"故录之以为鉴戒。

应松按：正如孔老所言："书中对己诊断之不切，用药之不当，则直书其非。"我对此深有体会，这样不但不降低信誉，反而让患者心中有底，坚信不疑。这就是医德之一。

春 温 （一）

江某，女，13岁，住三台县新建乡老观窝，1963年2月18日（大年初

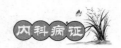

（四）初诊。

身热（体温39.8℃）无汗，神昏谵语，循衣摸床，六日不食，二日不便，腹满拒按。发病七日，初起头身痛，发热微恶寒，不足半日即罢。医以银翘散去荆芥、豆豉，杂以润肺渗利之品与之，高热不退而谵语时作。时逢大年初一，有医路经于宅而视之曰："此伤寒夹食之证也。"书一杂乱无章之方，且药味多而量重，再以肉炭为引。服后烦躁不安，神昏谵语而循衣摸床矣。18日午后6时，浼明至焉。其人体型偏瘦，发育欠佳，昏睡时双目微开，谵语时双目紧闭，唇反而焦，齿如枯骨（门齿尤甚），舌色深绛，苔老黄而中心干燥，扪之刺指，脉细弱而疾。此乃热盛伤阴，既里结胃肠，又内闭心包之重候也，当急下存阴、清心开窍、益气防脱三法并用。

1. 芒硝30g，开水溶化，顿服。

2. 西洋参15g，水煎，频频滴之于口，任其浸而咽之。

3. 安宫牛黄丸三枚，每三小时化服一枚。

黎明时分视之，泻出燥粪五六枚，腹满消失，谵语亦平，时而昏睡，时而神清，微汗出而体温降至38.4℃，舌转濡润，余症如故。高热既久，恐耗血动血，拟凉血散血之法以"先安未受邪之地"。方与犀角地黄汤加味：

犀角[1]7g　生地黄25g　赤芍10g　白芍20g　丹皮30g　丹参30g　炒栀子15g　连翘20g

一剂水煎，四小时一服。

2月20日复诊，热退身凉，安然静卧，舌浅绛而苔转白，唇有津而能自荫其齿，齿色如前，扪之稍有滋润之感，食量逾其病前一半，自述左腿疼痛。诸症悉退，惟六脉微洪。乃伏邪自里外达之佳象也，"非虎啸风生，金飚退热"以保津不可。方与白虎汤合银翘散加减：

生石膏40g　知母20g　银花20g　连翘20g　淡竹叶15g　牛蒡子15g　芦根30g　生地黄20g　丹参20g　丹皮20g　沙参20g　甘草3g　粳米30g

一剂水煎，分六次，日三服。

2月23日三诊，食量超出病前，反口渴心烦，身热（体温升至38.5℃），家人惶然，尤恐反复。明曰："非食复也，乃胃之余热未净，当清热生津，益气和胃。"乃书竹叶石膏汤加谷麦芽与之。

---

[1] 现犀角已禁用，临床需用代用品。后同。整理者注。

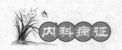

2月28日四诊，诸症悉退，惟左腿挛急不能伸。日前，以肉炭为引之医，巡访江之父曰："闻知令爱之疾，谒大医而费巨资，惜乎寒凉太过，致使经络凝固而腿废不用，特来探其可有补救之法否？"江父原本不悦，闻此不逊之言，强忍其怒而婉辞之。医又曰："弃廉价而就昂贵，舍老叟以求晚生，遭劫而不悟之乎？"江父怒不可遏，正色厉言而斥之，医颓然而去。明曰："专程造访，必有所求，汝当示之其方而已矣。"江曰："否，不可与之言也。"明暗自忖度："果如其言，我当难辞其咎，"乃据理释之曰："热盛伤阴，筋脉失养之故也。"拟方：

怀山药20g　白扁豆20g　莲米20g　芡实20g　天花粉10g　石斛10g　当归10g　远志10g　怀牛膝10g　乳香10g　没药10g　骨碎补10g　补骨脂10g　木瓜10g　续断10g　金毛狗脊10g　伸筋草10g

三剂水煎，每剂分六次，日三服。

另称：全当归30g　伸筋草30g　猪脚一根久炖少餐，多饮其汤液以辅之，服毕再作，以挛解为止。

旬日之后，家人来寓告曰："三剂服尽，屈伸自如，行动复常而痊。"

 明按：

他日赴蓉，导师审阅此案而责之曰："吴鞠通有牛黄承气之法，为何不用？未见血分证而骤与犀角地黄汤，理从何来？"明对曰："有黄无硝，恐难急荡腑实；重用芒硝，又恐下之即脱，故以西洋参益气以固之。遣犀角地黄汤，意在超越病位之前，以防动血之变。"师曰："阅历不深，用心良苦，围追狙截，勇猛异常。运筹帷幄之风不足，匹夫之勇有余。危重之疾虽起，尚需更上一层。然而，其志可嘉，姑存之，待若干年后自省之，则了然于心目间矣。"明谨遵师命而详载始末。

医家于伏气之说。偶有微词，明证之临床，深信不疑，苟无伏气之实，焉有自里达表之征，有感于此，屡验于斯。

 陈按：

学生在临床上，诊治到一例典型的春温患者，初诊时，症状突出，病情严重，就引起了学生的高度重视，经详细诊断查体后，按照老师教导之法辨证施治，收到非常好的效果，至今，学生还记忆犹新。

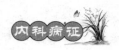

春　温　（二）

何某，女，35岁（哺婴之母），住三台县凯河乡张家沟石菩萨，1964年3月27日初诊。

昨日，劳作于田间，骤然昏厥，倒仆于地，不省人事。村医视之，治以牙皂、细辛、石菖蒲等辛温开窍之品。仅服少许，即闭目胡言而嗔责其医曰："以燃烧之炭强入我口而治病，有是医乎？"喋喋不休，无所间歇。村医复探，口舌深红欲溃，状若火焚，骇然止服，指名浼之于明。明诊之，脉沉细欲绝，谵语不休，唾沫环唇胶结如痂，其色枯焦，面色暗淡，两颧微红，通体不温，舌绛尖红似溃，牙关不利，张不过厘米。此伏邪发自心营，法当透热转气。方与清营汤合栀子豉汤：

犀角7g　川麦冬15g　细生地20g　银花25g　连翘25g　玄参20g　丹皮20g　炒栀子20g　淡豆豉28g　鲜竹叶心24根

一剂水煎，分八次，每四小时一服。

次日午后，其夫张某急趋医寓，疾首蹙额而告曰："昨日服药四次，已大见成效，今病情突变，求先生再施良方，可有救乎？"明曰："今服何方？"张曰："气煞人也，请即动步，且行且谈：昨夜病情已好转甚多，怎奈妻弟何某捕风捉影，但闻其讯，未见其人，即领游医登门，顺说温病极重，另草一方，直奔于镇购药，恰遇识医老叟古某司药，见方大凉，于心不忍，乃借'恕不赊欠'为由而婉拒之。今朝逢集，将我生猪一头，外加红薯一担变卖，取回一大包，罐不能容，以锅煮之，盛一大碗，谓为一服之量。我虽不知医，尚明常理，恐有不测，执意违嘱而少量与之，只一服即见心烦意乱，冷汗大出，其势欲脱，故急求先生相救……"言犹未尽，已至其榻。见患者冷汗已停，两颧微红已退，牙关张合无碍，唇周如痂之物已去，虽偶有谵语，语后自清，六脉虽沉，应指清晰，此乃病退之佳象，未必即成脱证。再察游医之方，系集大清诸热之品于一炉，多达20余味，重达600余克，凡观其方者，莫不震惊。明曰："此有惊无险之劫也！若遵其嘱，遗害非浅，服之不多，尚无大碍。无效之方，止服在理，有效之方，今当继服。"嘱将昨日原方照称而服之。相安而无躁也。

3月30日复诊，六脉和缓，有胃有神，饮食渐进，乳汁复苏，但不敢哺

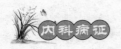

乳而视婴儿之目，视则恐惧万端，必以被蒙首片刻方悟。此乃余热未净，心肾不交，法当清泄余热，宁心安神，以交通心肾。方与栀子豉汤加味：

炒栀子25g　淡豆豉35g　生龙骨20g　生牡蛎20g　茯神15g　远志8g　薄荷10g　龙胆草15g

一剂水煎，分六次，日三服。

4月3日三诊，前症全解，食量尚未复原，头面、四肢浮肿。此乃胃阴空虚，脾之健运失司，法当益胃健脾。方与参苓白术散加减：

沙参15g　石斛15g　茯苓15g　白术8g　薏苡仁20g　扁豆20g　川麦冬10g　玉竹10g　陈皮10g　砂仁4g

二剂水煎，每剂分六次，日三服。

他日，其夫来寓告曰："二剂服尽，停药无恙，已康复如常也。"

 明按：

此伏邪直发于心营也。虽来势凶险，若得其法，治之不难；纵遇两误，且喜进药不多，救弊及时而安。游医之拙劣，代有其人，叶天士"入营犹可透热转气"之名言竟未闻耶？病家遭劫之恼恨竟无知乎！医者苦无医医之法，只好细心纠偏。读书，识字易而明理难；临证，见病易而辨证难。小病不中，无效而已；大病不中，则失之千里而莫救也。

吴鞠通曰："温热阳邪也，阳盛伤人之阴也。"顾护阴津，当步步为营。然而护阴亦必得体。热势乍退，须防余热复炽。组方宜润不宜腻，即叶天士所言"救阴不在血，而在津与汗"也。若其邪热已净，当以脾胃为重，启后天生化之源，水谷之精微四布，则阴津自复也。

温热之病，变化虽速，治亦速也。勿畏重而却步，勿见险而惊惶，胆欲大而心欲小，智欲圆而行欲方，偶有回生之机，切勿因循而失之也。天之生才必有用，用而不用在于人，愈用愈灵，则智慧生焉，善莫大焉。

春 温 食 复

陈母，77岁，住三台县上新乡四村五队，1960年元月21日初诊。

发病三日，证见发热微恶寒，头身痛，口微渴，医与银翘散之属，恶寒罢而口渴心烦，时逢大灾之年，六月不知肉味，新春将至，人均配得鲜肉二

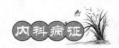

两，无不为之动容……患者宁肯食之而后已。鲁媳违医嘱而与之食，次日舌见老黄苔而饮不解渴，时有谵语而欲便不能矣。遇明返乡探亲之际而诊之，急书增液承气汤与之。三服之后，便通苔退而渴解。此乃素体不虚，而易吸纳对证之药，由此观之，本当速愈。不料，元月27日团年，老人又涕泣索荤，鲁媳曰："七十七高寿，人之将殆，当如其愿而已矣。"遂又与之食。28日苔灰黑干焦而芒刺顿生，脉见沉伏，郑声亦作也。其证当急下存阴。视其单薄高龄之躯，一下再下，恐有戕伐太过之险，法当扶正攻下兼施，庶可转其生机。方与调胃承气汤合增液汤加味：

高丽参20g　玄参20g　细生地30g　天门冬20g　川麦冬20g　知母20g　冬瓜仁30g　炒山楂20g　炒麦芽20g　芒硝10g　生大黄15g

水煎分六次温服。每服之时兑生萝卜汁一杯，搅匀服之。

四服之后，便畅津回，芒刺消退，郑声停而时见神清，嘱缓缓服之，尽剂若何？

次日药已尽剂，欲进食，嘱少少进粥，以养其胃，书益胃汤方与之。

数日之后，灰黑焦燥之苔如结痂之状而整块脱落，露出鲜嫩舌体，口腔灼痛难安。此乃邪去正将来复，亦当护阴为要。方与甘露饮加味：

天门冬20g　川麦冬15g　生地黄20g　子黄芩10g　金石斛20g　白茵陈15g　枇杷叶15g　生甘草3g　枳壳10g　玄参20g　马勃10g　青黛15g　二剂水煎温服。

四日之后，新苔渐生，饮食益进。以健脾益胃调补气阴数剂而瘥。

　明按：

《黄帝内经》云："病热少愈，食肉则复。"今之所言"热卡高"势必有生热力强之弊端，热病助之以热，何异抱薪救火。单执"高营养之食可强化抗病能力"之说则谬矣。且肉食滋腻滞胃，不利通降，阳明气机被遏，则燎原之势接踵而至也。浅显之理，路人皆知，鲁媳不明而一误再误，若医忽略，则殃及生命。常识此理，功莫大焉。

热病里结胃肠，治之犹易。若治不及时，或治之不当，最易深入营血而危及生命。素体盛者，犹可逆流挽舟；若素体虚衰者，一误则殂，焉有逆挽之地也。此属前者而经两误，火热灼焦舌面，故结痂而整块脱落。实为罕见，特志之以鉴来者。

导师诲明甚严，返蓉必如实禀告临证所得。师细听而评之曰："认证

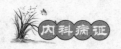

的，组方确，鲜萝卜汁尤妙，当实录之。集腋成裘，在于不懈。"

愈后无恙，近百岁无病而终。里人赞其福寿，医者慰其康宁，心旷神怡，莫过于此。

暑　温

刘某，男，62岁，农民，住三台县上新乡7村6队，1980年8月17日初诊。

家人代述：素体壮实，自幼勤劳，虽年逾花甲，其力气仍不减当年，近数日以来，气候酷热，仍如既往而荷肥上山，日中返家，自云头痛，免进午餐而眠，人皆以为劳累而不介其意。及至晚餐已就，依然熟睡，呼之不应，扶之不起，知觉全无，尚不知已不省人事几多时矣。连请数医临而察之，有云中风者，有云乙脑者，有云中暑者不等，但转院诊治，众皆赞同。偶遇暑假探亲，急浼余往诊。余诊得六脉沉数，呼吸细而深，面色黄而油黑，双目微开，以手电照之无反应，四肢微温探之有力，颈项强直，唇端正，牙关微紧，其舌质红，苔微黄而腻。询其既往，从未出现昏迷诸证。此暑温夹湿，暑湿交混而上蒙清窍所致，法拟豁痰开窍，清暑化湿，方与三仁汤加味：

1. 至宝丹二粒，每次一粒，三时一服。

2. 杏仁6g　滑石10g　薏苡仁25g　白蔻8g　半夏10g　淡竹叶12g　厚朴12g　通草4g　藿香15g　佩兰15g　石膏30g　知母10g　甘草3g　苍术10g　水牛角粉15g　水煎服。

8月18日，其子来寓告曰："至宝丹二粒已于午夜尽服，煎剂仅一服。约四时许闻得开门之声，疑为家人早起作饭，五时许起探吾父，榻已无人，寻至乡下旧居，见父安卧于榻，呼之应而不语，扶之起而不立，双目微闭，不知所苦。"新旧居相距里许，昏迷之躯，独行无误，人皆异之。嘱继服煎剂。

是日黄昏，其子复来，言父已能呼唤头痛，仍不食不语。此乃药已中病，虽不能言，亦知其苦，嘱前方继服。

8月21日复诊，患者时昧时清，昧则酣睡不语，清则呼唤头痛，问之能以一语相对，神情呆滞，脉见濡缓，苔白腻，食少，微咳，小便黄。热势已挫，湿邪尚盛，法拟芳化清利，拟方：

石菖蒲6g　郁金15g　藿香15g　佩兰15g　板蓝根25g　苍术12g　草果

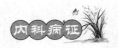

仁8g　槟榔10g　厚朴12g　葛根15g　牛蒡子15g　滑石10g　远志10g　水煎服。

8月24日三诊，神志清楚，对答不乱，头昏而重，耳似薄膜相隔。问及17日深夜独行之事，答以"全然不知"。苔转黄腻，脉濡数，食量近于常人，但觉脘闷不舒，守前法，略更其方，方与甘露消毒丹加味：

木通12g　石菖蒲6g　薄荷10g　滑石10g　茵陈15g　黄芩10g　射干6g　藿香15g　浙贝母5g　连翘10g　白蔻6g　远志15g　水煎服。

10月19日四诊，据其子述，服8月24日之方以后，似若常人，自云病愈，拒绝服药，谏之弗听而作罢。但神情呆钝，反应迟缓，常一人独坐沉默，较之病前大异，时过二月依然如是，亲友皆曰"未愈"。遂驱车前来再诊。行至中途，卒然昏厥，不省人事，急求就近医院抢救，医见其状，不知所云，暂以"休克"处理，嘱其迅行，又行时许而苏。习明曰："湿热未尽，清阳之府未宁，故有此状，若前遵医嘱，断不至有今日之患。且幸'大敌'已溃，虽余邪缠绵至今，亦不足虑。"诊其脉濡而数，面色微黄，苔微黄而腻，系原证仍在，仍宗前法，书甘露消毒丹加郁金、麦芽与之。

10月21日五诊，已服二剂，诸证均退，苔转白厚，脉濡缓，法拟启三焦门户，化胶结之湿浊，方与达原饮合小陷胸汤加减：

草果仁10g　槟榔10g　知母10g　厚朴10g　甘草3g　白芍15g　黄芩10g　半夏10g　瓜蒌仁15g　藿香15g　佩兰15g　郁金15g　水煎服。

10月23日六诊，脉、舌、证均近于常人，与加减正气散，调理旬余向安。随访八年无恙。

明按：

吴鞠通曰："偏于暑之湿者，为湿温。"其理至明。治之大法，须辨热重于湿，湿重于热与湿热并重，然后遣方用药，则庶无差谬。而治疗之中，首见热重，常一剂之后，便见湿重者，亦为常见。所以然者，以热退多而湿退少故也。反之，其理亦然。须知清热化湿，未必湿与热皆同步而退，全无参差。医者切忌胶柱鼓瑟，而视湿热之邪始终如一，总以权衡孰轻孰重为要。

暑温之特点有二：一为常挟湿，二为易伤气津。而此例患者年事已高，病程又历二月有余，白君未用一毫扶正之药，纯从湿热论治，竟获痊

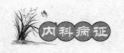

愈，着实令人费解！

——李孔定评

 应松按：

李老此评，理所当然。而患者其人素体壮实，身负当时之土地"下放"之重任，常与水湿相伴，故予以祛邪为主，后期调理未曾扶正乃一大憾事。

里结阳明　应下失下

陈母，59岁，住三台县上新乡二村，1963年8月29日初诊。

骤然腹痛，医以镇痛之品与之。既而又痛复与之。继则不大便，再以肥皂水灌肠，不通。再以清油灌肠，又不通。则束手无策矣。其子从事教育多年，虽不知医，尚可明理，不忍坐以待毙而浼于明。明诊得腹满拒按，六脉沉细无力，神惫欲脱。综观始末，乃正虚不能运药之危候。吴鞠通对此论之甚详，试宗其法，以勉尽人力。方与新加黄龙汤加味：

白人参20g　细生地30g　生甘草3g　玄参30g　全当归20g　麦门冬20g　芒硝10g　生大黄15g　天门冬20g　杏仁10g　火麻仁20g　海参80g　先文火煎海参1小时，入诸药再煎20分钟，分六次温服。

四服腹中响，五服转矢气，六服而便畅，数日前所灌之物若干，均随燥粪而尽出之矣。

8月31日复诊，大腹柔软而平，所下之物盈盆，臭秽刺鼻，六脉和缓有神，进稠粥而无所苦。明曰："气阴来复，危候去矣，可喜可贺。"家人闻之，喜忧参半。惟其任教之子正色而言曰："昨夜便畅之时，邀得'名噪乡里，学贯中西'之李某诊视，断言黎明之前必逝，举室惶然，坐以待旦，今闻先生之言，迥异前医，我将信其谁也？"明曰："但求萱堂之茂，何须谁言可信；旬日之内，当有分晓。"乃宗吴鞠通益胃之法，以冀言之而无谬矣。予沙参麦冬汤加减：

南沙参30g　川麦冬20g　生地黄25g　石斛20g　白扁豆30g　玉竹20g　白茯苓15g　生甘草3g　生谷芽20g　炒麦芽20g　六神曲20g　鲜荷叶半张　二剂水煎服。

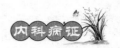

四日之后，其子来寓，言其服之平和，精神气色渐次转佳。略调整上方，嘱其守服数剂，后调养而安，健胜病前。

明按：

吴鞠通曰："应下失下，正虚不能运药，不运药者死。"言其属危重难治之险证也。在方论中坦言："此处方于无可处之地，勉尽人力，不肯稍有遗憾之法也。"可见前贤用心良苦，尚未断言必生。我何人也，岂敢妄言乎。然仲景有云："阳明居中，主土也，万物所归，无所复传。"凡里结阳明，下之适宜，邪随便泄，故无能复传；若应下失下，则变证颇多，《伤寒论》有三承气等法，《温病条辨》又增设若干，各有所主，各有所属，而正虚不能运药，不料有如此之妙也。前贤之法，今得验证，鞠通有知，则夙愿慰矣。

再论良工治病，卓识源于见识广，胆大出自心中细，不悟岐黄五车书，怎夺生关在片时。

陈按：

二十世纪八十年代中期，学生在临床上诊治一何姓女患者时，其年龄偏大，症状和老师所授病案大同小异。经反复分析患者症状与全身情况后，采用老师教导之法治之。其首方人参使用量达30g，其余药物用量略有加减。服药4剂后，明显见效，后又投药三剂痊愈如初。

暑 温 咯 血

张某，男，20岁，住三台县上新乡7村，1964年7月16日初诊。

身大热（体温39.9℃），汗大出，头痛如劈，频频咯血，其色鲜红，每次约20ml，小便短赤，胸中烦热，口反不甚渴。发病二日，初见头身疼痛，发热恶寒无汗，医以荆防败毒散加白芷、细辛治之，一服大汗，二服则咯血矣。家人有识，急令停服，浼明诊焉。其人壮实，面色正赤，脉洪数，舌质红绛，苔黄白相兼。此乃暑温。初起邪尚在卫，法应辛凉，如新加香薷饮之属最为妥帖，今医反辛温，两热相乘，伤及肺络。乃热盛动血之重证，直须凉血散血。方与犀角地黄汤加减：

水牛角屑60g　生地黄25g　白芍药20g　赤芍药15g　丹皮25g　丹

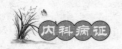

参30g　银花25g　连翘25g　炒栀子15g　黄芩15g　白茅根60g　茜草根20g　一剂水煎服。

二日剂尽，热退身凉，脉不洪数，但有躁象，血已不咯，但有胸中烦热。此乃药已中病，恐炉烟虽熄，灰中有火，当循序渐退，以防不测。方与清营汤加味：

水牛角屑30g　细生地20g　玄参20g　淡竹叶15g　川麦冬15g　银花20g　连翘20g　丹参30g　鲜荷叶半张　杏仁10g　白茅根30g　二剂水煎服。

尔后，以益胃生津之品调理而愈。

明按：

暑即热也。温者热之渐，热者温之极，故暑热易动其血，岂容辛燥而速其动乎！吴鞠通有犀角地黄汤合银翘散之法，并叮嘱："已用过表药者，去豆豉、荆芥、薄荷。"今遭辛燥之表而动血，表已太过。故只取银、翘二味，加栀、芩，茜草以清热解毒，凉血止血；加赤芍、丹参，使之凉而不瘀，即叶天士"凉血散血"之意也。

再论犀角地黄汤乃凉血止血之圣药，白芍与赤芍同用，丹皮与丹参共进，最具散血之妙。时人动辄以阿胶、血余炭等凝滞而止血，与此义大相径庭，不可不细察焉。

陈按：

1988年夏天，时逢中伏，一女高中学生家人，找学生到其亲戚家诊治疾病，并告病情紧急。时过中午，酷热难忍，来者表情紧张，要求强烈，学生无法推诿，便带着出诊箱，离开卫生院与其前往。来人亲戚家与卫生院相隔4里山路，到达家中也是满头大汗。一进家门，便见在土地板的篾席上仰卧一年轻女子，口鼻虽用毛巾、衣物堵塞遮掩，已被血液染红，面色苍白，反应迟缓，经过急速诊断，问明咯血数量、颜色等全面情况后，诊断为中暑热之"暑温咯血"。学生便按照在学校读书时，老师所传授的治疗方法，立即按原方处方，并派人急速前往卫生院购买药品，另一方面也安排人员一边用湿毛巾敷头部，一边用人工煽风降低患者体温。不到一个小时，在家人和学生的急迫等待中，到卫生院购药的人员已火速返回。经过及时煎熬、服用药品半小时后，病人自诉有一点舒服感，又继续服下药液，并加大剂量。一小时内连续服药数次，咯血量逐步减少，明显见到效果。尔后服药3剂痊愈。时

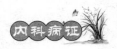

过20余年，学生还常常为老师所传授知识在临床上的离奇效果而感慨不已。

湿热结胸（一）

张某，男，45岁，住三台县凯河乡三元坝，1963年5月10日初诊。

胸腹痞满，剧痛拒按，头身重痛，寒热往来如疟，一日二三度发。剧痛时则上脘之上凸出拳大包块，剧痛缓解之时则包块消散，继之以寒热往来如疟。发病十余日，初见头昏咳嗽，胸胁微痛，村医注射镇痛之剂，痛有所减，第三日则见寒热往来如疟。又经某医院以疟疾治之，当即晕针而不省人事，三小时复苏。闻吴某有截疟能手之称，求得一诊，施以大剂常山、牡蛎、龟甲、鳖甲等重镇滋潜之品，则包块凸现而剧痛作矣。再更医老叟张某，以蛔病治之，无验。连就四医无济于事，只得备棺待毙。后经同行推荐，浼明诊之。脉滑而细微，非自弦之疟脉也；一日二三度发，状似是而实非也；苔厚腻微黄，面色淡黄，头身重便溏，乃湿热之征也。本为湿热阻滞气机而痛，法当分消上下疏而理之，反遭滋而腻之，更以祛蛔之品戕而伐之，血肉之躯，焉有不削之理。邪盛正虚，无力泄之于外，既不得里结胃肠，又不得战汗而解，壅于三焦膜原而结之于胸，法当芳香化浊，清热开结。方与三仁汤合小陷胸汤加味：

杏仁10g　滑石10g　薏苡仁30g　半夏10g　白蔻仁6g　淡竹叶15g　厚朴10g　通草5g　全瓜蒌1个　川黄连6g　枳实15g　天南星6g　牡蛎20g　柴胡10g　黄芩10g

一剂水煎，日三服，夜一服。

次日复诊，痞满、包块、疼痛、寒热如疟等症均解。头身重痛仍存。新增咳嗽，痰白稠黏。此分消得力，三焦初利，上化为痰，下走二便之佳象也，仍当清解芳化为法。方与甘露消毒丹加味：

川木通15g　石菖蒲8g　薄荷10g　滑石10g　白茵陈15g　黄芩10g　射干10g　藿香15g　象贝母10g　连翘15g　白蔻仁6g　郁金10g　瓜蒌仁10g　天南星6g

一剂水煎，日三服。

5月14日三诊，诸证悉解，仅食欲欠佳，乃书淡甘益胃健脾之方，以善其后。

43

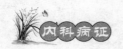

5月16日明出诊于蓉，月余之后返乡，惊闻患者已故数日！细询其由，服益胃健脾之方已初见成效。数更其医，杂投多方。或消导，或滋补，或清，或温，终至胃失纳而脾失运，先四肢浮肿，继则蔓及全身。更可恼者，竟敢以十枣汤之属以峻猛逐水，一服大泻，虚脱而亡。力挽狂澜风已静，行至坦途反覆舟，诚可慨也。

明按：

膜原乃三焦出入之门户，属半表半里。外通于表，似表非表；内通于里，似里非里。喜流畅而恶郁遏，流畅则气机舒展，郁遏则气机滞塞，阳不内入于阴，阴不外达于阳，格聚于胸，其证多重。左氏《春秋》以"肓之上，膏之下"作比，《伤寒论》有大小结胸之称，《温病学》有邪入膜原之说，证诸实践，皆一类之疾也。后人将无可救药之病喻为"病入膏肓"，言其难也，非不能也。

疑难重证之难，难在纷繁发展之时；后期调理虽易，若不明脾胃之衡，则不易也。脾以运化为健，胃以通降为补，一以喜燥恶湿，一以喜润恶燥，健脾须防碍胃，益胃切忌损脾，如衡必平，非平则不安也。筑堤防之土，须燥润适宜，层层夯实；健脾胃之方，须补而不滞，寒温得当，循序渐进，欲速则不达也。阳土阴土以平为期。土健万物生，土崩则物毁也。

湿热结胸（二）

童某，男，18岁，住三台县新建乡邱家沟，1964年7月18日初诊。

头身酸楚，寒热往来如疟，寒多热少，一日二三度发，胸痞满，胸下凸起肿块，其大如拳，痛而拒按，烦躁不安，四夜无眠。发病八日，初见发热恶寒，寒轻热重，头身痛，胸闷不饥，渴喜热饮。医以温热论治，方拟辛凉，杂以栀芩之属。服后热势稍减，但胸痞不食。复诊守前方，重用清热之品，则寒热如疟而胸下结块矣。再诊断言疮痈将溃，委之于疡医。疡医以肿块不红为据，视为蛔虫集聚，投以大剂驱蛔泻下之品，果便蛔虫两条，肿块增大而痛更甚矣。明诊之，脉弦滑，舌苔白如积粉，渴喜热饮。乃湿阻气机之结胸证也，法拟宣透膜原，化痰开结。方与达原饮合小陷胸汤加味：

草果仁8g 槟榔10g 知母15g 厚朴10g 甘草2g 白芍10g 黄芩

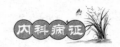

10g　全瓜蒌1个　半夏10g　川黄连8g　天南星6g　生牡蛎15g　泽泻10g

一剂水煎，日三服，夜一服。

间二日复诊，苔转薄白，寒热如疟等症悉除，进软食无恙。药中病机而解，法当健脾和胃，以理未尽之湿。乃书参苓白术散（汤）二剂与之。尽剂而痊。

他日，前医闻之颇感惊奇，往视其方而喟然叹曰："俗云药对如开锁，今始见而诚服也。"

明按：

结胸证，既可见于狭义伤寒，又可见于湿热温病。伤寒多有汗吐下之误，温病多有忽略气化之失。究其所因，来路颇多，其病理机转则一。结胸既成，首当辨其湿热之偏颇，或热重于湿、或湿重于热，或湿热并重。再视其证，或偏于表，或偏于里，或表里兼见，或夹痰饮，或兼气虚。分清标本缓急，细察所犯何逆，先了然于心，然后法随病转，药从症出，随机应变，庶无不治之虞也。

痰 湿 结 胸

董某，女，39岁，住三台县新建乡三村，1964年3月13日初诊。

发病四日，初起恶寒，发热尤甚（体温38.8℃），咳嗽，少汗，渴不多饮。医与银翘散加石膏、知母、栀子、黄芩治之。服后胸闷，咳逆心烦不得卧。周某路经于宅而视之曰："此乃寒邪壅肺，法当辛温；以寒治寒，何异雪上加霜。"乃书麻、桂、姜、辛、二胡、二活等辛温发散之品，断言："汗出透彻必解。"一服心烦更甚，二服则额上漐然汗出，四肢亦微汗不休，胸痞满拒按，呼吸短气，懊侬不安。家人惶然，浼明诊之，脉弦滑，苔微黄而滑。此为结胸，法当苦辛通降，轻宣透邪。方与小陷胸汤合栀子豉汤加味：

瓜蒌仁15g　瓜蒌壳15g　半夏10g　川黄连8g　炒栀子25g　淡豆豉35g　鲜竹心50g　水煎温服。

间二日复诊，诸证悉退，但口中燥涩少津，纳食不佳。此乃汗出过多，阴津受损，法当益胃。方与沙参麦冬汤：

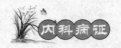
沙参20g　石斛20g　玄参20g　麦冬15g　桔梗10g　玉竹20g　生麦芽15g
二剂水煎服。

又四日复诊，阴津来复，饮食递增，前方加白扁豆30g　谷芽20g　杏仁10g　厚朴10g　白茯苓15g　水煎温服。

连服三剂而复常。

明按：

此病若首用辛凉轻剂，稍加宣肺豁痰之品，庶不至于有结胸之变。何以故耶？药过病所，卫分之邪不得外解而内滞于胸也。此时亦当宣泄，和卫调气可也。周某大言不惭，以大误而谤小误，遭病家之唾弃，同行之不齿，非偶然之所遇也。须知病无定体，药贵得宜。

吴鞠通曰："治上焦如羽，非轻不举。"又曰："清肃上焦，不犯中下。"乃治热病之至理名言，然其杂证，亦当仿此。治热以寒、治寒以热之理，人所共知，而新寒外束、痰热内滞之证，则当于疏散外邪方中加入肃肺豁痰之品，乃瓜蒌、杏、朴、苓之属。撤去其一，势必孤矣。不尔，入气分而最易痰热互结，气机壅滞而成结胸，较之顺传于胃者，难治多矣。且心居胸中，痰热为患又易于逆传而内闭心包。若其人年少素盛者，治之不难；年高素虚者，则难治也。上工可使疑难重证转危为安；下工可使轻伤小病危及生命，谋事在于人也。

陈按：

学生于二十世纪七十年代末毕业，从事临床工作，在临床诊治病人的过程中，先后遇见过八例较典型的"痰湿结胸"患者。按照老师传授之法治疗，每用则灵，个个都收到了显著的疗效。

战　汗

吕某，男，51岁，住三台县新建乡响水堰，1963年8月21日初诊。

恶寒发热（体温39℃）无汗，头重身疼，卧床八日，食少不饥。三更其医，二进辛温，一进辛凉，终未得解，浼明诊焉。其人乃魁梧之体，力强耐劳，偶感外邪，多不药而愈。近因冒雨涉水而病，屡治不验，则不敢自信之也。胸

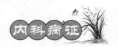

闷，便溏，脉濡，苔白滑。此湿邪流连少阳三焦，既非辛温所能表散，又非辛凉所能分解，法当和解表里之半，分消上下之势。方与三仁汤加味：

杏仁10g　滑石10g　薏苡仁30g　半夏10g　白蔻仁6g　淡竹叶10g　厚朴10g　通草5g　柴胡10g　黄芩10g　泡参30g　生姜15g

一剂水煎，日三服，夜二服。

黄昏时分煎就首服，过二时许，骤然战栗，自觉通体皆寒，天旋地转。明视之，榻、帐、衣被齐颤，胜似疟疾之寒战，家人疑为服药过量，亲友疑为变证，举室惶然。诊其脉，转濡为弦，面无苦色，不躁不烦。明曰："既非过量，又非变证，乃欲作战汗之佳象也。若战之得汗，可望病势速减，不汗继服，少饮多餐。"移时果然通体汗出，战停入睡。黎明再探，患者安舒静卧，脉来和缓，知饥索食，粥进不烦。乃嘱前方缓缓服之，稀粥调养，以观后效。

间三日，其子来寓复曰："尽剂之后，身无其苦；进食之后，神清气爽，已近乎常人矣。"

　明按：

战汗首见于仲景《伤寒论》，详论于《叶香岩外感温热篇》，就其临证所见，既可见于温病，亦可见于狭义伤寒，尤以夹湿者居多。一战而解者有之，再战或三战而解者有之，久战不解者亦有之，前者易而后者难矣。若其人正气未虚，因势利导，可一战而解，喜出望外；前有治法欠佳之遇，后医有疏理气机得当之举，可再战或三战而解。若一误再误而致邪盛正虚，则病难速已。小误犹可逆转，大误则难之又难。大误之中以滋腻危害最凶，若欲解之，有如抽丝剥茧，层出难穷。不谙叶、薛、吴、王诸家之辨者，不可轻试也。

气机者，升降出入之径也。交上下，通内外，系脏腑，连百骸，无器不有，无处不到。三焦者，水道之枢纽，气机之门户也。能开能合、能升能降、能出能入之关键也。故二者不可不通，不可不利。通利之要，勿犯壅滞之误也。壅之不甚，犹可救药，壅甚而久，多变顽证而促命期矣。

大 头 瘟

张某，男，42岁，住三台县上新乡四村川主庙，1962年3月29日初诊。

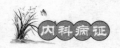

头大项粗，发热面赤，时有汗出，头痛身疼，小便短赤，喜凉恶热，渴不多饮。舌边尖红，苔黄白相兼，脉弦数。发病四日，初见恶寒无汗，头身痛，半日许恶寒罢而时自汗出，随即头面红肿，尚未就医。其人诚实，务农有方，身兼农业联社出纳，心力两劳，偶有小恙，多不药而待其自愈，今来势甚猛，知其不可轻视，始求于明。综析前后，先有邪郁于内，再感春令风温之邪，两邪相搏，上熏于头而致之大头瘟也。法当清热解毒。方与普济消毒饮加减：

黄芩10g　川黄连8g　牛蒡子15g　玄参15g　甘草3g　桔梗10g　板蓝根25g　炒栀子10g　连翘20g　银花15g　僵蚕10g　陈皮6g　薄荷10g　钩藤20g　蝉蜕6g

一剂水煎，日三服，夜一服。

4月2日复诊，诸症减退过半，邪气虽盛，正气未虚，治之及时，故见效速也。嘱前方照称一剂，服法如前，以观后效。

又数日相见，已尽剂而痊矣。

 明按：

五十多年以来，仅见此病三例，可谓少见之病也。人皆谓采用李杲所制之"普济消毒饮"，今证之临床，果有速效。然而古今异世，民生有别，气运有迁，升麻、柴胡，当用亦宜少用，恐升发太过而反助其热也。病为火热之邪所熏，原有上升之势，以升助升，得无殆乎？我今遣用此方，多去而不用，加栀子以泄三焦之火，收效更佳，且今之仕庶，财富物丰，嗜肥甘厚味者颇多，素蕴湿热于内者不少，感风热时毒，内外相搏，则热更甚而变化速矣。

川肴以麻辣为上，火锅以燥烈当先，常患咽喉红肿者，多有好餐之陋习，其轻者，遣普济消毒饮去升麻、柴胡，加栀子、青黛，多有良效，其重者尚须清营凉血之法，方可制其燎原之势。索火自焚，然后求救于药，可悲亦可笑也。无病造病，其斯之谓欤！

伏 暑 救 逆

陈某，男，69岁，某中学教师，住三台县学街，1970年11月7日初诊。

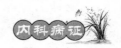

陈老文彩出众，任教数十年，桃李硕果，遍布神州。"四害"猖獗之秋，深陷圃地而发病，医以"解热止痛类"与之，汗出甚多，呕吐频作，急剧消瘦，高热退而又复，延之十余日，始"准予返城就医"。家人以"板车"推至门诊一楼，自云："病体沉重……生机难寻。"追询曾患何恙，泣而不答，其妻曰："素有痰饮……今又咽痛，身热心烦，坐卧不安，不饥不食，已十余日矣。"吾忖度再三，乃知伏暑误治延时之所致也。证属湿热蕴毒，法当清化解毒为要。方与甘露消毒丹加味：

滑石10g　木通10g　藿香10g　石菖蒲6g　川贝6g　茵陈15g　黄芩10g　射干10g　连翘15g　薄荷10g　白蔻8g　僵蚕10g　桔梗10g　甘草2g　郁金10g

一剂水煎，分八次温服，日三服，夜一服，嘱静养，忌辛燥滋腻。

11月9日，其妻告曰："诸症略减，似有生机？可否烦大夫往诊？"明曰："可。"斯人也，而有斯疾也，天若有情，应允回生。至榻前诊之，脉见沉细无力，热退身安，颇有佳象，而厚苔整体脱落，"镜面舌"显露无遗，则为不祥之兆！急急益气敛阴为要。方与生脉饮加味：

人参30g　麦冬15g　五味子10g　沙参20g　玄参20g　石斛20g　玉竹10g　山药30g　扁豆30g　谷芽10g　麦芽10g　甘草3g

一剂水煎，嘱频频少饮，切勿惊惶，以待元神来复。药物奇缺，可城乡拼凑，尽力而为。

11月12日三诊，脉虽沉细，根基犹存，苔虽光净，稍有底色可见，神情虽倦怠，双目初见有神，进食虽不多，二便尚可，能勉万一，急切挽其气阴为妥。方与一甲复脉生脉饮加味：

炙甘草15g　生地25g　白芍15g　麦冬15g　胡麻仁25g　生牡蛎40g　人参30g　五味子10g　生麦芽20g　生谷芽20g　山药30g　扁豆30g
一剂水煎，服法如前。

11月14日四诊，脉见有神，新苔初露，如春草始萌，进粥有增，味香腹舒，阖家面有喜色，吾亦共享，嘱原方再进。

11月20日五诊，上方已尽三剂，脉舌复常，饮食如故，乃书参苓白术散，守服数剂而痊。

 明按：

方书言"镜面舌，死，不治"，言其胃气绝矣。证之临床，未必尽然。

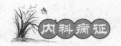

人之常苦，本于胃，生于阴，长于气。若其人胃气素虚，渐次而成者，多系劳瘵极限，纵有回天之力，亦难奏效。此乃湿热蕴毒有时，误汗而吐，阴津俱伤，而气虚之体，本脆弱之气再遭郁滞，湿热一去，则气亦衰微也。吴鞠通有"温病为法，法在救阴"之明示，时贤有"一部《温病条辨》，实可羽翼伤寒"之谓，非过誉之赞也。吾师其法而遣药组方，获救者不少，若偏执一家之言，望而生畏，则止其治而任其殆也。

又按：尔后四年，陈老探知明任教于琴泉，偶有风寒小病，借就诊之机，带上当年赠而未遇之《感谢信》底稿及其寻访信笺，门人读之，感人颇深。医校有中层领导龙太安者，为人正直，闻而赏之，叹曰："文辞书法均佳，惜其履历待查，汝因此事，曾获罪于驻军代表……立毁为妙。"仕途因之而废，录案由此弥坚。老子曰："祸兮福所倚"也。

再按：1985年，医校迁涪城南山，领门人实习于市中医院，偶遇令爱就诊，时过事迁，历时十五年，尚能识明，涉险救父之事，依然记忆犹新。获悉陈老首批"落实政策"，年过八旬，无病而善终。子女皆各得其所。仁人逢仁政，仁道慰英灵，何憾之有？

伏　暑

江某，男，27岁，住三台县新建乡老观窝，1962年9月19日初诊。

身大热（体温40.2℃），汗大出，头痛如劈，身痛，骨节烦疼，五日饥不能食，但频索热汤少饮，四日气喘但坐不得卧，胸痞胁痛，神昏耳聋，目瞑不欲言，小便短少，大便欲解不出。发病七日，初见恶寒发热无汗，咳嗽无痰，头身重痛，医以辛温发汗之品，冲服礞石滚痰丸，服后汗出，其证不减而气喘不得卧矣。复诊谓为"汗出不彻"，重发其汗。服后，汗出热解，诸症悉退；既而复热，原证复来。随之而见神昏耳聋，胸痞胁痛矣。改求老叟周某诊之，始曰温病，拟银翘散加蔓荆、蝉蜕等味，前证不减而喘息更甚。二医已投三方，病势步步递增，亲朋迷信"生辰克夫"之说，家人惶惑不安，新婚之妻难辩众口，含泪而浼于明。明诊之，脉濡数，苔白垢腻。综析前后，乃伏暑之为病也。首当轻宣其上，淡渗其下，二进辛温，重发其汗，非其治也。次以辛凉，惜未渗利芳化，又未中也。繁复之疾，须挈其要，法当芳化泄热，豁痰开结。方与小陷胸汤合三仁汤加减：

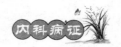

全瓜蒌1个　川黄连8g　半夏10g　郁金15g　胆南星6g　生牡蛎20g　枳实10g　杏仁10g　滑石10g　薏苡仁30g　白蔻仁6g　淡竹叶15g　厚朴10g　通草4g

一剂水煎，日三服，夜二服。

次日复诊，热退身凉，安然静卧，六脉平和，进粥无烦，但有频频呛咳。此乃过汗伤阴，肺金失养，法拟淡甘益脾，以培土生金。方与沙参麦冬汤加味：

沙参25g　麦冬15g　陈皮7g　甘草3g　山药30g　扁豆30g　石斛20g　薏苡仁30g　莲米30g　芡实20g

二剂水煎，日三服。

间三日三诊，诸症悉解，但觉乏力，书健脾益胃之方二剂，尽剂而痊。

明按：

吴鞠通曰："长夏受暑，过夏而发者，名曰伏暑。霜未降而发病者少轻，霜既降而发病者则重，冬日发病者尤重。"较之冬伤于寒，至春暴发之春温病，虽同属伏邪为病，其临床表现相距甚远。彼多无湿，多发自气营（血），此必夹湿，多流连三焦膜原，虽可见营血，传变较缓，以长夏多湿故也。湿性黏滞，易阻气机，缠绵难解，治之不当可延数月。辨证要领，首推三焦。易见结胸，如温热之易见里结胃肠。里结者下之易解，不比结胸之湿热结滞难解也。解之之法，必重气化，以气化则湿自化也。芳化之药不宜太过，过则又易伤其阴也。

湿热为病，很难以刻度计之，今虽有华氏摄氏可计温度高低，亦难测知热居何处，必四诊合参方有眉目。而湿邪为患，亦无刻度可言，必据身重、胸闷、苔腻、脉濡之比重，亦必四诊合参方可得其梗概。有云"可借鉴排除之法"，似是新意，未必如此。法官一一排除，查无实据，可判无罪释放；医者一一排除，查无实据，而患者又苦不堪言，岂可以无病而释之乎！中医难于精通在此，其特长亦在于此。

《黄帝内经》云："法于阴阳，和于术数。"阴阳者，天地之道也；术数者，易学之理也。医者用以疗疾，巫者窃用以欺人。迷信邪说者，世代皆有其人，庶民识浅者蒙昧易骗，医者切莫误入岐途。膳食之刀作凶器之用，法理不容。

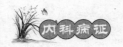

气 滞 腰 痛

蒋某，女，48岁，住三台县东路三元镇，农民，2000年8月5日初诊。

蒋夫李某，二十年前曾携幼女就诊于琴泉，相识已久。尔后十余载，屡寻未遇，妻病久罔验，多方探访，始知明已退休返聘，定时应诊。代述其妻腰痛，求一方以暂缓之，便驱车前来。明曰："未见其人，脉舌不详，辨证乏据，恐难奏效。"浼之再三，暂书千金小续命汤加减，嘱尽一剂面诊勿误。今遵嘱果至，腰痛减半，意志弥坚。细察之，乃腰之两侧胀痛，以午后夜间为甚，矢气则舒。曾多方检查，均未见异常。溯其既往，发作频繁，多与劳累兼感，情志不畅相关。今外证已解，肝胃未和，法当治其里也。方与柴胡疏肝散加味：

柴胡10g　白芍15g　枳实15g　甘草3g　川芎10g　香附15g　蒌仁10g　薤白10g　台乌15g　小茴15g　降香8g　薄荷15g

三剂水煎，每剂分六次，日三服。嘱宽胸以平心静气，忌生冷燥辣以养脾胃，勿过劳以护伎巧[1]。

9月16日复诊，已自主服至六剂，肝胃和而气已舒，腰痛解而身自安，停药二旬无恙。昨日兼感，入夜不眠，腰背胀痛复作，深恐反复如初，再至诊室求治。明曰："外感寒邪，殃及脾胃，即今之常言'胃肠型感冒'者是也。"方与当归四逆汤加味：

细辛6g　当归20g　桂枝15g　白芍15g　甘草3g　木通15g　吴茱萸6g　生姜10g　藿香15g　羌活15g　降香8g　小茴15g　延胡索15g

二剂水煎，服法同前。遵嘱果痊。

明按：

腰痛一证，首载于《黄帝内经》，汉、唐宋、元均有发挥，清代《张氏医通》、《杂病源流犀烛》诸著以风腰痛、寒腰痛、湿腰痛、痰腰痛、肾虚腰痛、瘀血腰痛、气滞腰痛以概括历代之说，颇具实用。而今之教材及其弘论巨著，均难见气滞腰痛之详，以其临床屡见，故载之以待来者。

---

[1] 勿过劳以护伎巧：伎巧：指肾，出自《素问·灵兰秘典论》："肾者作强之官，伎巧出焉。"整理者注。

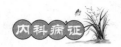

"腰者，肾之府"，医者常晓，患者亦有所知。只知其语而不知其理者，并非患者独有，医亦有之也。患者求治心切，一有腰痛或酸，辄云"肾虚"者众，医不辨证而附和者，亦复不少。此非患者病病，乃医者先病其病也。故欲瘳病者之病，必先瘳医者之病也。

湿 热 腰 痛

宾某，男，52岁，农民个体小商，住北川县曲山镇、邓家乡毛垭村，2000年8月21日初诊。

昨日突发剧烈腰痛，查小便常规未见异常，再经B超检查，亦无异常，县市两级，均无定论。其人朴实勤劳，多冒雨涉水，曾分别于1985年、1991年各痛一次，均于当地治疗而缓解。今经三处应急措施罔验，痛不可忍而急趋我部浼诊。脉象弦数，舌红少苔，其痛以左侧为甚，二便如常，尚未涉及阑尾膀胱。此暑湿滞于经络所致之也。法当清热祛湿以通经络之滞，分消上下以畅气机之行。方与：

1. 内服当归拈痛汤加减：羌活15g　防风15g　升麻3g　猪苓15g　泽泻15g　黄芩15g　葛根30g　苍术10g　白术10g　苦参10g　知母20g　延胡索20g　水牛角20g　茵陈20g　甘草3g

一剂水煎，分六次，二小时一服。

2. 滴注：青霉素。

8月22日复诊，上方仅服三次，腰痛竟解，饮食如故，自谓复常，切盼返乡。但舌质深红而少苔，恐有入营之嫌，且素有嗳气醋心旧疾，势无一蹴而就之理，法当清营以泄热，散结以通瘀。方与清营汤合千金苇茎汤加减：

水牛角20g　生地20g　丹参30g　丹皮30g　玄参20g　淡竹叶15g　麦冬15g　银花20g　薏苡仁30g　桃仁10g　苇根30g　冬瓜仁30g

二剂水煎，每剂分六次，日三服。嘱勿冒暑涉水，过度劳累。患者二十六年前，曾有嗳气反酸，经明治愈，近有欲发之兆，恳求再赐一方，乃书加味左金丸（汤）与之，欣然而去。

三月之后，有邻居来我部就诊，得知已痊。随访六年，未曾复发。

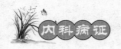

明按：

　　此腰痛病其中之一证也。《丹溪心法·腰痛附录》有云："凡诸痛皆属火（腰），寒凉药不可峻用，必用温散之药；诸痛不可用参，补气则痛愈甚。"面对山区农民，其理然矣。地处高山云雾之中，长年跋涉于峻峭崎岖之途，雨露、天气、地气、汗气之湿交织，用温散之药，其理通而其效宏；若郁久化热，或阳旺之躯，或直感湿热等等，仍胶柱于温散，则不可为也。须知湿热之疾，本属湿温病范围，既可从三焦论治，又可以卫气营血概之，故清营汤之遣，非牵强权宜，乃适时而使然矣。

　　立法遣方，必以规矩，亦俗云章法之谓也。然而章法之立，必条分缕析，详于前而略于后者有之，详于后而略于前者亦有之，前后对参，细察精详，则一以贯之也。国医系统教育，数十年矣。万千后生，参差不齐，独当一面，威镇一方者有之，无人问津而叛逆者亦有之，故孔圣徒众三千，亦仅七十二大贤。何以故耶？或断章取义，或削脚适履，或知而不明，或钻而不深，皮之不存，毛将安附焉？甚矣，吾老矣！果能青胜于蓝，则我心慰矣。

眩　晕　（一）

　　叶某，女，36岁，已婚，农民，住三台县太林乡，1979年10月16日初诊。

　　头晕、呕吐、视物倒旋。发病月余，初见头身痛，发热恶寒，求医诊治而解。继则头昏、耳鸣，反复求治于中西医，渐次加重而见呕吐，饥不欲食，轻则耳鸣头昏，甚则视物倒旋，无能站立。辗转于大小医院罔验，始来琴泉求治于余。诊得脉弦，食少困倦，心烦易怒，苔薄白，法拟和肝驱风，方与加味逍遥散：

　　川芎10g　钩藤15g　羊角天麻15g　蝉蜕5g　当归15g　白芍15g　柴胡10g　甘草3g　茺蔚子15g　白芷10g　茯苓10g　薄荷10g　生龙骨25g

　　一剂水煎，分六次，日三服。

　　10月18日复诊，昏晕略增。但身如紧衣所缚，沉重困倦，不时冷汗自出，咳嗽，苔白，脉沉紧。纵观前后，乃外寒袭表，失于疏散，因其人素体阳虚，故久未化热，法宜温通疏散以解其外，方与小续命汤加味：

　　桂枝10g　制附片10g　川芎10g　麻黄根15g　泡参20g　白芍15g　杏

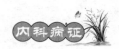

仁6g　防风15g　防己15g　血木通15g　钩藤20g　海风藤15g　骨碎补25g

一剂水煎，服法同前。

10月21日三诊，诸症均退，饮食渐进，但冷汗仍出，苔腻，脉缓，乃寒邪初散，营卫未调，法拟调营卫，祛风痰，方与半夏白术天麻汤加味：

桂枝10g　白芍15g　甘草3g　大枣15g　羊角天麻15g　白术10g　茯苓10g　半夏10g　陈皮10g　钩藤15g

一剂水煎，服法同前。

10月24日四诊，据云22日再次昏晕，坚持服药，昨至今日递减。诊得下唇燥而有血迹，苔腻脉濡，胸闷，渴不欲饮。此乃外症已除，里湿未罢，而气机未畅之故，法当芳化，方与一加减正气散加味：

藿香15g　厚朴10g　茯苓10g　陈皮10g　神曲15g　麦芽20g　腹皮10g　白茵陈15g　蝉蜕6g　钩藤15g

一剂水煎，服法同前。

10月26日五诊，饮食复常，仅见头部转侧始晕，静则与常人无异，时有耳蒙。寒湿虽去，心肾未调，法拟交通心肾，疏理气机。方与春雷饮：

10月28日六诊，诸证全解，患者常住旅舍，耗资较昂，欲执方返乡调治。予允之，书二方：

1. 小柴胡汤加味：柴胡10g　黄芩10g　泡参20g　甘草3g　炮姜8g　半夏10g　远志10g　石菖蒲4g　丑牛12g　钩藤15g　石南藤15g　海风藤20g

2. 半夏白术天麻汤加味：蝉蜕5g　僵蚕6g　钩藤20g　羊角天麻20g　刺蒺藜20g　谷精草10g　半夏12g　茯苓12g　陈皮10g　白术10g　甘草3g　丹参25g

嘱水煎服，二方交替，各服三剂。

11月20日七诊，据云，六剂服尽，病已痊愈，今日之来，但求善后耳。遂书益气养血之方，随访八年未复。

　明按：

眩晕一证，多有耳蒙耳鸣，究其由来，有因外邪失时疏散所致者，有因肾气虚衰而上营不足者，有因药物失宜而致者。究其所因，察其所以，当散则散，当枢则枢，当制则制，法无定法，方无专方，全在医者神而明之。《伤寒论》三百九十七法，而太阳篇，占全书过半，可知先圣垂训汗法之严。前贤常谓，不读《伤寒论》，不可与言医，并非言过其实，确系经验之谈。

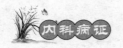

眩　晕　（二）

王某，男，40岁，职员，住绵阳城区，1987年4月3日初诊。

三日前发生头晕眩，视物旋转，耳鸣，甚则呕吐。经西医输液等治疗之后，呕吐减轻，转来我处就诊。其脉浮紧，恶寒，腰酸背痛，嗜睡，苔薄白。乃外邪袭表，胃失和降，法当疏表和里，遣羌活胜湿汤加味：

羌活10g　独活10g　川芎10g　蔓荆子10g　藁本10g　防风15g　藿香15g　厚朴10g　茯苓15g　陈皮10g　绵茵陈15g　神曲20g　甘草2g

二剂水煎，每剂分六次，日三服。

4月6日二诊，诸证均减，呕吐消失，口渴，脉和缓，苔如常。此邪已出表，而余邪未净，遣加味逍遥散：

川芎10g　钩藤20g　白芷10g　天麻6g　当归15g　白芍15g　柴胡10g　茺蔚子15g　茯苓15g　薄荷10g　甘草2g　天花粉20g

二剂水煎，每剂分六次，日三服。

4月8日三诊，诸证消除，但觉乏力，书参苓白术散二剂而康。

 明按：

藜藿菲食者，不足居多；肥甘厚味者，有余甚众。瘦者多火，胖者多湿，故眩晕一证当因人而异。内伤而病者，十之一二，外邪诱而发病者，十之八九，先表后里，是其要也。时医不谙，常以治眩为先，违其病机，乱其常理，动辄以脱水疗法是务，或以柔润息风为法，久治不愈，累月积年者不鲜。须知耳内膜积液，亦系痰之为祟，水津四布，环周不休，不瘀不滞，痰由何来耳。首诊透其在表之湿，复诊和解表里而祛虚中之风，故病去八九。是病由痰湿阻滞而生，故以参苓白术散健脾运湿，筑堤防以制其泛，善后之法，莫善于此也。

眩晕（三·梅尼埃综合征）

方某，男，45岁，已婚，科技干部，住绵阳市中区科协，1987年4月21

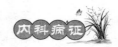

日初诊。

1987年2月6日，予奉命去绵阳市中医院带领毕业班临床实习，适方亦于是日住院，常望余应诊颇众，且多疑难重证，暗生钦意，欲求一诊，虽多方浼吾，因其各司其职，未敢轻试。后应院方之邀，遂从命焉。

眩晕十四年，逐年递增。于1974年5月初发病。眩晕耳鸣，不能站立，持续四时，不药而止。继则二三月一发，有云贫血者，有云低血糖者，屡治弗验，愈发愈甚，渐至眩晕耳鸣兼见呕吐，面白寒栗。每发必卧床六至二十四小时方能向安。三去蜀都断为梅尼埃综合征，服药亦无验，去冬以来，每月必发，春节以后，发作更频，十余日乃至一二日一发，其耳鸣之声，愈发愈甚，终至多种多样，莫可名状。观其形体，高大壮实；切其脉，弦而滑，舌质淡红而胖，苔薄白。细察既服之方，基于半夏天麻白术汤者居多，其次有补益肝阴者，亦有补益肾阴者；有补气者，亦有补血者。西药亦多属滋补之类。习明曰："综析诸证，似未见其虚，果虚乎，焉有不愈？"法拟豁痰软坚，活血解毒，书仙方活命饮与之。

4月23日复诊，二剂已毕，尚未发作，周期未至，抑或有之。是耶？非耶？未可料也。观其舌胖，拟补益脾气法，书参苓白术散加藿香、麦芽，取施仁惠民，以利兴师之意也。

4月29日三诊，三剂已毕，尚未发作，据云精神略佳，法拟疏肝祛风，书加味逍遥散［详见眩晕（二），兹略］与之。取药物探察之意。

5月2日四诊，二剂已毕，精神更佳，亦未见发作，已有进兵之利势，法拟和解表里，泻南补北，书春雷饮加射干、马勃。

5月6日五诊，二剂已毕，已半月未发，诊其脉有和缓之象，面色红润，精神更足，舌体仍胖，质淡，苔薄微腻。因思素有寒而失时温散，郁而成痰；久服滋补，气机失利，气血为之壅遏。寒湿气血痰皆有所积。在此脏腑功能协调之际，似可乘胜以击之，书五积散加蝉蜕与之。

5月11日六诊，二剂已毕，已二十余日未发，习明曰："周旋十余年，未曾开门逐盗，今诱而出之若何？"患者曰："善！"法拟温经通络，以祛六经之风为法，方与千金小续命汤加血木通、南藤、碎补。

5月16日七诊，据云首服出现天旋地转，两耳巨鸣，持续七小时之久。患者坚信"诱而出之"之嘱，依然照服无疑。时至今日，二剂已尽，法当调理，宗三诊之法，书加味逍遥散加龙牡与之。

5月21日八诊，诸证全除，拟健脾运湿以善其后，宗二诊之法，书参苓

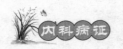

白术散与之。后调理月余而停药。随访二十年未发。

明按：

　　古圣有掉眩属肝之训，先贤有无痰不眩之说，故风痰为眩晕之本，无可非议。然古之眩晕，何曾服过消炎、抗感染之品，焉有清以致寒，滞以致湿，杀以损气之弊。故今之眩晕治之甚难。久服滋补，则治之更难。气血痰湿搏聚则成坚，散寒祛湿，软坚散结，活血祛瘀等法，岂能三军并进者乎？繁复之病，须善于深思，寻其可击之机以击之，未攻之前，务必安内，既攻之后，贵在勇师，不战则已，战则必胜。以仙方活命饮为先行，以参苓白术散为后应，以加味逍遥散为穿插，以春雷饮为援兵，以五积散为劲旅，以小续命汤定乾坤，先后六方，能起十四年之顽疾，均非专治眩晕之方，乃适时而用之也。

耳　聋

　　钟某，男，40岁，石匠，住三台县朱君乡一村一队，1966年8月27日初诊。

　　十日前外感风寒，证见发热恶寒、头身痛等症，医与表散，汗出而表解，继而由蒙而聋已足七日，近耳高呼，略有所闻。家人亲友，惟恐延久难治，遂浼明急诊。其人素体单薄，负重作劳，先损其肾，复感新邪，表散太过，再损其阴，阴精不得上荣，故两耳无闻也。脉沉细带弦，足少阴肾经尚有鼓搏之力；舌苔如常，心烦喜呕，当属少阳枢机不利；法当交通心肾，和解少阳；繁复之疾，当相应之法也。方与春雷饮加味：

　　磁石25g　朱砂6g（水飞）　神曲20g　柴胡10g　黄芩10g　南沙参30g　甘草3g　半夏10g　生姜15g　远志15g　石菖蒲10g　山药30g　莲须15g　一剂水煎，日三服。

　　8月29日复诊，服至三服，通体微似汗出，听力恢复五成。此乃心肾交济，枢机初启之佳象也。仍守前法，原方加郁金15g、牡蛎20g，二剂水煎服。

　　9月1日三诊，听力复常，时有头昏耳鸣。病去十之八九，仍须调和肝脾，疏理气机，以善其后。方与加味逍遥散：

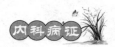

　　川芎10g　白芷10g　钩藤30g　天麻6g　蝉蜕6g　当归20g　白芍15g　柴胡10g　甘草2g　白术10g　茯苓10g　薄荷6g　远志10g

　　二剂水煎，每剂分六次，日三服。

　　尔后，随访六年，不曾复发。

 明按：

　　首方乃磁朱丸（《备急千金要方》）、小柴胡汤合用，去大枣，加远志、石菖蒲、山药、莲须而成。磁朱丸交通心肾，先贤早有定论；我宗其法，意在三焦。朱砂入上焦之心，磁石归下焦之肾，神曲通中焦之谷道，既为交上下之中介，又排金石之蓄淀。重镇之品，当具流动之用，故取小柴胡和解少阳以利三焦。远志、石菖蒲宁心开窍，山药莲须健脾益肾。开中有合，静中有动，泄中有补，益而不滞，共奏疏利三焦之功。气机升降，环周不休，九窍皆利则耳聋不复见矣。

不　　寐

　　郭某，男，64岁，退休干部，住绵阳市卷烟厂，2004年5月7日初诊。

　　中等形体，素无慢性疾患，为人谦逊，慎于摄生，偶有小恙，治亦及时，多一剂而愈。近因伤风轻感之后，夜不能寐，日常琐事，不断涌现于心，不思不能，思则千头万绪，挥之不去。乃闭目平心自抑，惝然如眠不足三时。持续十余日，数更其医，中药不验，西药又心烦头昏。明诊之，舌脉如常，虽有倦怠，亦系失眠所致，除此别无他证。此类失眠之病，门诊屡见不鲜，辨证无据，更无分型可言，姑拟养血安神，和胃宁心为法。方与酸枣仁汤合焦三仙加味：

　　枣仁15g　白芍15g　知母20g　甘草3g　茯苓15g　川芎10g　夜交藤30g　合欢皮30g　炒山楂20g　神曲20g　麦芽20g　龙骨40g　牡蛎40g　菌灵芝20g

　　一剂水煎，分六次温服，日三服。

　　5月9日来寓询曰："前日之方服至二次，当夜即安然熟睡，今已剂尽复常，我欲令其持久不发，原方再服一剂可否？"答曰："可。"

　　尔后，常荐他人来寓就诊，亦多一二剂而康。

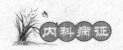

明按:

　　不寐即失眠，由心神不安所致也。心为五脏六腑之大主，大凡肝魂不纳，脾意不守，肾志不宁，胃气不和，皆可上扰心神而不安。故欲宁其心者，当顾及肝、脾、胃、肾，使之协调，相安勿躁也。金匮酸枣仁汤，本具宁心养肝之效。加白芍柔肝以助酸甘化阴之力；夜交藤，合欢皮以强安神之功；龙、牡敛阴潜阳，使神守其舍；焦三仙畅通谷道，既调和脾胃，又防龙牡潜敛之太过；菌灵芝性味甘平无毒，生于山林腐朽木桩之旁，乃土木之气感日月之精华而生，形似菌而多年不腐，色褐质韧而不为虫蚁所蚀，乃宁心定志，健脾益胃之上品；合奏宁心安神，滋养肝肾，调和脾胃之功。神、魂、意、志各守其舍，各司其职，故收效捷矣。

　　此方成于十九世纪七十年代初期，似有"拼凑过杂"之嫌。曾试行精简，任去一味，疗效必亏，方型始定，广为流传。数十年来，患此病者不少，服"安眠"之类，易于依赖成习，延之既久，摇晃不定者有之，精神错乱者亦有之，若能及早以此法治之，庶几无后患之虞。虽系一孔之见，而病程不长者，多有良效。若依赖成习，有如毒品上瘾者，则难为之矣。

郁　证　（一）

　　魏某，女，36岁，公司职员，住绵阳市涪城区，1995年6月2日初诊。

　　其人体态匀称，美自天成。原本无病，出于惜身好奇，应某特大医院主刀医师之约，接受新进膀胱镜检，发现尿道口有绿豆大一块息肉，顺势以摄子摄而去之，不料出血不止，恐惧万分。翌日更甚，往而求之，恰值该医正在主刀大型手术，数小时不得相见而大怒，愈怒而血愈多，及至露面之时，面色已显淡白，当时施以止血之剂，并输血数袋。又数日验血，发现乙肝小三阳，益怒。嘱归家调治更怒。医者骇然，备礼而慰。送药上门，每见其面，无不恶言斥责之，其医受之而返，狼狈不堪。其夫早知我白氏父子善疗肝病，因而浼。乃以乙肝之法治之。为时一月，终日啼泣不休，不骂前医，便痛责其夫。夫供职金融，性善而勤奋，堪称和谐丰裕，遇此不幸，一筹莫展，累及其女。夜至次日午前，家人强忍，午后至黄昏诓出户外散心，别处不去，专到我医所哭述屈情，日日如是，任其疏而导之，虽悲忿缓解，

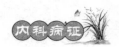
到家又依然如故。妇病未解，夫病又生，强忍之气不伸，郁而化火，郁火上熏，舌绛，而口腔溃烂，又对症施治，并晓之以策。夫问曰："吾妻之疾，后果如何？"明曰："乙肝甚轻，治之尤易；偏执一端，恐有自杀之险。汝当逆来顺受，再待时日。"尔后一月，不曾到我医所，如释重荷。他日，其夫登门而告曰："入住精神病院，小三阳已不复见矣。今已出院数日，理应安然无事。且喜啼哭怒骂休止，堪悲沉默忧郁有加，询其何故？答以'思念初恋情人'。遵先生'逆来顺受'之嘱，毅然以贵宾之礼请至寒舍，笑颜毕露，神怡复苏。我以为仅此而已，焉知冒出重组家庭之议！倘偿她愿，则玉石俱焚，我心已寒，生亦何欢。"此情此景触动我膺，成人之美，竟化为恶。不得已而深究其因，乃十四年前，为父母者，违悖其令爱之意愿，有强求之嫌，今遇不幸而触发之也。明曰："求诸系铃者可也。"曰："然则无可药乎？"明曰："情、药两解，恩威并济，方可为也。"乃宗清代齐秉慧先生《郁论》之法，施予逍遥散加减：

柴胡10g　白芍15g　赤芍15g　当归25g　茺蔚子15g　茯苓15g　甘草3g　薄荷10g　青皮15g　白芥子15g　郁金15g　延胡索15g　生姜15g

三剂水煎，每剂分六次，日三服。一月以后，其夫覆曰："岳父母晓之以理，动之以情，服药之效倍增，服至七剂则安然无恙矣。"

明按：

六淫所伤，祛邪为主；七情所伤，调志为要。祛邪之法，《伤寒论》、《温病》有准绳可依；调志之策，则无定论，神而明之，存乎其人。细分则难以赘述，约言之则不外两端。疏肝解郁，此其一也；心理治疗，此其二也。齐秉慧论郁，洋洋一千六百余言，然其要一也。一也者，逍遥散是也。心理治疗宜因势利导，锁钥者，关与键也，合拍之键，其关立开，丝毫之差，力纽曲键，亦不能开之也。医者必全神贯注，先其所因，故曰尽其心者，知其性也。

郁　证（二）

钱某，女，53岁，农民，住绵阳南山，2005年2月25日初诊。

心烦多梦六年，继则不寐耳鸣，服安眠类新药而解。初服一次，可获

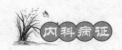

旬日之安，愈服愈频，依赖成习。近数年以来，精神药品受限，则求购于专科医院。初为小量，渐次递增。求购无门，则住入精神病院。费用高昂，无力久住，医与足量之药而归，遵嘱而用。初有小效，继则反剧，乃至通宵不瞑，曾几度轻生。观其人紧锁愁眉，性格内向，不善交谈。乃先晓之以理，循序以疏其思绪之结，不悦之事，渐有所释，终至乐生而后已。然后拟通南北以交心肾，利枢机以宁神志之法。方与磁朱丸合栀子豉汤加味：

磁石25g　朱砂7g　神曲20g　远志10g　龙骨40g　牡蛎40g　炒栀子15g　淡豆豉30g　银柴胡15g　黄芩10g　甘草3g　半夏10g　夜交藤30g　合欢皮30g

二剂水煎，日三服，嘱四日尽剂。

3月4日复诊，已尽三剂，耳鸣消失，心烦减轻，虽有睡意，入眠仍难。观其神情，面有喜色，询其所苦，可告实情，轻生之念，时有时无。再以理疏导，初具生存之乐趣；探其不悦之事，可一吐为快。心结初解，安神和胃为要。方与酸枣仁汤加味：

酸枣仁20g　白芍20g　知母20g　甘草3g　茯苓15g　川芎10g　夜交藤30g　合欢皮30g　炒山楂20g　神曲20g　炒麦芽20g　龙骨40g　牡蛎40g　灵芝15g

二剂水煎服。

3月11日三诊，睡眠复常，周时计之，能入睡七至八小时，虽有日常琐事之梦，但无惊险落魄之景，苔白厚滑。乃湿邪外露之象，恰值祛风胜湿之机。方与羌活胜湿汤加味：

羌活15g　独活15g　川芎10g　甘草3g　蔓荆子10g　藁本10g　防风15g　天麻10g　蝉蜕8g　钩藤30g　藿香15g　佩兰15g　薏苡仁30g

二剂水煎服。

3月16日四诊，神清气爽，一切如常，且能详述患病之始末、步步加重之缘由，一改郁闷之个性，虽无不适之感，但求善后之策。明曰："孟子云：'万物皆备于我矣，返身而诚[1]，乐莫大焉。'求之则有，不求则无；求之可得而不求，失其机也；求之不可得而强求之，则为贪也。贪之可得，渐次而入贪得无厌之途；贪而不得，则方寸乱而疾病生焉，故可求而不可贪也。应得而又可得者，则得之；不应得而又不可得者，则弃之以避其祸也。以礼节

---

[1] 返身而诚：指后退一步，面对现实。整理者注。

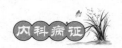

之，则心平而气和，瓜菜素羹，觉其味美；不以礼节之，琼浆玉液，亦不觉其馨。健康者，非肉体丰腴之谓，神与形俱者是也。"患者细听入神，喜形于色，视为良方而谨记之。吾乃顺势以疏理气机为法，以应虔敬之求。方与加味逍遥散：

川芎10g　白芷10g　钩藤30g　天麻10g　蝉蜕8g　当归25g　白芍15g　柴胡10g　甘草3g　茺蔚子15g　茯苓15g　薄荷10g　龙骨40g　牡蛎40g

水煎，分六次，日三服。嘱以服至身心俱健为度。

尔后，偶有小恙就诊，问及"旧疾如何？"答曰："大夫之金玉良言，其效胜过方药远矣。药疗不如心疗，舍药而铭记肺腑之言，早已康健而不复作矣。"

 明按：

物各有性，人各有志，反物之性而行事，则物不能为其所用；人志屡受重创，则郁而不伸。生活节奏愈速，郁之愈深，事与愿违既久，则郁证根深蒂固。肝失调达，则魂不守舍而萌自杀之念，消之则生，不消则死，司命者不解，不亦悲乎！今之精神药品，治标之神速，功不可没，一旦依赖成习，后患无穷，执此一端而瘳斯疾，实为难矣！且夫人生天地之间，贵在与之和谐，凡天地所生之物，人之体内皆有所存，古有"人一小天地"之说，今之形态学已不断有所证实，"返璞归真"者，亦即回归自然矣。

郁　证　（三）

杨某，女，57岁，退休教师，住绵阳市卷烟厂，2005年7月2日初诊。

证见不时发热，热则通体汗出，啬啬恶寒，淅淅恶风，夏着秋装不觉其热，春暖花开胜似严寒，门窗紧闭，空调闲置，少有和风，当即退避，阴阳不分，四季难辨。供职于三台县棉纺厂，长期从事幼教工作。台有族人羊某，是县之知名中医，学验具丰者也。常谒而诊治，尚能稍安；迁居涪城八年，多就治于名老中医，不但原证依存，更觉与时递增。及其就治于明，但见精神委靡，意志消沉，面色憔悴，自述既往，冗长繁复。察知其人多愁善感，早有郁闷偏执己见之心。六脉沉细弦数，舌红苔薄，气郁化热，郁热鼓之于外则汗出，毛孔常开而恶风，三焦之门户枢机失利，法当和解表里以调

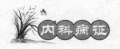

营卫，宁心定志以安神明。方与达原饮加味：

银柴胡15g　草果仁8g　槟榔10g　知母20g　厚朴10g　甘草3g　白芍15g　黄芩10g　龙骨40g　牡蛎40g　郁金15g　酸枣仁15g

一剂水煎，分六次，日三服。嘱勿多虑，膳食宜清淡，心境务宽，轻喜之影视可以舒心者，适度观之，打斗惊险之作不宜。

7月4日复诊，诸证悉退。自云："八年来未曾有此速效……"愿以义父相称。明曰："不可！医乃仁道，但求病瘳，别无他图。"虽系久病切盼之求，可知好生之心良苦，因势利导，舒肝解郁为宜，方与丹栀逍遥散：

丹皮30g　炒栀子10g　当归20g　白芍15g　柴胡10g　甘草3g　白术10g　茯苓15g　薄荷10g　郁金15g

一剂水煎，服法同前。

7月7日三诊，不但原证未曾递减，且又反复如初，患者又情绪低落，疑为不可救药之病。明曰："非也……"以婉言晓之以理，循首诊之法加减再进，方与栀子豉汤合达原饮加味：

炒栀子30g　淡豆豉40g　龙牡各40g　银柴胡20g　草果仁8g　酸枣仁20g　槟榔15g　知母25g　甘草5g　白芍20g　黄芩10g　夜交藤30g

一剂水煎，服法同前。

7月9日四诊，患者喜不自禁，其效之佳，胜过首诊，谒求循此方之意，主药勿更，随症而加为妥。言之有理，非久病之体验，岂可知之矣。谚云"久病如名医"虽有过誉之嫌，然亦有其可取之处，择善而从，未尝不可。乃于前方加石菖蒲8g，郁金15g与之。

尔后，在此基础之上，或与酸枣仁汤相近，或与桂枝龙牡汤相融，加减变化，循序渐进，调理数剂而康。三月之后，患者旅游归来，疲惫所致，颇有旧疾欲作之兆，复宗前法二剂而愈。

　明按：

此六淫七情交侵所致之证也。郁结既久而变化多端，方药对症状而不对证候，步症状之后尘，趋而不及，迂回辗转，岂可治哉？然则明以吴又可达原饮，首遣效佳，始终不可更易之由，门人有所不知。而舌红苔薄，既无垢腻可言，又无粗如积粉之象，而屡用不离达原，弥觉不可思议。所以然者，非瘟疫之故也。瘟疫之邪固可入侵膜原，而非瘟疫之邪岂无膜原之踞也耶？膜原者，三焦之门户，半表半里之所属也，邪也者，损人之因

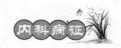

也，非某气某情之谓也。吴鞠通原方有加柴胡一法，嫌其升发太过，故以银柴胡易之，取凉血泄其郁热之长。加龙牡、郁金、枣仁，或栀、豉等味，则为和解表里，宁心定志之方矣。营卫调而神明安，故守一法而瘥八年之痼也。前贤制方，示人以法，法随病转，方随证移，此法无定法，然后知法外有法也；方有活方，岂能囿方内便方也。古方治今病，非不能也，是不为也，随方就圆，何陋之有！

《黄帝内经》有五郁之辨，《金匮要略》有脏躁之论，尔后贤哲各有见地，汲昔贤之长，应今朝多发之郁，不亦宜乎！例一重心在肝，例二重心在心，而例三则难拘定法，或调营卫，或交心肾，或祛邪，或定志舒情，执膜原以运筹八方，随机应变而已矣。若欲详之，举不胜举，能悟而彻之，则思过半矣。

癫　狂　（一）

戴某，女，21岁，未婚，学生，1979年7月16日初诊。

7月13日，二兄相持，煮豆燃萁，戴某（患者）见之，莫衷一是，啼泣不已。自此则双目紧闭，哭闹不休，水浆不入，昼夜如是。14日遣医调治弗验，15日送去某县医院，诊为肠炎？癔症？依法调治，愈治愈烈，嘱转精神病院。其兄戴某，系空军某部在役军官，毅然决定六人同行，及其将行之机，偶遇黄淑贤告以夫患此疾相似，诸医罔效，白某治之而安。遂辗转琴泉，延诊于余。诊得六脉沉伏，乍急乍疏，瞑目哭泣，其声时高时低，面色时青时红，四肢躁扰，肌肉颤抖，不食不饮，不识人已三日矣。细询既往，便溏泄三月，至今未愈，学绩偏下，常忧升学无门，易于激动。此乃先由忧思过度，肝脾失调，继因气逆伤肝，气机升降失常，法当疏肝理气，豁痰宁心，方拟柴胡疏肝散合栀子豉汤加味：

柴胡15g　白芍15g　枳实15g　甘草3g　香附15g　郁金15g　炒栀子10g　淡豆豉20g　槟榔15g　石菖蒲6g　远志15g　水煎冲服磁朱丸。

与方片刻，其长兄复回，出示车票而问曰："请问老师，此系前往某精神病院车票六张，退否？"余顿察"退否"实为"能治否？"之意也。肃而起曰："退。"又片刻再问曰："吾妹双目何日能睁？"余明知只在次日，而偏告以："数日之内。"因思之所问，弦外有音，不可不慎。

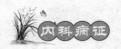

7月18日复诊，神志时清时昧。清时睁眼，呼之能应，问之可答一语，但再问则不答，答则无序；昧时依然双目紧闭，时笑时哭，或啼笑皆非。六脉虽沉，略有冲和之象，面色虽苍，无时青时红之变，四肢虽仍躁扰，但无肌肉颤抖可见。此乃药已中病，守方再进。长兄曰："前日几番动问，事后方知失敬于师，得勿咎乎？今见吾妹之疾，果不出先生所料，令人钦佩。"习明曰："无妨"。

7月20日三诊，神志渐清，偶尔发笑，能自知其非，旋即自止。问其所苦，能自述不紊。但心烦不安，昼夜无寐，进食极少，时觉腹痛。脉平静，苔薄黄白相兼。法拟清热除烦，镇心安神。方与栀子豉汤合菖蒲郁金汤加减：

栀子10g　淡豆豉20g　石菖蒲6g　郁金15g　远志10g　龙齿30g　牡蛎30g　神曲10g　鸡内金10g　陈皮10g　甘草3g　白芍15g　水煎服。

7月23日四诊，神志清楚，言谈有绪，夜能入寐二小时，但易惊觉，心烦喜静恶喧。脉滑数有力，舌红苔薄白。药达病所，宜乘胜穷追，直捣巢穴。方拟礞石滚痰丸加味：

礞石30g　沉香10g　大黄10g　炒栀子10g　淡豆豉60g　石菖蒲6g　龙齿30g　牡蛎30g　神曲10g　鸡内金10g　陈皮10g　水煎冲服磁朱丸。

7月26日五诊，神清如常，能安然熟睡，但有梦语。自述时有心烦，喜静，昨日泻数次，其气陈腐臭秽，泻后甚舒。此乃顽疾积滞随便而泄，邪有出路，前方减其制，加远志、郁金、青皮、甘草。

7月30日六诊，据悉于7月26日随兄离城返乡，亲友见其举止如常，皆大欢喜。27日晚间，又见惊惕异常，双目紧闭，呼之不应，胡言乱语，似有反复如初之势。家人疑之，有云更医者，有云中邪者不等，幸其长兄坚信，令其仍服26日之方，28日能睁开双眼回答家人所问，29日更为清醒。30日复来就诊，六脉浮紧，薄白苔满布，自述头身疼痛，发热恶寒，冷汗自出。此乃新寒外束所致，法当解表散寒，方拟川芎茶调散加远志、石菖蒲、猪牙皂、柏子仁等。后以天王补心丹、丹栀逍遥散等以善其后，调理旬余而安，随访九年未发。

　明按：

此病当首分阳狂阴癫，再别气、火、痰、湿，然后辨证求因，审因论治。善治者，方内有方，法外有法，因时而异，因地制宜，务求因势利导，愈后无呆痴。今人无论癫狂，概以强力催眠之类，迫其熟睡，意冀眠后而

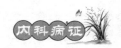

忘却不遂之事，醒来亦多如初。弃本崇末之法，习以为常，终至如痴如呆，则日愈矣！故患此病者，多成终身痼疾。此案无后患，乃长兄信之坚也，虽初诊置疑，发问不凡，乃探其有卓识否？司命者当细心焉。

 应松按：

家父诊治此病时我年方八岁，见证了患者治愈之全过程，由此而爱上中医药，并于十年后子承父业。

癫 狂 （二）

陈某，女，18岁，未婚，农民，住三台县长坪7村6队，1979年9月18日初诊。

发病两旬，加重七日，证见时哭时笑，时狂时静，狂则执火焚物，提刀弑母，越野驰奔，登高而歌，掘地而饮，拽苗而食；静则哭笑交作，骂詈无休。询其发病之初，乃因婚事不遂而思虑不安，继而心烦少寐，乞医调治，愈治愈烦，家人闻之赖某善治此病而往求之。赖探得汛停一月，诊为血虚，遂投以温补之品，服至三剂，则狂乱如是矣。余诊得六脉沉涩，苔白而厚腻，法拟釜底抽薪，兼以交通心肾。方与大承气汤合栀子豉汤加味：

芒硝15g　大黄15g　厚朴12g　枳实15g　栀子12g　淡豆豉35g　藿香15g　佩兰15g　远志12g　石菖蒲6g

水煎日三服，每次冲服磁朱丸一包（常用量）。

9月20日二诊，上方已服六次，神志时昧时清。自述肠鸣而不泻，胸膈灼热而痛。家人曰："此为清醒之时。"再与之言，能正确对答一二语，多则无绪，余证同前。法拟降火逐痰，清热化湿，方与礞石滚痰丸合栀子豉汤加味：

礞石25g　黄芩15g　酒制大黄10g　降香8g　寒水石25g　远志12g　石菖蒲12g　藿香15g　佩兰15g　炒栀子15g　淡豆豉30g　水煎冲服磁朱丸。

9月23日三诊，服上方一剂，神志清楚，能准确回答提问，持久不乱。询得21日夜间，因用力过猛而致前阴出血不止，经就近医院注射脑垂体后叶素一次方止。今量似月汛，脉来弦数。舌苔中心仍厚。家人曰："出血甚多，预后劣否？"余曰："湿热郁遏，误用温补，正愁难解，今因奋力而崩，邪随血泄，因祸得福，何劣之有？"令其守9月20日之方，缓缓服之。

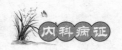

10月6日四诊，除苔白腻而中心厚，食量稍低者外，余无异于常人也。书芳香化湿之加减正气散，调理旬余而康。十年后随访，已婚数年，产二子，皆顺，阖家均健。

明按：

癫狂之证，非独因情志，常与湿热酿痰蒙蔽心窍相互为虐。善治者，常视其孰轻孰重，或先内后外，或先外后内，或内外兼顾，总以勿致留邪为首务。癫证日久，郁而化热，可致狂乱，而狂证日久，正气渐衰，亦可转化为癫，久而成虚，皆可议补。若湿邪犹存，补之则碍邪。此病非虚，误补致狂，势难速已，而奋力致崩，为我所用也。门人问曰："男以气为主，女以血为贵，宜益不宜损，今见其崩，众人皆惧，唯先生以因祸得福议，果如所言，愿闻其由，请详示之。"答曰："人之气血，无论男女皆贵，正常生理，两者均旺，其体自康。而此病经停一月，系气郁所致，本应疏解而愈，医反投温补，使气机愈郁。患者非自觉而奋力致崩，若决江河，陈瘀为之所荡，温补之患，随之而泻，月汛亦因之而畅，代我通经，替我决壅，天赐我也，何乐不为。苟见崩生畏，再投补塞，则一误再误，势将滞为宿疾不起。一崩而当两法，故为我所用也。

癫　狂　（三）

陈某，女，11岁，学生，住三台县新升德光乡6村2队，1979年10月11日初诊。

发病17日，初因发热，头身痛，腹泻，经当地治疗热退泻止，但头痛不休，继则语无伦次，进而狂呼乱叫，躁扰异常，因而进城求治于中西医院，其效不著，更有所进，始来寓就诊。诊得脉濡而缓，食少苔腻，测知头痛。此湿邪蒙蔽心窍所致，法当芳香化湿除烦，方与：

石菖蒲4g　郁金10g　藿香12g　佩兰10g　炒栀子10g　淡豆豉25g　远志10g　枳实10g　槟榔10g　苍术10g　薄荷10g

二剂水煎，每剂分六次，日三服。

10月20日复诊，二剂尽，舌苔全退，动作有条，神志已清，食量复常，但时而心烦，自述额痛。此湿邪已化，法宜祛痰宁心。方与栀子豉汤

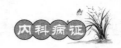

合滚痰丸。

10月22日三诊，昨日看惊险影片，病又反复如初，法拟宁心安神，疏理气机，方与春雷饮加味：

磁石25g 朱砂5g 神曲15g 柴胡10g 泡参15g 炮姜8g 半夏10g 远志15g 石菖蒲3g 甘草3g 龙齿25g

10月24日四诊，惊呼狂叫已停，但喜笑异常，好动，且喜睡眠尚可，脉弦滑，苔薄白而滑，法拟化湿舒肝，宁心除烦，方与四逆散合栀子豉汤加味：

柴胡10g 白芍15g 枳实12g 甘草3g 香附10g 郁金10g 栀子5g 淡豆豉20g 槟榔10g 藿香10g 佩兰15g 水煎冲服磁朱丸（中成药）。

10月26日五诊，时静时烦，静则神清，烦则喃喃自语，舌质淡，中心白腻，脉缓。法拟芳化湿浊，方与：

石菖蒲3g 郁金12g 藿香15g 佩兰10g 炒栀子8g 淡豆豉20g 远志6g 草果10g 槟榔10g 苍术10g 厚朴10g 陈皮10g 甘草3g 水煎服。

另书生铁落饮，嘱继服于后。

11月3日六诊，方已各尽一剂，清若常人，但头痛，心烦，盗汗，倦怠嗜睡，瞑目则见死者。此邪已去而正气虚，法当调气血，书加味逍遥散、天王补心丹二方，嘱交替服之。

11月14日七诊，头痛全解，已神清数日，舌质舌苔如常。饮食亦与常人无异，病已告愈，嘱其服天王补心丹二剂，停药以观后效。

1981年元月21日八诊，加感而头痛、咳嗽，经当地治疗，咳嗽愈而头痛不解，时过二月，久治不愈，家人犹恐年余以前之旧病复发，特驱车前来就诊。余诊得神志清醒，脉舌如常，睡眠亦佳，惟其头痛。乃晓喻其理，令宁神勿惧，拟舒肝宁心法，书加味逍遥散加续断、碎补与之，嘱服三剂而康，自此十年未发。

 明按：

此病之由，非所求不得，乃素蕴里湿，客邪再至，失于疏散，内陷而与湿邪相合，上蔽清窍所致，故首以芳香化湿除烦显效。若调摄有方，10月22日不看电影，庶可痰去心宁而愈。凡治此病，必先宁其心志，勿扰元神，然后以药调之，方可有验。录此以供后学之鉴。

又按：头为诸阳之会，脑海所居之处，凡神志已清而痛仍在者，病未全愈，以心主神志，为五脏六腑之大主。凡心烦不寐者，亦为病根仍在，

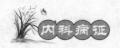
当察其所因而治之，方不至于反复。

赵俊按：

　　癫狂一病，病因复杂，变化多端，此病经我师之手，历时三月有余，经过八诊始愈，可见其难，所遗之方，多是复方，即老师常言："方随病遗，药随证移，多方复用，贵在重组，取他方之君，任组方臣，取彼方之臣，作我方之佐，不可兼收并蓄。"

　　学生今仅就所掌握的来说不过一二，如达原饮合小陷汤胸汤加藿香、佩兰，甘露消毒丹加郁金，五加减正气散随证选药等芳香化湿之法治疗此类病证五例，病机相符者其效皆佳。在老师面前，我深感"仰之弥高，钻之弥坚"，要想达到老师的境界，那就必须像老师那样弃掉一切不良嗜好，活到老学到老。

癫痫（外伤性）

　　申某，男，48岁，干部，住遂宁市城区，1972年4月26日初诊。

　　证见突然仆倒，瞋目上盼，不省人事，口吐涎沫，四肢抽搐。发病三年，初起数月一发，移时方悟；继则愈发愈频，乃至一二日或三五日不等。间隔日数愈久，则昏仆时刻愈长，反之则短。尤以见闻惊恐必作。发作之前，无所预感；苏醒之后，但觉困乏。观其形体，中等偏薄；询诸既往，素无此恙；追溯家族，概不相关。惟其人勤劳忠诚，佞者为之妒嫉。"文革"期间被人棒击脑后部而始发之也。善者之不幸，人皆侧悯；医者之无治，于心难忍。沉痼之疾犹"魔"，制魔之法即"道"，故道必高于魔也。法取镇心安神，搜风通络。方与：

　　磁石15g　朱砂6g（水飞）　神曲15g　全蝎4g　蜈蚣一条　柴胡10g　黄芩10g　莲须18g　莲米35g　薏苡仁20g　沙苑子10g　谷精草10g

　　三剂水煎，每剂分六次，日三服。

　　6月10日复诊，三剂早已如嘱服毕。已月余未曾复发。此乃法正方的，无须更易。前方去薏苡仁、沙苑子、谷精草，加胆南星7g，瓜蒌仁12g，川黄连4g，红人参7g

　　水煎，服法同前。

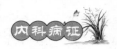

结果，守服六剂而痊。

　明按：

　　癫痫一病，痊愈颇难。初发即治尚可，延之愈久愈痼。然而，天运有风调雨顺之岁，医者有思维敏锐之时；灵感之所至，则豁然开朗，计上心来。所得之验，提而升之，广而益之，复而践之，领之于神，录之于册，再济苍生，则多一克敌制胜之卒，此即组方之由来也。是方由磁朱丸、止痉散、小柴胡三方化裁而成。磁朱小柴胡者，古方也；止痉者今方也；古今合璧，为我所用也。柯韵伯云："朱砂禀南方之赤色，入通于心，能降无根之火而安神明；磁石禀北方之黑色，入通于肾，吸肺金之气而生精，坠上炎之火以定志……神曲推陈致新，上交心神，下达肾志，以生意智"，勿令金石重质蓄之于其内也。取三物治痫之奇长，辅以搜风、通络，镇痉之止痉散，其效更雄；黄芩清上焦之热，借柴胡疏散之力而达之于外，有谷精草助之，兼护其目，寓和解表里之义；莲须、莲米，同系一物之花蕊、果实，均为固肾宁心之圣品，有沙苑子辅而翼之；薏苡仁益脾肺而渗之于下。补不碍邪，泻不损正，分中有合，庞而不杂，故首战而捷也。复诊去薏苡仁、沙苑、谷精，加胆南星、黄连、人参者，既取小陷胸汤之义，又将补气祛痰寓于其中，此乃方内有方，法外有法也。孙思邈"胆欲大而心欲小，智欲圆而行欲方"之训，明谨识之。

百合病（癔症、夜游）

　　魏何氏，女，57岁，农民，住三台县古井乡平桥村，1963年5月8日初诊。

　　何氏之子昌科也。供职金融，廉洁奉公，与明寓一壁之隔，相处尚可。其母突病，家人急奔科所，言母昨晚夜游里许，割麦数亩，劳累至极，酣睡不知人矣。科闻之大惊失色，浼明往视。诊得六脉滑数，舌苔微黄，精神错乱，时而痴呆懒言，时而清醒如常。询其既往，素有痰饮，五日前患轻感未治。八年前丧夫，居孀育子颇艰，长子科供职于外，长女于归他乡，儿媳孙辈同堂，小女及笄，与之同榻。据其所云："昨夜雨后转阴，月色朦胧，母谓'先父窗前呼母一道割麦，同心互励，劳不知倦，及至五更鸡晓，猛省先父

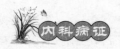

已故多年，疑为魑魅作祟，恫恐而急遁于家，避之于室也。'但闻气喘吁吁之声，惊觉榻中无人，掌灯一观，始知吾母瘫卧榻前，确有累极倒仆之状。举家惶惑，邻媪哗然，众口一词，'鬼使神差'……"综析因果，痰饮，隐忧，旧疾也；新感，时病也；新邪引动隐郁痰火蒙蔽清阳。法取豁痰宁神，交通心肾。方与磁朱丸合栀子豉汤加味：

磁石25g　朱砂6g（水飞）　神曲20g　炒栀子20g　淡豆豉40g　胆南星12g　牡蛎18g　全瓜蒌1个

一剂水煎，分六次，日三服。

5月11日，长子探而复曰："诸证悉退，惟时有心烦，夜卧欠安。"方既对证，嘱将原方再称一剂服之而痊。尔后七年，随访无恙。

 明按：

百合病名，首见于《金匮要略》，后世医家就其病名争论颇多。然则"百脉一宗，悉致其病也……如有神灵者，身形如和，其脉微数"等多种临床表现，却有共识。其主症与今之癔症夜游相似，故明亦用其名也。

崇信神灵，沿习甚久。信而不迷，与人为善，所碍弗大；信之入迷，则惑其意而乱其志。意志既乱，则心神涣焉；神不内守，幻觉丛生，躯体随幻而动，则神游之也。所谓亡人之"魂魄附身"，其人之语言举动，仿之惟妙惟肖。愚者信之深，智者难为谋；倘医者再置若罔闻，或人云亦云，或钦望巫祝，恣其所措，迷信之风泛滥，真理何存。"夜游"，症也，标也，其本在心。壮年丧夫，阴无阳护，则抑郁寡欢；哺育子女，重负在身，则神形俱疲；隐忧而致阴血暗耗，郁火因之而内生；更兼痰饮滞其气，外邪诱之，心神为之躁扰，百脉失调而幻听、幻觉、幻动生焉。磁朱丸、栀豉汤，交通心肾，媾和阴阳，胆星、牡蛎、瓜蒌豁痰潜镇。药少量足，复方弗杂，法明方顺，务求中其病机，是吾之所愿也。

又三十六年之后，邻里赴绵就诊，能忆及当年情景，尚有其人。年过九十高龄，依然健在而心悦诚服。居僻壤之民，听信异端邪说，常以此实例驳正其非，亦医治迷信鬼神之一法也。

 赵俊按：

我身居基层医疗卫生单位，偶遇此疾有二。均素有痰饮，复加外感而致精神恍惚，不识物体，目不识人，且有幻听、幻觉，东奔西走之症状，百思

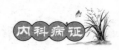

不得其解。今细读我师之《中医临证求索集》，如梦初醒，茅塞顿开。

中　风

吴某，女，68岁，农民，住三台县红星乡1村2队，1977年12月6日初诊。

患者素有勤劳俭朴之德，4日晚上7时许，骤然乏力，手握门坊而缓缓下蹲，当即不省人事，继则神志不清。家人急求某医往诊，问及何证？答曰："风湿。"其子虽不谙医道，但亦识字明理，因之拒服其药。次日黎明乘车直奔梓州，县医院不收，而镇医院又拒之门外，辗转终日。得药盈握，均未轻试，于心不安而改道琴泉（中医校原址）。

吴某，系我校教师，川医某名教授之媳也。授课之暇，与吾同上门诊，诊见此病，深知棘手，婉辞而嘱曰："中医学校，中医当家，我乃西医，无能为力，我领你求老中医去。"遂同来我诊室。愚，时年初晋不惑，吴竟以"老"尊之，敬耶？讥耶？令人可笑。似有自量力不从心之举，亦属可贵。挽共商之。望其面，口眼向左侧㖞斜，唾沫自流，苔白滑，诊其脉，轻按乏力，重按鼓指，触其上下，右侧全无知觉，询其情，仅能吐一二字，且发音謇涩，必赖子译方知。问其血压，吴答"已查"。问及左右差别如何？吴曰："异哉，有书为证，西医只查一侧即可，今之中医有是理乎？"愚曰："书乃人所著，前人未著，今人补之又何尝不可。"吴不服而左右测之。但见左侧110/100mmHg，右侧140/110mmHg，愚借此以问其由，吴不能对……难求同语而已。法拟扶正祛风，方遣小续命汤加减：

桂枝10g　制附片12g（先煎）　川芎10g　麻黄绒6g　泡参35g　白芍15g　杏仁6g　防风15g　防己15g　甘草2g　血木通15g　石南藤30g　骨碎补25g　二剂。

水煎服，每剂分六次，日三服。

12月9日复诊，二剂服毕，神志虽然渐清，但有时清时昧之时，清时能自述其苦，昧时则语欠伦次，且喜语声虽弱，但细而词清，自觉右侧寒冷，扪之左右温差明显，小便黄，三日来大便一次，其色褐，成形，且能食三至四两，苔白厚腻，脉左沉右浮，三五一止，无汗。血压左侧120/80mmHg，右侧130/80 mmHg，此乃药中病机，当乘胜挺进。原方加酒军12g。

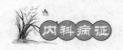

二剂水煎，服法同前。

12月12日三诊，食量增至平素，右手能举能握，弃杖可履十余步，小便如常，大便一日一次，色微褐，苔白腻厚，质偏淡，脉如前，但偶尔神志恍惚，语言欠清。血压128/76 mmHg，左右相同。上方去酒军加远志10g，石菖蒲6g。

二剂水煎，服法同前。

方已书就，嘱已明告，其子出其方曰："此乃六日前自谓无能为力者吴某免费所处之方也。我娘垂危之时，唯恐推之不去，见其病退神速，又唯恐功归他人。左右回避，不能脱身，强求与方然后允去……似此人此方，未必对证？是矣，非矣，请予实告。"视其方乃维生素B_{12} 100mg，每日四次，连续四日，肌注，维生素B_1 20mg，维生素C 0.3g，每日三次，连续四日，口服。答曰："但用无妨。"患者乃用之。

12月16日四诊，神清，苔白滑，质红润，脉同前，已能步行华里。此外证已去，法当改弦易辙，拟补气祛痰法，方与补阳还五汤加味：

黄芪60g　广地龙15g　赤芍10g　归尾20g　川芎10g　红花5g　桃仁6g　血木通15g　石南藤20g　骨碎补25g　白附子8g　丹参25g　远志10g

二剂水煎，服法同前。

12月21日五诊，活动自如，食如常人，脉见偶停，仅口唇微向左侧偏斜，血压160/90 mmHg，左右相同。此乃正气来复，血络初畅，嘱其守服上方，再书牵正散加祛风活络之品与之，嘱其回家调养。

时隔二月，其子来寓谢曰："守服二方各三剂，步步向前，早已康复如初，今停药二月无恙，其效之速人皆赞美，我辈没齿难忘。"又五年，邻居来诊者，皆曰健胜病前矣。

门人问曰："血压左右等与不等，原因何在？对诊断治疗，有何裨益？愿闻其详。"答曰："《素问·阴阳应象大论》云：'左右者阴阳之道路也。'道路无碍则气血流畅无阻，故气平和而左右相等。若某侧有碍，人之气血必强行通过，与碍物相搏故患侧往往高于健侧。譬如园丁浇水，所放之水压低而顺流，捏其一侧水压高喷射数米之外。若初诊即左右相等，乃贼风邪气中之不深，为易治之病；正值治疗过程之中，虽诸症未退，但凡血压左右相等，即可视为气血已畅，不日将见速效矣。非古人未言，乃读书者未察其微奥之旨也。"

又问曰："小续命汤治中风，今人少用，师尊于此案连用六剂而未见伤阴之弊端何故也？"答曰："方书谓为祛风扶正之方，性偏辛温，由麻黄、桂

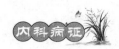

枝二方合并加味而成,凡具六经形证而兼外风者,均可遣以化裁之,庶无闭门逐盗之嫌。此病首服效佳,再复更著,此其一也;终未见燥,此其二也。况热行冷凝之理,人皆知之。经络之疾,焉可例外。"

中风之病,《金匮要略》以其病势分为中络、中经、中腑、中脏;金元时代分为"真中"、"类中";明李士材分闭证、脱证论治;清陈修园承《丹溪手镜》之法用孙真人小续命汤治闭证,并申言:"小续命汤风证之雄师也,依六经见症加减治之,专主驱邪。"本案患者血压奇高,全无"六经见症",用之自非所宜;用之获效,依据何由?

——李孔定评

 应松按:

此案遣用小续命汤治疗似有欠妥之嫌,家父的思路源于祖传,其依据是先治外风(解表)而后和里,其临证要点是"有一分白苔即有一分表证"。中风的各证型均当先治表而后清里则其效更佳,反之则缠绵难解。面瘫、眩晕的治疗也当仿用此法。家父还常常告诫,用药选方"宁可偏温,切莫偏寒",因偏寒则如"闭门逐寇",难免不伤。

口僻(面瘫)

袁某,女,69岁,退休干部,住绵阳市干休所,2005年8月8日初诊。

面瘫五月,其病在左,住一流医院四月罔验而觅至我部浼予诊治。曾患过糖尿病,五年前胆囊切除,继则心烦不寐至今,周时观之,入眠不足三小时。形体单薄,面色萎黄,苔偏少而脉细。原籍湖南,供职于"九院",属坐班人员,与有害作业无关。多病之躯,虚中有实,当先和胃宁心,然后祛风矫正。之所以耗巨资而久疗不愈,非不能也,程序乱也。方与酸枣仁汤合焦三仙加味:

酸枣仁15g 白芍15g 知母20g 甘草3g 茯神15g 川芎10g 夜交藤30g 合欢皮30g 龙骨40g 牡蛎40g 山楂20g 神曲20g 麦芽20g 灵芝15g

二剂水煎,每剂分六次,日三服。嘱静心宁志,食饮清淡,忌生、冷、硬、酸、甜。

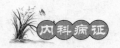

8月12日复诊，中焦和而心安，睡眠得以改善，患者初奠必愈之心。祛风矫正之法，机不可失。方与：

白附子15g（久煎）　羌活15g　白芷10g　天南星8g　石南藤30g　海风藤30g　僵蚕15g　蝉蜕10g　钩藤30g　天麻10g　合欢皮30g　夜交藤30g

二剂水煎，服法同前。

8月19日三诊，面瘫好转过半，当改辙易弦，刚峻之药不宜，活血通络则可也。方与补阳还五汤加味：

黄芪20g　地龙10g　赤芍10g　归尾20g　桃仁20g　血通25g　连翘20g　忍冬藤30g　石南藤30g　海风藤30g　夜交藤30g　合欢皮30g　酸枣仁15g

二剂水煎，服法同前。

他日，荐亲友同偕来寓就诊，滔滔然语人而赞曰："我疾速愈……始料未及。"

时过五月，新春将至，"团拜"于涪江之畔，健步于河堤之上，因于严寒之风而面瘫复作。以其体质健于数月之前，且无心烦不寐之苦，先与千金小续命汤加减，以祛外袭之风寒，继与补阳还五汤加味，以调内在之气血，切盼大年"三十"（仅有六日）病愈，少量频服，如期而瘥。彼同儿孙欢聚一堂，我则其乐无穷。

 明按：

口僻与中风本属一门，其治法大同小异。所不同者，口僻在面部之一侧，而中风则为全身之一侧也。有轻重之分，难易之别：口僻兼高血压者有之，不如中风兼之者众；若血压居高不下，集多种病证于一身者，其体虽盛，病程短暂，病亦不轻，治之甚难；若血压接近正常，不兼或少兼他证者，其体虽衰，病程纵久，病亦不重，治之尤易。本证乃脉络空虚，风邪之所凑，实中有虚，虚中有实，务求补虚勿碍邪，祛邪不伤正。或祛或补，孰先孰后，见机而行，方可事半功倍，方药之准，源于辨证立法之的也。

噎膈（食管炎）

邓某，女，38岁，农民，住北川县邓家乡，1977年2月19日初诊。

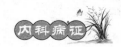

发病一年，初起自觉胃脘嘈杂，时有反酸嗳气，继则时痛时胀，吞咽食物则胸膈滞涩而疼，逐步加重而至哽噎难下。其夫彭某，善于制木革新，曾几次以劳模身份出席北京，人称土专家，颇有名气。所识邻近诸县名医多有尝试，其证不减，甚至水浆不入。闻孔某之妻唐金秀已转危为安，特登毛垭（跋地千米之高）求治。其人个头不高，素善勤劳，形体虽瘦，神气尚可，性格躁急，尚能明理，舌红少苔，不至少津，大便干燥，二三日一行，脉细滑。虽嗳气频作，但有胃有神。前医屡治不验，疑为食管癌，患者窃闻而惶恐顿生，致气郁而水浆不入也。明晓之以理，以松惶恐之弦，拟和胃逐饮法。方与九平汤加减：

酒炒大黄10g　黑白丑牛子各6g　雷丸10g　芜荑10g　槟榔10g　白芍20g　降香8g　小茴香15g　延胡索15g　苍术10g　厚朴10g　陈皮10g　郁金15g

一剂水煎，分六次温服。

2月21日复诊，一服腹中转动，有下移欲便之感；二服便畅，矢气作而嗳气大减；三服解稀便二次，黏涎随之而出，胸腹舒畅；四至六服饮食渐进，如释重负而能愈之心竖焉。此胃中水饮降而出之，中病当止，不可太过，法当疏肝理气，以断横逆犯胃之路。拟丹栀逍遥散加味：

粉丹皮30g　炒栀子10g　当归20g　白芍15g　柴胡10g　甘草3g　白术10g　茯苓15g　薄荷10g　玄参20g　马勃10g　郁金15g　降香8g

一剂水煎，分六次温服。

2月23日三诊，诸证皆退，饮食接近常人，但醋心反酸时有再现。鉴于返校在即，综前法，书二方交替服用：

1. 习明复方黄连汤：川木香10g　吴茱萸4g　川黄连6g　瓜蒌仁10g　薤白10g　雷丸10g　槟榔10g　白芍20g　降香8g　小茴香15g　延胡索15g　水煎分六次温服。

2. 乌梅丸加减：黄柏10g　党参20g　桂枝10g　北细辛3g　川黄连6g　当归20g　川椒1.5g　乌梅10g　绵茵陈15g　降香8g　蚤休15g　郁金15g　水煎分六次温服。

服法：每日服三次，每剂服二日，两方交替服用。即1号尽剂服2号，2号尽剂又服1号，如此循环往复，服至药不减症为止。

4月1日来信告知，已如嘱守服两方各10剂，症状全部消失。书健脾益胃之方以善其后，服数剂而康。

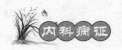

明按：

今之所言胃酸（胆汁）反流性食管炎，颇似古之"胃饮上泛"。治之之法，首当逐饮，以饮去则食管不受其蚀也。然则饮之所生在于脾胃，脾不能为胃行其津液，滞留于胃而为胃中水饮。脾胃又为人体气机之枢纽，枢机不利，则升降失司。故疏理气机之法，又当适时而用。胃以通降为顺，通而不降或降而不通，皆非所宜，故通降之法，必须贯穿始终。乌梅丸本为厥阴而设，厥阴者，乃阴尽阳生之要也，嫌其姜附太热，故去而不用。加茵陈清热利胆，降香、蚤休和降胃气，郁金疏肝解郁，令胆汁行其常道。既助其枢纽之机转，又增强化物之功能，肝胆脾胃皆受其益也。两方交替，各司其职，分中有合，合而不乱；繁而不杂，专而不偏；脏腑安泰，何饮之有？咽为食管而软，下端与胃相连，今人所言之慢性咽炎之治法，亦可仿此。所不同者，逐饮之后而清利咽喉之法，又当间于其间也。此外，禁食生冷燥烈之食，患者必遵。若仅有医者之良苦用心，亦断不可为也。

九平汤乃我祖父毅公所集之复方也。由"九转灵丹"与平胃散合用而成。平胃散乃《太平惠民和剂局方》，燥湿健脾，人所共知，而"九转灵丹"出自《医学集成》卷三（清代刘仕廉纂辑），言"白丑牛、黑丑牛（牵牛子）、槟榔各五两，大黄二两，芜荑、雷丸各一两为末。每服三四钱，木香汤送下。主治诸肿，忌生冷，油荤"。二方合用，最具和胃逐饮之功，且效佳价廉，人们有所不知，而用之者甚妙。方中所加：白芍敛阴缓急，降香、小茴香理气降逆，延胡索、郁金止痛。其中白芍、丑牛用量之轻重，须依据大便干结之程度而定。患者服后，多有大腹走窜之感，随肠道下行，解稀便二三次者，乃胃中水饮下泻之故也，嘱其减量继服。若日泻四次以上者，可暂停，待泻止后再服。反之则加量服之，总以轻泻为度。再就：九转灵丹而言，妙在丑牛，《本草纲目》论之甚详，并言及宗室夫人，外甥柳乔之顽疾，卓有殊功，明深信无疑，数十年之临床验证，确有喜出望外之效。

噎膈（食管癌）

张某，男，48岁，工人，住盐亭县城关，1976年7月17日初诊。

王瑞生，患噎膈，浼余诊治而验。张之胞侄探知，函告于张，遂来诊

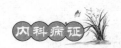

焉。观其 X 线片，食管上段呈瓶颈样，吞咽梗塞，水浆亦然也。余婉言谢之，患者却言"早知先生谦虚谨慎，深藏不露"，浼余赐方济之。屡谢不成，姑书启膈饮与之，明知无济于事，权且使之去也。间二日来寓告曰："服先生之方已去十之二三。"暗思此疾，未能有如此之验，乍言病退，无非是慰医者之心耳，无可置信。仍以善言告其质，请另求高明。患者执意不从，辞无可辞，乃书活血化瘀之剂，以观后效。患者欣然而去。

是日晚间，应学生之邀，登凤凰山答疑，待归校时，见其侄同媳已将患者用架车拉至琴泉山上，头倒置于下。问其故，答以"服药一次，即天旋地转，高山巨石乱坠，似无藏身之地，惟倒头于下，方可避其险"。余曰："药之过也。"侄曰："否！"疑其取药有误，余核其药，全无差谬，以实告之。侄曰："我不识药，但听人言，药师之责，医师担之，可见其德之高也。"反复释之，无可改其见。书以阿托品 0.3mg，鲁米那 0.06g，二时向安。后，余带习外出数月，归来时往其侄处访知，数求不得，不得已而手术，术后月余而终，家人惜其时之不遇也。

此病若续治于余，亦必不起，何其崇余之甚也？铖者无常胜之将，医工无万能之术，辞之而不去，损之而不怨，甚至死而无憾，医之名渺者愈渺，噪者愈噪，然则因之于是也。

咽　　痛

陈某，女，43 岁，住绵阳市涪城区御营三队，2000 年 6 月 26 日初诊。

无意身孕，刮宫以终止妊娠，咽痛久不解，来寓就诊。脉沉，舌质淡，苔薄白，似外寒而无恶寒发热可见，似血虚而面色淡红而润，且出血不多，半月即净，惟二十六天以来，咽痛不休，畏寒而四肢不温。曾输抗生素数日，吃清咽药物，其证有增无减。问及施术时有无外感？答曰："有轻感未曾顾及。"观其咽喉，色淡不红。阳气素虚，寒邪未解，施术受创，再次受凉。法当太阳少阴合治，经方时方合用。方与人参败毒散加味：

泡参 30g　茯苓 15g　甘草 3g　枳壳 10g　桔梗 15g　柴胡 10g　前胡 10g　羌活 10g　独活 10g　川芎 10g　薄荷 10g　干姜 10g　制附片 20g（先煎）

一剂水煎，分六次，日三服。

6 月 28 日复诊，咽痛、畏寒、手足不温等症俱解。新见带黄而稠，腹微

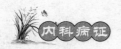

泻，泻前腹痛，乃阴证转阳之佳象也。法当分清别浊，和胃厚肠，遣胃苓汤（《太平惠民和剂局方》）加减：

苍术10g　厚朴10g　陈皮10g　甘草3g　白术10g　泽泻15g　猪苓10g　黄芩10g　黄连10g　小茴15g　千张纸15g　薏苡仁30g　茯苓15g

一剂水煎，服法同前。剂尽而安，饮食调理而痊。

　明按：

今人遇咽痛，首选清咽泻热之药，或自购抗生素类，名曰"消炎"，而不知"炎"有寒热之分。外感风热或肝胃之火上炎而咽痛者，其色必红，但痛而不红者，则为寒性之"炎"也。里有虚寒而咽痛，病在少阴，人参败毒散加姜、附，取麻黄附子细辛汤之意也。常见之证，易记而熟用，不常见之证，往往不易谙而遗漏，载之于兹，以应临证之需也。

神州人口失控，由来已久，数与质孰重？质重也；手术与药物终止妊娠孰重？各有所长，无轻重之分。两者相融，则相得益彰，而门户之见可以休矣。术后属热者多，属寒者偶有所见，一味清热，以寒治寒，是故不愈也。术中感寒（或前后）与产期感寒，如出一辙，且血室空虚而感之尤易也。服温热之方药而腹泻，如冰消潮涨，只可导而不可截，慎勿狐疑而急转，反致慌张矣。

手术治疗，华佗首创，于今普及各科，可钦可佩。然而术后治疗不济，比比皆是，诚可慨也。愚意：不拘何科，施术于何处，兼感则当视其寒热以疏散外邪，慎勿太刚，以其中有虚也，须少少与之，中病即止；未曾兼感，亦当和胃以疏理气机，中焦冲和，则取汁化血有权，筋脉皮肉骨皆受其益，机体整合快而愈更速也；创口愈合之后，或瘢痕不退，或组织粘连，仙方活命饮最善；术后脏腑功能失调，当调则调，当补则补，务以调不动气，以其气有余则为火也；补不滋腻，腻则脾胃壅滞，反碍后天生化之源也。以平为期，过则而为害也。

喉痹

简某，女，24岁，已婚，农民，住三台县菊河3村11队，1979年8月30日初诊。

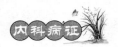

发病月余，初见头痛，身疼，恶寒，上脘疼痛，继则喉头不适，前医有从胆囊炎治者，有从胃痛治者，有从喉炎治者不等。愈治愈重，终至喉头空间缩小，吞咽极难，甚至呼吸受阻。余就餐于小店，店主识之，向余求方，适简夫在侧，闻之，乞求予诊。不一刻，其夫负简至店，诊得脉迟而紧，下肢拘挛，步履如废，舌质淡，苔薄白。病虽月余，表症仍在，法拟温经散寒，方与小续命汤加味：

麻黄根10g　制附片8g（先煎）　川芎8g　桂枝10g　泡参20g　白芍15g　杏仁8g　防风15g　防己15g　甘草3g　血木通15g　石南藤20g　骨碎补25g

水煎日三服。

8月31日二诊，简与其夫询至我校，欣然而告曰："服药一次，顿觉全身舒适，再服再舒，如渴索饮，故昼夜未停，昨日之方，今已服尽，呼吸无碍，吞咽无阻，步履如常矣。"余细查之，果如所言。再观其步行两公里而无所苦，始知其所言不谬也。此乃久服寒凉，阳气郁而不伸，故筋挛而喉痹，今与温散，有如离照当空，冰消云散也。诊得脉缓而紧，苔见厚腻，乃寒邪未尽，湿邪外露之象，嘱前方再服一剂，然后服用达原饮合小陷胸汤加味：

草果仁6g　槟榔10g　知母6g　厚朴10g　甘草3g　白芍15g　黄芩10g　半夏10g　萎仁10g　黄连6g　藿香15g　佩兰15g

9月4日三诊，各症俱除，唯上脘疼痛彻背，隐隐然，时欲呕，终日无休，脉见和缓，舌质淡，苔薄白。此湿邪已化，胃气未和之故，法当和胃降逆，方与九平汤（白氏秘方，参见噎膈案）加北辛与之。

9月7日四诊，仅上脘及右肋下微感不适，舌脉如前，守方再进。另书柴平汤以善其后。一年以后，简之同乡来寓就诊者告曰："简已痊愈无恙，近产男婴，母子均健。"

　明按：

外寇初入其境，当驱之而去。当驱而不驱，失其机也，驱而不当，失其利也。故扰我民，民有何咎，责民之非，助敌之猖，有是理乎！纵观此病之误，乃时医置《伤寒论》之准绳而不顾，奉世俗之偏见而自诩，不明四时六气之征，盲崇百病俱"炎"之说，不查表里寒热之异，概投寒凉遏邪之品，不是美其名曰"消炎"，则云"抗毒"，舍其长而就其短，不知从何而来，由何而去。先开门揖盗，继又闭门逐贼，误不觉悟，何其多也。语云："先礼而后兵，先表而后里。"凡夫俗子皆知，岂业医者竟未闻耶！

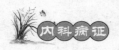
先贤云："不读《伤寒》，不可言医。"诚如是也。

梅核气（慢性咽炎）

黄某，女，41岁，已婚，农民，住三台县飞马乡2村3队，1979年9月2日初诊。

半年以来，自觉喉有异物，咽之不下，吐之不出，经食管吞钡检查，未见异常，服用多种方药罔验。询之既往，嗳气反酸已三年矣。苔薄白，近于常人，脉细而和缓。细阅病史，所用之方亦当，而久治未验，其理为何？因思胃酸上逆所致，拟逐饮和胃，方与九平汤：

酒制大黄10g　丑牛15g　雷丸10g　芜荑10g　槟榔10g　白芍15g　降香6g　苍术10g　厚朴10g　陈皮10g　射干10g　小茴15g

嘱其水煎连服四剂。

9月19日二诊，自述四剂服毕，异物感已减轻过半，查视咽喉，为痰涎细丝所布，乳突增生。当从痰湿郁结为治。方拟达原饮合小陷胸汤加味：

降香6g　藿香15g　佩兰15g　黄连8g　半夏10g　瓜蒌仁10g　郁金15g　草果仁6g　槟榔10g　知母10g　厚朴10g　白芍15g　黄芩10g　甘草3g　水煎服。

嘱其与初诊之方交替使用，取其兼顾之意也。

10月4日三诊，嗳气，反酸已除，喉头更为通畅，吐痰利爽，但喉头仍有不适，此乃水饮已涤，胃气已和，有形之痰已蠲，无形之痰未尽，法拟清热败毒，软坚豁痰，书二方交替煎服。

其一：仙方活命饮。

其二：海藻25g　甘草10g　昆布20g　浙贝母6g　半夏10g　陈皮10g　胆南星6g　蒌仁10g　郁金15g　丹参25g　射干6g

尔后，调理月余向安。

 明按：

古人对此多从气滞论，首选七气汤治之。证之临床收效甚微；非方无真，乃古今之病有异也。其喉不适，吞咽困难等症，颇似今之食管癌初起。患者多有疑虑，常忧郁难解。医者当调情志以畅气机。罹此疾而先有嗳气

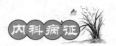

反酸者，十居六七，以咽与胃相接，胃酸上逆，咽受其蚀，兼之气郁，则湿聚成痰，初则咽喉不利，久则与血相结而乳突变粗，故豁痰、逐饮和胃之余，尚须活血化瘀。善后调理，当健其脾。

吐血便血

陈某，男，56岁，住三台县新建乡五村小沟塆，1964年2月13日初诊。

大腹剧痛，吐血便血，色黑如漆，一日二至三次，痛后即吐即便。饥不能食，食则必痛，食物必随血而吐。发病五月，最初症见嘈杂、反酸，继则腹隐痛，逐日递增。曾经某大医院查为胃和十二指肠溃疡，近因气逆而剧痛出血。日前，某西医曾施以肾脂肪囊封闭，不足半日，大痛又作，乃断言"朝不保夕"矣！大年初一，浼明诊之。其人面色无华，委靡不堪，舌质淡白，舌苔微黄而浊，脉沉细而弦。此乃热郁阳明而胃络受伤所致，法当清胃泄热，解毒止血。方与习明清胃汤：

生地黄25g 子黄芩15g 川黄连6g 全当归12g 生白芍25g 生甘草3g 龙胆草10g 茜草根10g 小蓟10g 藕节20g 侧柏叶10g 血余炭10g 炒栀子15g 淡豆豉15g

一剂水煎，少量频服。

2月15日复诊，腹痛消失，吐止便清，舌如故，但有泽润之象，能少量进粥，但脉仍有躁象。此乃药中病机，无须改弦易辙，嘱将原方续服一剂，服法如前。

2月17日三诊，诸证渐退，食量递增，六脉平和。虑其清泄太过，易以淡甘益胃之法，方用四君子汤加玄参、沙参、怀山、扁豆、石斛、玉竹等味，水煎日三服。

2月19日四诊，一服尚可，四服之后，时腹自痛，欲吐不吐。此补益过早所致，乃返回前方，撤去小蓟、茜草、藕节、血余炭，守服三剂。

旬日之后，偕同家人来寓告曰："三剂服毕，已与五月之前无异也……"停药之愿，正合吾意，乃嘱其调之以饮食而收功。

1965年2月，自觉脘腹时有隐痛，犹恐旧疾复发，坚信一年前之首方……询其可服之乎？明允之服，果安。

2002年邻人王某，系当年为陈赶制棺材之木工也。其病与陈相近，花巨

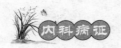

资住院无验而忆及于明，其妻于胞弟处探知绵阳住所，直奔医庐而求当年之方。明诊之果符，数剂而康。王言及当年情景，如数家珍，喟然叹曰："陈某之病，某医断言'朝不保夕'，经先生治愈，今已九十四岁，依然健在，可见良医回春之妙矣。"

 明按：

　　此病之重，无人不道其险；显效之捷，人皆传之为奇。明扪心自问，阅历不深，非卓识使然，乃融汇多家学说而偶悟之也。然而，此一方奏效，一时难以诚服，故录之于案以求慢嚼细咽。又数十年之验证，皆有喜出望外之效。不断升华，乃定型为：生地、黄芩、黄连、当归、白芍、甘草、贯众炭、大蓟、小蓟、侧柏叶、白茅根、藕节、茜草、血余炭十四味组成，暂名加减清胃散（汤），因其用于胃底静脉曲张、门脉高压等上消化道出血，均有良效（多在二十四小时之内，大便转黄），故门人以"习明清胃散（汤）"称之，行家谓为甚善。方名既出，当有方义，立意初衷，以四物汤为君，恐川芎辛温抗凝而动血，故以甘草易之，贯众炭、大小蓟、侧柏叶为臣，以芩连、藕节、茜草、血余炭为佐，以白茅根为使。认知至此，尚不敢自信，姑存疑俟时，以请益高见，迨八年之后，赴蓉"取经"，再次谒见恩师，师曰："药虽庞杂，清顺亦佳，立意甚善。可谓威而不猛，凉而不凝，补而不滞。有所长进，切勿沾沾自喜，满招损谦受益也。"明谢曰："师尊谆谆教诲，徒儿永铭在心。"实录于此，愿与来者共勉之也。

　　大凡出血，不外血不循经所致。血离经而即出者，其色必鲜；离经过时而出者，其色必黑。皆当止血归经，勿使滞于经之外也。

咯　　血

　　刘某，男，28岁，未婚，住三台县新建乡五村小沟湾，1963年10月7日初诊。

　　家境贫寒，其父早亡，母子相依为命，突发咯血，卧床不起。其母浼明出诊，越高山，抵茅屋，启柴扉，血腥之气扑鼻，榻前血迹，盈碗有余。其人个头不高，体单力薄，幼年多病，两耳欠聪，为人忠实，劳不厌倦，易感外邪，感则必咳。此次亦因外感，数日前痰中带血，前医与以凉血止血，未

84

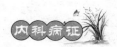

曾断红，今黎明时分，骤然大出不止。舌质淡，苔薄白，脉细数，饮食尚可，二便如常。此乃痰热内蕴，咳伤肺络，法当清肃肺气，引血归经。方与：

紫菀15g　花乳石15g　贯众炭15g　知母15g　黄芩10g　甘草2g　瓜蒌仁10g　桔梗10g　象贝母10g　白芍10g　茯苓10g　阿胶10g　藕节40g　鲜杨柳枝（细如笔管者长30cm）2枝

一剂水煎，分六次，日三服。

10月10日，其母来寓告曰："一服血量减，三服则血止，今已尽剂，可否再服一剂？"明曰："可。"肺气初见清肃，既损之脉络修复欠牢，药远戕伐之品，方无偏颇之嫌，理应加服一剂，何须掉头换面而白费诊资。

又数日，患者同母一道来寓复诊，已断红数日，咳嗽亦宁，但头空而昏，能食而乏力。此后天生化欠佳，吸收功能有限。法宜补土生金以善其后。乃书参苓白术散（汤）去砂仁加麦芽与之，三剂而康。

　明按：

咯血又名嗽血、咳血，方书论之详矣。循法遣方，多收效甚微，且多经久难愈。历十年之探索，犀角地黄汤断红为佳。然而，清热凉血之法，只适宜热盛迫血之证，余皆非所宜也。月前姑丈突发咯血盈盂，来电告急，奈何路遥不能立刻即至，暂服药工所草之方，即本案之首方也。及明至，咯血已止，出示其方，视似平淡，嘱止服而另拟我所欲者，中西药并进然后去。间一日，又咯血如故，亦勉以药工之方服之，咯血又止。如是往复有三，令人深思。乃溯其方之由来，始知秘此方者，乃张叟兴祥也。其人识药广而知医不多，诚朴而有谋略，常为他人取此方多年，辗转流传，凡咯血者皆验。张遂抄而秘之，济人无数。明细揣度，姑丈病愈，功在张叟，因而录之以待验证。首验如此，续验多例亦如此，门人亦屡试屡验，乃深信不疑。命名为"群英汤"，意在平民之中亦有英俊者也。

方中紫菀、蒌仁、贝母、茯苓、甘草、桔梗肃肺豁痰为君；花乳石、贯众炭、藕节凉血止血为臣；知母、黄芩、白芍清肺和阴为佐；阿胶护脉固裂，杨柳枝解毒消肿，引血归经为使。组方严谨，布局缜密，故咯血、或纯血、或痰中带血，或今之支气管扩张，肺结核咯血皆有良效。以病本在肺，肺失清肃则咯咳作而脉络不宁，气不畅而血之运行失利，脉络瘀而血外溢也。先贤有"气为血帅"之喻，多指不足而言，亦即"补气摄血"之意。咯血多虚实夹杂，只可清肃肺气而不宜于补也。若血来盈口，水牛

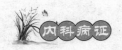

角、茜草根、血余炭亦可加入，胸痛有瘀者，可加三七，血热者加丹皮，贵在灵活。方中杨柳枝不可小视，既可清热解毒消肿引血归经，又可止咳化痰平喘。再生之力极强，初春插之于地即活，其纤维柔韧，通络而不燥，护脉而不凝，乃咯血之圣药也。

鼻渊（慢性鼻炎、副鼻窦炎）

王某，男，7岁，住绵阳市金字小区，2000年6月26日初诊。

长期食少，身高体重滞后，五官科查证为慢性鼻炎，久治无验，已延四年。热心者推荐单方、专方不少，广告所云……特、新成药，市售者，均一一尝试。稠涕腥臭，四季无休，兼感则鼻塞甚而清稠相兼。故医者有云"过敏性"、"萎缩性"不等，众说纷纭，家人揪心。及至其就诊于明，"但求能食即可"。明曰："善！先天虽足，后天不济，水谷精微乏其化生之物，故不足以养营卫之气以熏肤充其身也。"拟芳化以健运中焦，启厥阴之气以调理肝肾，以一加减正气散（《温病条辨》）加味与之：

藿香15g　厚朴10g　茯苓15g　陈皮10g　神曲20g　麦芽20g　杏仁10g　腹皮10g　茵陈15g　荔枝核30g　橘核20g　水蛭8g

二剂水煎，每剂分六次，日三服。嘱忌生、冷、零食。

尽二剂，食量递增，诸证悉退，自主将原方服至六剂而痊。家人喜出望外，出于好奇，珍藏其方，求诸医叟而不解其意，又执方复来探秘……谓为神奇。明曰："此非常法所致，乃偶然之所凑也。一加正气散，本有芳化中焦以运脾胃之功，加荔枝、橘核以枢启肝肾之机，乃脾胃肝肾合治之法，上病取中下，非我独创，古已有之。再加水蛭以通水道，且具扩张毛细血管以抗凝血之功，顽疾速愈，何奇之有！"

 明按：

于今鼻渊，最为常见，童年居多，青中年亦复不少。所以然者，治不及时或治法不当而致之也。暴病初起，当辨寒热，外邪侵袭表卫者居多，即今之所言"上呼吸道感染"之一症也，治之尤易。属寒者，以苍耳散（《济生方》）加细辛、藁本、羌、防之属；属热者加芦根、葛根、银、翘、蓝根之类。邪不至深入于内，则无后患之虞。若延之日久，外邪化热，或

86

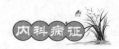

里湿为合，湿热交织，其涕如脓，鼻孔不畅，肺窍为之壅塞，口代鼻息而招外邪，外邪入侵而致鼻更塞。解毒排脓，势在必需，经数十年之验证，仙方活命饮（《外科发挥》）疗效特优。若胆热上薰，可与龙胆泻肝汤加解毒排脓之品。邪已去而卫不固者，玉屏风散亦可穿插其间。视其脏腑之虚而补，以善其后，亦当补而不滞，和而不同。总之，常法无验，则当登高远眺，更上一楼，则庶几乎矣。

鼻 衄

王某，男，18岁，住射洪县柳树镇，1991年5月18日初诊。

患者自幼鼻衄，发于春夏两季居多，最初年发三五次，服药即止。14岁时，则常发常治，常治常发，乃至三五日一发，量多难止。明路过其地，施以龙胆泻肝汤加银花、连翘、花乳石等味，嘱守服四剂，以观后效。尔后四年未发。今春再发，屡治无验，原方早已丢失，只得乘车来绵。明视之，面容憔悴，肤色苍老，舌质红，苔薄微黄，脉弦数，口苦咽干，鼻燥，小溲时黄时清，大便时溏时硬，心悸而烦，梦多而惊险。此乃肝火内动，法当清肝泻火，凉血止血。方与龙胆泻肝汤加味：

龙胆草15g　木通15g　泽泻15g　银柴胡15g　车前子15g　车前草20g　生地25g　甘草3g　当归20g　炒栀子10g　黄芩15g　茜草根30g　血余炭10g　白茅根60g

四剂水煎服，每剂分六次，日三服。忌食辛燥之品。

6月3日复诊，已数日未见鼻衄，但鼻孔干燥，偶有涕中兼夹血丝，大便但硬不溏。今血止燥存，乃阴液亏虚所致，法当养阴润燥，以防血络燥裂而致鼻衄。方与甘露饮加味：

1. 天冬20g　麦冬15g　沙参20g　玉竹15g　生地25g　熟地20g　黄芩10g　石斛20g　茵陈15g　枇杷叶15g　甘草2g　枳壳10g　白茅根60g　竹茹10g

四剂水煎服，每剂分六次，日三服。

2. 首方去血余炭，加水牛角20g、丹皮30g，服法同前。仅作备用，如再有鼻衄则服，否则不服。

又十日三诊，燥症全解，肤色亦转红润，鼻衄去而不返，备用之方存而未服。家人深恐再发，特来绵请与"加固"。乃书六味地黄汤加沙参、玉竹、

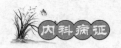

当归、黄芪、百合等以善其后。

时过数日，绵阳市检察院一孪生姐妹，年方12岁。其姐突发鼻衄，急诊于某大医院，注射止血剂，内服止血药不验，以油纱条塞鼻，又血从口出不休，乃以输血维持。不得已而求助中医，明以上述之法施治，鼻衄即解。不数日其妹亦发鼻衄，家人直奔门诊浼明，如前法单用中药，免耗巨资，鼻衄速解。旬日之内，次第有三，皆获捷效，门人记之，请与载案，明乃允之。

明按：

鼻衄一证，有虚有实，有轻有重。偶感风寒而衄者，俗名红汗，邪随衄而泄，即仲景所言"自衄者愈"；阳盛之躯，本不耐辛燥之食，偶有过食而衄，亦属"自愈"之例，为衄之轻者。热盛迫血妄行，衄来如注；或素嗜辛辣燥烈之品，蓄热化火如焚，为衄之重者。或轻或重，大凡属实者易治，虚者补养虽缓，亦不甚难。惟虚实相兼，久治不愈，累月积年者则为棘手之证矣。医者只宜智取，不宜强攻。凉血止血须分清肺热、胃热与肝火孰重；滋阴降火必紧随于后。譬如大军所至，军火粮草必济，歼敌之后，及早安民，民富则国强也。

鼻衄之用龙胆泻肝汤，只宜银柴胡，忌用北柴胡。以银柴胡善于清热凉血，退热而苦泄，理阴而不升腾，非北柴胡之发泄者所可同日而语也。凡肝胆热盛之证，北柴胡有劫阴之嫌，致鼻衄之弊端，岂可以致衄之品而疗衄血之证乎？抱薪救火，岂其治哉！验证之例，不胜枚举，诚之再诚，以防误矣。

应松按：

肺开窍于鼻，燥邪最易伤肺。顽固性鼻衄而兼口鼻干燥者，勿忘以清燥救肺汤一试！

齿　衄

朱某，男，50岁，住绵阳市高新区古泉村，2004年4月26日初诊。

口气腥秽，历时年余。初为自身感觉，继则秽及他人，一米之内，令人难忍。有云肺损，胸片如常，或谓内热，泻下依旧，渐次递增而午后唾中夹

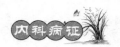

红。明诊之，两关弦数，苔薄滑微黄，视其唾，口口皆红，色不深而混于其中。小溲时黄时清，大便偏燥而硬。胃镜发现"浅表性胃炎"、"十二指肠球部水肿"。近年以来，时而脘胀，时而易饥。一贯勤劳，饥饱不一，其证属实中有虚。唾中之红，标也，肝胃不调，本也，法当先治其标。方与：

生地25g　黄芩15g　黄连8g　当归25g　白芍20g　甘草3g　贯众炭15g　大蓟20g　小蓟20g　侧柏叶20g　白茅根60g　茜草根30g　血余炭10g　藕节30g

二剂水煎，每剂分六次，日三服。

5月1日复诊，唾中红断，腥臭大减。昨日兼感，今又头昏鼻塞，微咳吐痰。乃肝火重而外邪轻，法当清泄肝火，兼顾疏邪可也。方与龙胆泻肝汤加味：

龙胆草15g　银柴胡15g　木通15g　泽泻15g　车前子15g　车前草25g　生地25g　甘草3g　当归20g　炒栀子10g　黄芩10g　茜草根30g　苍耳10g　蔓荆子10g　杏仁10g

二剂水煎，服法同前。嘱忌辛辣炙煿，勿操劳过度，进餐有时。

5月6日三诊，诸症悉退，几近常人。乃重申前嘱，书归脾汤之属三剂而痊。

　明按：

衄血有齿衄、耳衄、目衄、鼻衄、舌衄、肌衄之分，此为其中之一。其病机为"阳络伤则血外溢，血外溢则衄血（《灵枢·百病始生》）。其病在胃与肾，其证为火与虚也。此为胃火上炎，肝气横逆，故先清泄胃火，再行疏肝清泄之法。以其实中有虚，故以益脾肾之属以善其后矣。劳倦者，多实中有虚；闲逸者，则实多而虚少。无里结而施泻下，固可获一时之快，而不知阴津受损，反致阳亢，气分无形之热愈炽也。一再"抗生素消炎"，多有伤胃之嫌，动辄"凝血止血"，热不外泄，多有后患之虞，毫厘之差，失之甚远，一念之误，咎在眼前，故医者之心，只可细而不可粗也。

鼓胀（心包积液）

张某，女，12岁，学生，住三台县禾嘉乡5村2队，1980年5月29日初诊。

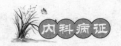

　　腹胀四月余，加重二月。患儿于四月前患麻疹后，咳嗽，腹胀，食少，乏力，经当地治疗未见好转。现神差、气促、心率快，左侧扁桃体肿，呼吸音下降，腹部膨隆，腹水征（+++），腹部静脉明显，肝在剑突下5cm，质硬，脾未扪及，下肢不肿，心界扩大，有脐脉。X线透视：心脏向两侧均匀扩大，呈烧饼状，上腔静脉增宽，心搏动减弱，左胸外侧可见一带状致密阴影。意见为：心包炎；心肌炎；左胸膜增厚。心电图示：窦性心动过速，电轴不偏，逆钟转，低电压。超声波提示：心包积液；腹水。某县医院于5月7日收入住院二十二天，因病家无力支付医疗费而出院。

　　诊得面色㿠白，神倦乏力，六脉沉细，舌质淡，苔白厚，余证同上。询知住入医院三日，即腹水全消，又三日则反复如初。22日之内，已反复有三。三日前腹水全消，今又腹大如鼓，心跳心累，此乃心虚及脾，宜心脾兼顾，法拟健脾行水，宁心通络，方与五皮饮加味：

　　陈皮10g　茯苓皮15g　桑白皮15g　大腹皮15g　五加皮15g　冬瓜皮30g　生姜皮10g　前仁15g　牛膝12g　薏苡仁20g　远志6g　血木通12g　石南藤20g

　　水煎服。嘱西药全停，腹水减半之时，此方亦停。

　　6月19日复诊，已服上药四剂，腹水减半，仍咳嗽气短，心跳心累，腹微痛，行路极艰，勉行二里则脚肿。苔白少津；脉细数。腹水既已减半，则当改弦易辙，法拟宁心通脉，益气养血，方与：

　　桂心8g　炭姜8g　炙甘草8g　大枣15g　生地15g　泡参20g　麦冬15g　黑芝麻15g　血木通10g　石南藤15g　海风藤20g　远志8g　骨碎补20g　丹参20g

　　水煎服。另书一方，以肃肺化痰，通调水道。方与习明温化宣肺汤加味：

　　苏子10g　莱菔子12g　紫菀15g　桑白皮15g　旋覆花10g　化红皮10g　浙贝母5g　桔梗10g　枇杷叶15g　射干10g　车前仁10g

　　水煎服，嘱与上方交替。

　　7月11日三诊，上二方已各服四剂，心跳心累，咳嗽气短等证已去其八九，腹水仅存十之一二，舌红苔薄脉细数，能步行十余里无恙。此乃肺已肃降，6月19日之第二方当去；保留第一方，以甘枸杞易骨碎补，加车前仁、牛膝以导未尽之水；水煎日二服。

　　7月22日四诊，动则心跳心累，不动尚可，腹水全消，肝大如前，质仍

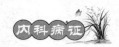

硬。书加减复脉汤与之。

8月2日五诊，诸证均减，守方再进。后调理心脾，二月而康，随访八年无恙。

　明按：

心包炎、心肌炎而致肝硬化腹水者，临床偶有所见，西医多以消炎抗感染、利尿等法对症治疗；国医切勿为"炎"所囿，当以心、脾、肺为辨证重点，遵古而不泥其古，师法而不泥其方，急则治其标，缓则治其本，或标本兼顾，或交替其方，总不离乎法源于证。炙甘草汤，乃仲景用以治疗"脉结代，心动悸"之专方也。温病学家认为系补益心阳之方，实则心阴心阳皆补。方中阳药阴药皆备，权在处方者之灵而巧之。阳虚者阳药宜重，阴虚者阴药宜增，或用量之增损，或药味之化裁，总以证之变化为据。首遣五皮饮加味，乃腹水盛而借以利水之用，系权宜之计，非为其本也。复诊组肃肺化痰之方，亦为肃肺调水而设，意在使气机通畅，勿碍水归其壑也。心脾肺俱健，则肝大而硬亦可随之而消，以心病之所致也。神而明之，谋事在人。门人问曰："五皮、炙甘二方，均加前仁、牛膝何也？"答曰："取济生肾气丸之义，亦即师其法而不泥其方也。"

鼓胀（风湿性心脏病）

李某，女，43岁，已婚，农民，住三台县乐安乡7村6队，1979年7月11日初诊。

日中已过，各科室均闭门就餐而去矣。见一妪委靡不堪，蹲于诊室之外。问其何苦？答曰："心跳心累十余年，加重三年，腹大如八月之孕二年，诸医皆曰：'风心病晚期，无可救药也。'近闻老师善治顽疾，特来此等候。因睹候诊者若市，恐难尽述病由，故延时至此也。"予诊得颜面虽苍，略兼黄润之色；形体虽弱，而禀赋尚可，胃气犹存；腹大如鼓，皮肤尚有光泽；脉虽结代，尚能缓步而行数里之遥。似可遣方一试。但查阅病史，"双氢克尿噻"已连续服用两年，近期已注射"速尿"多次，均初用尿多，次日腹水即消，继则无效反剧，今已诸药不验，基于此而遣方，得勿殆乎？在此拒之，于心不忍，治之难以求生之际，深知为医之不易也。不得已而冀挽

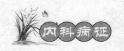

万一，姑书三方：

1. 人参20g　炙甘草10g　大枣15g　桂心6g　炮姜8g　黑芝麻20g　麦冬15g　生地20g　丹参25g　血木通15g　石南藤20g　海风藤20g　骨碎补25g　水煎服。

2. 大戟6g　芫花6g　甘遂6g　大枣60g　怀山药30g　丹参30g　水煎服。

3. 人参10g　茯苓10g　白术10g　扁豆25g　陈皮10g　怀山药25g　莲米30g　芡实20g　薏苡仁30g　车前仁10g　怀牛膝15g　麦芽20g　郁金15g　水煎服。嘱其西药全停，先服一方，次服二方，两方交替服用。腹水消去三成，二方立止后服，即以三方代之。

9月30日复诊，患者来寓而告曰："遵老师之嘱，第二方仅服一剂，则水消近半，即以第三方代之，一三两方交替，各服三剂，腹水全消，人皆庆幸其能复生矣。近因现金被盗而生气，腹水又作，故来求治。"观其容，神色俱佳，触其腹，其水甚寡，脉依然结代，但歇至推迟，舌质红润，苔如常人。虽因气郁而有所反复，尚不至于前势之笃。综析前后，颇有生机。仍书二方：

1. 柴胡10g　白芍15g　枳实12g　甘草2g　丹参25g　郁金15g　川楝子10g　白芥子10g　薏苡仁20g　车前仁10g　川牛膝15g　地骨皮15g

2. 肉桂6g　制附片10g（先煎）　山茱萸10g　怀山药20g　白茯苓10g　粉丹皮15g　生地黄20g　车前仁10g　牛膝15g　丹参25g　郁金15g　地骨皮15g

嘱其一方，无须久服，但气舒即停。二方可服数剂，与初诊第一方交替，并晓之以理，舒其情志，慎养其身。

10月19日三诊。因令嫒失踪而动情志，腹水又见抬头。乃书五皮饮加山药、丹参、郁金、车前仁、牛膝等味，并再以婉言以慰其心，嘱切勿动气。

1980年元月9日四诊，因于感冒牙痛而来，书"骨余胃络汤"与之而安。自此以后，每半年或一年前来就诊一次，或因外感风寒，或因脾胃失调，依法调理而康。查之旧疾，脾大全消，肝虽可触及2.5cm，其质已软。随访十年，未见恶化。

明按：

风寒湿三气闭阻经络之痹，痹闭日久，内涉于心，即今所言风心病

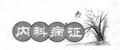

也，古今异名，其理则一。心脏为五脏六腑之主，心有病可涉及任何一脏，但尤以涉肝为易。以心主血，肝藏血，亦古人所谓子病及母也。心有血管直通于肝，故心之血脉失畅，则肝血瘀滞而肿。就其治法，须二脏兼顾。腹水上升之际，脾肾又当为先，以脾主运化，肾司开合，二脏俱辖水也。五志五伤，尤以怒气伤肝为常见，善治心肝者，必善于疏理情志，惟方药独尊，终难取胜。

鼓胀（肝硬化腹水一）

刘某，男，19岁，住三台乐嘉乡9村3队，1975年12月27日初诊。

患者乃吾表弟。一年前曾患黄疸，近三月以来久居潮湿之地，先觉困倦乏力，脘胀食少，初不介意，渐至腰粗，带不足束，始疑而求医，当地名贤辈出，遍诊而未验，因之往某大医院诊之，得知肝硬化腹水，人皆以为不活，举家失望而浼于予。诊得六脉平和，腹大如六月之孕。面色虽萎黄，其神尚充，能缓步而行十里之遥，舌质红润，苔薄白而清秀，胃气尚佳，金云不治，未可确也。邀上讲台，让众门人一观。方与：

1. 茯苓60g 猪苓12g 白术12g 泽泻20g 官桂3g 茵陈10g 厚朴10g 陈皮10g 郁金12g 大青叶30g 板蓝根30g 香附子10g 水煎服。

2. 陈皮10g 大腹皮10g 茯苓皮20g 桑白皮12g 五加皮15g 冬瓜皮30g 生姜皮15g 怀山药25g 薏苡仁25g 车前仁10g 川牛膝10g 坤草20g 水煎服。

嘱1、2方交替服。

患者归家，亲友见其检查结果为"肝硬化腹水"，遍询名噪乡里之医，皆答以"无药可救"。遂举室吓然，不三日，又随父再来琴泉。晓之以理，叮嘱归家守服其方，一月以后复诊。

复诊，1976年元月27日，一方已服四剂，二方已服六剂，三方已服毕，腹水全消，诸证均随之而解，唯肝在剑突下3.5cm，肋下2cm，质中硬。法当软肝益脾，书参苓白术散加味早晚服。

三诊，3月8日，观其颜已俨然一健康人矣。询其所苦，已较未病之前无异，超声波检查已属正常，再上讲台，与前次面貌全非，众门人已不相识矣。嘱停药二月，以观后效。5月来函告知，已参与农业劳动，壮健胜昔。

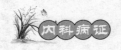

 明按：

　　肝硬化实为难治，然亦非不治之证也。吾母年方四八即罹此病而西归，自习明业医之日，即怀攻克此病之志，潜心力求古圣之训，博采时贤十年，始得眉目，又十年方升堂入室，岂无难乎？截今获痊者不下万例。故不治之说，吾不从也。张某乃吾乡罗某之妻，亦在此前后，上讲台甘作示教之用。百余学生皆共睹治疗始终，孰可非之。但时隔不久，西医黄某上此课，对肝之生理病理讲得头头是道，津津有味，言及治疗，断言无药可施，"若能治愈，譬如顽硬之石能煮而软之也。"俗云"耳听为虚，眼见是实"，学生依然对我中医信服无疑，且以实例为证而否黄之说。黄之爱生赵某私下问余："顽石能煮而软之耶？"余曰："摄氏百度，无可为也；试观炼铁必投卵石于其中，石岂未软耶。"赵某将此言转告于黄，黄怒曰："凡是中医都不科学，只能靠三根指头打天下，靠吹牛度日。"自此以后，"中医三根指头打天下"已成为攻击我中医之口头禅矣。因思"事实胜于雄辩"，乃将秘方命名为胜辩散（十年之后始更名亚雄）。医乃济事之道，仁人之术，起人沉疴，我之愿也，遭人诽谤，何足虑哉。诗云："知我者谓我心忧，不知我者谓我何求"，其斯之谓耶？今录之以待后贤明鉴。

鼓胀（肝硬化腹水二）

　　曾某，女，33岁，已婚，农民，1979年7月21日初诊。

　　腹胀腰痛，小便黄少，患肝硬化腹水九年，复发加重一月。九年来，多方求治，时轻时重，反复无常。近三月腹水有增无减，多次往返于大小医院，均以"不治之症"为由而拒之门外。求治于名流，亦以"生不逾月，准备后事"为终告。7月20日宿于三台县"健康旅馆"，闻知戴某狂乱异常，诸医束手，求治于明，翌日对时获效。怀姑且一试之心而乞诊于余。诊得面色萎黄，六脉沉涩，舌红苔薄少，肢体消削，惟腹大如鼓，静脉显露，饥欲食而不敢食，食则腹胀频呕，小便黄少，欲解而不得，神倦欲寐，卧则碍息，汛停六个月未至。细询其由，乃知患者九年前，初产未久，因先夫病故而忧郁成疾；再婚于森林工人，继顺产二胎，均系女性而继夫不悦，哺育之费极少，后渐至无。医疗费用全赖父兄资助。述及于此，闻者莫不慨然泪

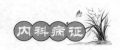

下。综析诸恙，乃肝郁脾伤，气滞血瘀使然，法拟疏肝运脾以顾其本，软坚散结以治其标，方用柴芍六君子汤加减：

柴胡10g　白芍20g　藿香10g　砂仁6g　泡参60g　茯苓15g　白术10g　半夏10g　青皮15g　甘草2g　丹参25g　郁金15g　水煎日二服。

7月24日复诊，腹胀减轻，进食不呕，余证如故。此乃药中病机，守方再进。

7月26日三诊，腹胀微减，饮食渐进。苔腻，脉濡，胸胁隐隐作痛。习明曰：药达病所，必有隐痛，凿其坚固之石，亦必有渣可见，今薄少之苔转为腻，乃胃气尤存而脾气初运之佳兆也。当因势利导，法拟宣化中焦湿浊以利气机，方用一加减正气散加味：

藿香15g　厚朴10g　茯苓10g　陈皮10g　神曲15g　麦芽20g　腹皮15g　茵陈15g　郁金15g　丹参25g　三剂水煎服。

8月3日四诊，腹水消去二成，苔近常人，诸证减退，患者及其父兄欣欣然谓其可救也。习明叹曰：九年之疾身犹存，苦煞娘家老父亲；今见气机初运转，尚须数月始可宁。沉疴偏偏留贫户，时贤汲汲医富横，天若有情该惩恶，恶病何不染恶人。因思久病家贫，常住城内，其力难支，今病情稳定，无须频繁更药，乃拟参苓白术散加续断、碎补，淡甘益脾，以固其本；五皮饮加车前仁、川牛膝以利其水。前二方为汤剂，交替日二服，后一方为散剂日一服。嘱守服一月，然后再诊。

9月6日五诊，腹水全消，大腹平软如常，肝在肋下触及2.5cm，其质已软，月余以来未见腹水复发。小腹触及20cm×20cm一质硬肿块，左少腹触及10cm×15cm一质硬癥块。8月16日月经来潮，今已20日，仍然持续不断，其量与正常月经相似，其质稠黏伴有黑色块状，少腹与小腹之硬块随黑色块状之物外泄而逐步变小。水滞其血，血碍其水，似所谓"水血互结"之类也；今水已撤去，则瘀血之势孤，不待攻而自溃，诚可幸也。患者近因着凉，证见咳嗽痰少，喉痒气促，苔薄白，脉细而紧。若无外证，当先固脾，今外证若是，则当先解其外，乃先书杏苏散加川芎、羌活、白芷以疏散外邪，又书归脾汤加怀山药、郁金、丹参。嘱待表证已解，黑色块状物已尽之时服。此时，适曾之继夫归来，予往而见之，晓之以理，其夫默而悔悟，遂夫妇和谐，为顽疾早愈，又除一障矣。

9月22日六诊，杏苏散仅服一剂，即外证全解，归脾汤亦仅一剂而漏即止。查肝大如前，质软，小腹及少腹之肿块缩小过半，其质亦软。数日来，

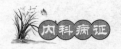

大便纯黑，腰骶、小腹阵阵隐痛，此瘀血随大便而下之佳兆也。瘀血既有出路，宜导不宜塞，脾胃之气已运转，宜健不宜滞，总以祛邪不伤正、扶正不留邪为要，健脾以四君子汤加麦芽、扁豆、怀山药等清淡之品，祛邪以补阳还五汤加血木通、石南藤通达经隧之属，书此二方，仍嘱交替守服。

10月26日七诊，肝在肋下未触及，剑突下2cm，其质软，小腹与少腹之肿块极软，且时有时无。10月17日，月经第二次来潮，色量质正常，六日净。诊得六脉无力，舌红苔薄少津，口臭。此乃邪去而阴液未复，法拟疏肝滋阴健脾，方与一贯煎加味：

沙参25g　麦冬15g　当归20g　生地15g　西枸杞15g　川楝子5g　郁金10g　玉竹12g　怀山药25g　丹参30g　神曲12g　麦芽15g

水煎服。嘱其守服一月。

11月30日八诊，脉细无力，肝未扪及，肿块全消，面色红润如常，予补益心脾之方，调理而康。

尔后，随访十年无恙。曾之亲友知悉，无不称奇，而同类患者均往询于曾，故由曾之荐而来求诊者数十人矣，痊者十之八九。

明按：

鼓胀之病，有因气郁伤肝者，有因湿热蕴结者，有因饮食之毒而损肝者不等，而迁延日久，常彼此交错，相互为虐。若欲面面俱到，一举全歼，非但药不专而功不宏，其虚实错杂更为繁复，变证蜂起则无绪可寻也。语云："苍龙犹惧长缨缚，强敌最怕蚕蚀吞。"繁复之敌，须集中优势之师歼其能歼之敌，伺其有利之机再与之一战，务求战则必胜，反复周旋则敌渐溃而我愈强，何患顽敌之不克也。然孰急孰缓，孰先孰后，权在司命者之运筹耳。前贤论肝甚详，勿容再赘，惟肝有解毒之职，似未明言。凡患肝病者，切禁病死之畜作膳食之用。以病死之畜，其毒甚烈，食之则肝无分解之力，如赢弱之躯而委以重荷，得无殆乎。

胁痛（肝硬化）

姚某，男，48岁，已婚，农民，住三台县红星乡1村4队，1980年元月8日初诊。

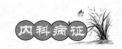

患胁痛、胸腹胀满两年，加重十月，食后则胀甚，时吐清唾，大便溏，小便清利，面色萎黄，舌质微红，苔如常，脉细。查阅病史，两年以来，中西医多以"胃病"论治，弗效而病日进。习明查之，肝在剑下4cm，肋下2.5cm，质中硬。此肝郁伤脾。书参苓白术散以健脾扶正，嘱其守服一月。

1980年3月17日复诊，自云曾对肝大质疑，窃经超声波查证无异，始佩而服之。因服之效佳，久服亦验，故守服至今。观其颜面，已红润有神，切其脉已冲和有胃，查其肝，肋下刚及而质软，胸腹已不胀二月矣。后以调理脾胃而康。二十六年以来，偶感风寒，亦常赴绵就诊，得知旧疾早已不复见矣。

 明按：

肝与胆互为表里，肝之精汁贮于胆。肝郁不舒，则胆汁化生不足，水谷亦因之运化无力，脾亦因之而失健，即古人所谓"知肝传脾"之理也。脾为后天之本，气血生化之源，脾气健运，则生化足而肝得养。何患肝病之难治也。

病者之难，难于识医，医者之难，难于识病。我国医之整体观念，业医者皆能口诵，及其临证之际，又常为局部所迷。一见肝大而硬，虽知肝"喜条达，恶抑郁"，但不是断言肝炎末日，便云恶性晚期，危言耸听，使轻者致重，重者致死，良可慨也。凡治肝病必先让当事者君主之官明，将军之官谋，臣使之官乐，胆有识而决断，家人和而亲友忻，斯时药之，既无情志之怯，又无旁议之惑，情药并进，虽重必缓，虽危亦安矣。

黄　疸

尹某，女，26岁，已婚，农民，住三台县禾嘉乡，1979年7月21日初诊。

九日前发病，初头痛恶寒，身重疼痛，呕吐频作，连更二医无验。因尹之弟系某县医院医生，遂往而就诊。五日前收入住院，至今病仍不减，而就诊于予。诊得六脉弦滑，苔黄而腻，目光燎燎，巩膜似有欲黄之势。习明曰："厌油厌食否？"答曰："厌。"明断为黄疸，亦即今之所云"肝炎"也。其夫疑而问曰："黄疸肝炎身目俱黄，先生此断，未必尽然。"答曰："一二日之内，黄将显露，请勿多疑。"法拟清热除湿，方与：

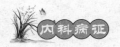

绵茵陈60g　茯苓60g　苍术10g　泽泻20g　猪苓10g　官桂3g　厚朴12g　陈皮10g　郁金15g　麦芽20g　水煎服。

7月23日二诊，其夫曰："果如先生所言，21日午后，即身目俱黄，其黄甚浅，22日早起则深黄矣。九日以来，无论饮食、药物，入口必吐，此药一服即平，且欲食也。"视其患者，遍体通黄，尤以巩膜为甚，问其溲可黄？答曰："其黄更深。"此药中病机，嘱其原方再服一剂。

门人问曰："就其临床所见，茵陈常有致吐之弊端，今先生用至60g，不但不吐，反而平息九日之吐，何也？"答曰："茵陈可致吐，然也。今重用茵陈而不吐，系湿热盛而病受之也。湿热之锐初挫，胃气得以下降，故频吐九日亦安。"

7月26日三诊，诸证悉退，且能进食，但巩膜黄染更深，脉舌如前。此乃湿热并重，法宜清热利湿，书甘露消毒丹二剂，嘱其水煎频服。

8月1日四诊，三黄均退过半，饮食渐增，肝区微有不适，脉静，苔薄。嘱再服26日之方二剂。后以健脾益气之剂，调理而愈。四年以后，其夫江某，来寓就诊，得知较病前尤健。

明按：

黄疸（肝炎）之病初起，往往酷似感冒，身目、尿三黄未见之时，最易误诊，惟目光燎燎，巩膜隐隐有欲黄之势可以别之。若欲以药探病，可与当归拈痛汤去归以试之，轻者常一二剂而愈，重者虽不即愈，而束表寒邪，蕴里之湿热，亦未尝不减去一二。此乃先发制敌，为后精锐之师开其道也。此案之初若施此法，或许不至今频吐九日。须知黄疸初起，有呕吐者，有呕恶而不吐者，均系木克其土，胃失和降之故也。以脾胃互为表里，同属中土。运化失司则厌油厌食。故古圣有见肝之病，知肝传脾之训，明斯理者，则思过半也。

赵俊按：

黄疸多因外受寒湿、湿热或时气疫毒之邪，内伤饮食而致肝失疏泄，胆汁不循常道溢于肌肤而见身、目、尿俱黄。阳黄有湿重于热，热重于湿，或湿热并重之分。临床有阴黄、阳黄、急黄之别。治则以利湿退黄为主。我师常于应遣方中重用茯苓，分别用于当归拈痛汤、茵陈五苓散、茵陈术附汤、甘露消毒丹等方中。常言："茯苓健脾利湿，亦即仲景所言，'当先

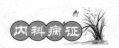

实脾'之旨"。学生铭记于心，常在治疗此病的对证方中亦重用茯苓取得了满意的疗效。

吐　酸

杜某，男，56岁，住射洪县富丰乡六村白石岩，1957年9月9日初诊。

老人自幼习儒，通晓《四书》、《五经》，长于术数。一身多才多艺，少壮之时，常颠沛流离，务农纺织，石木二匠，烧盐卖力，堪称行家里手，人皆以寿老师相称。十余年前患胃脘不适，嘈杂醋心，时而反酸，隐隐作痛。初起嚼花生数粒，片刻可解，继则必食挂面小碗方平，再则需油汤数勺始安。就诊于师尊祖父毅公，赐一方即解。尔后，偶有饮食不调，或疲劳之后，似有欲作之兆，一服即安。原方珍藏数年，每服必验。又十年未曾复发，几经转赠亲友，轶落何处，已不可寻矣。今毅公仙逝年余，其病复发如昔，乃详叙始末，命明拟方。因其人见多识广，一贯以"父执"相称，出于敬佩之意，乃婉言谢曰："王老道行公恰适在此，与我祖父齐名，何不一诊？"杜勃然而怒曰："胆大狂徒，欺人甚矣！素知小子有识，今特与之一试，有证可试而不试，失其机也。宝剑锋从磨砺出，梅花香自苦寒来。汝之苦寒，我已熟知，砺石在此，汝岂不欲利其锋乎？熟读王叔和，不如见证多。汝岂止于书而不欲多见其证乎？"义正词严之训，惊动王老，王趋而询之。杜曰："求小子处方，他却诿之汝，有此不识抬举者乎？"王乃接替手中杂务，令明处方。长者之训，出自爱戴之心，可畏可敬，诚服而从命。试拟舒肝和胃之法。方与：

苍术10g　厚朴10g　陈皮10g　甘草2g　柴胡10g　黄芩10g　泡参30g　炮姜10g　半夏10g　白芍15g　降香8g

一剂水煎，分六次温服，日三服。

王老与明共卧一室，是夜三更，王追问杜患何病？明如实禀告。王曰："连理汤、左金丸皆可，汝遣何方？"明曰："柴平汤去大枣，加白芍、降香矣。"王曰："亦可……学以致用，理论经临证而验之。故曰经验，不经则不验也。寿老师之言甚善，汝当谨记。"

9月16日，寿老师复来，面带笑容而言曰："方药之验，不亚当年，小子深藏不露，欲欺老朽目无珠乎？"明曰："不敢，请前辈赐教。"曰："汝生于

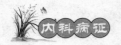

斯，长于斯，幼年丧母，独自徒步百里，年方八岁，见之者怜，闻之者惊，人皆以为必成大器，能受汝毅祖之单传，缘由在尔。素晓其能，何必过谦，过谦则诈矣。"肺腑之言，感人至深，终身受益，没齿难忘。

明按：

大枣甘腻，不利于胃之通降，故去而不用。白芍、降香同时加入，取和而后降之意，非以酸而制酸也。二药务必同用，缺一不可。若柴平汤照搬，不加不减，则更逊一筹矣。

此案之浅显平淡，不足挂齿，尔后新辟治胃病之蹊径，却源于杜、王二叟之激励也。诸如"九平汤"，"习明复方萸连汤"、"加减乌梅丸"等等创意，即基于此而充之也。王老与毅祖友善，杜老曾同先父流离，前辈教诲之恩当志，自迹涉远之情必铭。抚今追昔，养心怡神，亦长寿之道也。

一人知识有限，天下义理无穷，绵绵蚕丝织美锦，涓涓细流汇大江，多由少始，深自浅来。我本天资鲁钝，不敢稍有懈也。

呕　　吐

黄某，男，73岁，退休老人，住绵阳市城区南河四社，2002年8月12日初诊。

呕吐频频，住院13日，罔验反剧。半月前，偶感恶心，继则呕吐。家人念其年迈，欲查其详，以保康宁，遂住入市内一流医院。医以"冠心病"论治，初觉心安理得，继则极度恶风。室内气温高达35℃，既不能承受空调，又不能启窗透气；略开一缝，即觉凉风渐渐，瑟瑟而寒，晕恶而吐，食饮俱废，已逾旬日矣。所获者，《病危通知书》一份。家人惶然无措，驱车直奔明寓浼治。诊得脉紧而滑，面暗淡，委靡不堪，苔薄白而中心少苔。问其所苦，细语叨叨，杂乱无绪，追溯其由，初因风寒小恙而胃失和降，牛刀割鸡而使之然也。方与香砂二陈汤加味：

广藿香15g　砂仁8g　茯苓15g　半夏10g　陈皮10g　甘草2g　旋覆花10g　煅赭石30g　白芍20g　降香8g　小茴香10g　吴茱萸4g

黏性黄土（除去表土，深掘于下者）150g搓成七至九丸，以木炭火烧至彤红，淬水煎药。先少少饮之，待胃和能纳，则酌情递加，一剂分作二日温服。

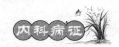

8月13日复诊，一服即平，二服即安，两日之量，一日而尽，诸症悉退，但大便难，口腔灼热而痛。此乃吐后阴津损伤，法当滋阴壮水。方与甘露饮加味：

天冬20g　麦冬15g　生地黄25g　熟地黄20g　黄芩10g　石斛20g　绵茵陈15g　枇杷叶15g　甘草3g　枳壳10g　玄参20g　青黛5g

一剂水煎，分二日温服。

8月17日三诊，口和便畅，已康复如常，健脾益胃以善其后。

 明按：

药力有厚薄之分，方剂有柔刚之别，病有轻重之异，法有缓峻之殊。故法源于病，方据乎证，药适其人，名曰辨证施治。辨之明而施之的，则病速愈，否则何治之有。本病之初，小恙也，小题大做，则药过病所，故耗巨资而不愈也。及至十三日羹浆不入之时，且幸尚未变证蜂起，病仍在胃，故略施和胃降逆之法而愈矣。

门人问曰："木炭火烧黄泥丸淬水煎药，其性与伏龙肝（灶心土）如何？"答曰："视其土经火烧之理则同，若论其质，则大异之也。昔者农耕人家之灶，必以土填灶心，常于腊月作新灶，而旧灶之土，则移作农肥之用，况所填之土，乃地表之熟土也。张司空言'三尺以上曰粪，三尺以下曰土，凡用当去恶物'，即今之所谓污染之土，故与纯净之黄土大相异也。更妙之处在于四行而三生一克也。四行者，木也，火也，土也，水也；三生者，水生木，木生火，火生土也；一克者，水克火也。我祖毅公曰："令肝木所生之火煨净土而以水淬之汁，乃治呕吐之圣方也。以其性味而言，与伏龙肝相近而优，赐名曰'鲜伏龙肝'可也。且夫香砂二陈汤，本为治呕、吐、秽之圣方；加覆花、赭石，取仲景旋覆代赭石汤之精要，此三圣合璧之妙也。"秘藏于今，已历三世，公诸于世，广济含灵，以了先辈之夙愿矣。

患者知医理者至寡，罹疾于身，难分主次，本末倒置者有之；与病毫不相关之鸿毛琐事，唠而叨之者亦有之。医者于此，切忌兼收并蓄，务必去伪存真而明辨之也。此病失治之由，在于患者之赘言，医者之荒诞。十八年前虚构"冠心病"而退休，假病真述，以冀今或有之；听者不察其是，误以先语之言为主，终陷荒诞无稽，若能明辨，岂如是乎！论其病非重也，亦非奇也；毫厘差而千里失，非重而重，非奇而亦奇之也。

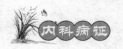

胃脘痛（一）

黄某，男，38岁，农民，住三台县东山乡4村2队，1981年6月19日初诊。

左胁下疼痛不移，嗳气则舒，历时三月。发病之初，左乳部疼痛，经治疗后，移至右胁下疼痛，后又移至左侧季肋下，则固定不移。素有脱肛史，便时坠出，便后自收。脉弦滑，苔如常。法拟疏肝和胃，方与柴胡疏肝散加味：

柴胡10g　白芍15g　枳实10g　甘草3g　川芎10g　香附15g　郁金15g　丹参20g　青皮15g　白芥子10g　延胡索10g　降香6g

9月22日复诊，自述服之痛减，继则三五日一剂，服至六剂，痛已全无。近旬以来，因饮食失宜而胃脘疼痛，每日午后四时既胀且痛，必至第二日早上四五时泻后方止。诊其脉沉而缓，察其舌，质淡苔白。就其临床表现，颇似脾肾阳虚，实为肝胃初调，脾气未健之前而进食失宜，又兼感外寒所致。法当疏表温里，理气和中，方拟当归四逆汤加味：

北辛3g　桂枝10g　吴茱萸2g　炮姜10g　甘草3g　当归15g　白芍10g　木通15g　泽泻15g　小茴香15g　台乌15g　郁金15g　香附15g

水煎服。

10月10日三诊，服上方一剂减，二剂平，仅胃脘不适，饥则隐痛，嗳气则舒，时而反酸，反酸甚则痛更明。书柴平汤、九平汤二方，嘱交替守服二月而安。

　明按：

胃脘痛一证，多虚实相兼，寒热相杂。虚寒多见于脾，实热多见于胃。脾以运为健，胃以通为补，故运脾通胃乃治胃脘痛之要点，而清胃温脾又常寓于治法之中；古人于此论之甚详，无须再赘。今之所谓胃酸过多，宜视为胃中水饮，逐饮之法，当令其下降，清稀者从小便而泄，稠浊者由大便而出，然后健其脾土，取筑堤防泛之意也。九平汤即为逐饮而设，兹仅言其大意，其组成原则及其方论详见内科病食管炎。

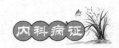

胃脘痛（二）

何某，女，19岁，未婚，农民，住三台县玉林乡7村10队，1979年10月29日初诊。

胃脘疼痛年余，饥则痛甚，腹胀，嗳气，嗳后胀不减，肝在剑突下能触及2cm，肋下刚及，经中西多医治疗，均服药痛减，药停痛如故。脉舌如常，惟大便结燥，燥微则痛轻，燥甚则痛甚，近三月以来，食量逐步减低。法拟和胃降浊，书九平汤（方药详见噎膈案）与之。

二诊，11月6日，进药片刻，即感腹内走窜，疼痛如故，反见不适。此乃胃之浊垢荡而未涤之故，仍宗前法，另书柴平汤加味：

柴胡10g　黄芩10g　泡参20g　甘草3g　炮姜10g　半夏12g　白芍20g　降香8g　苍术12g　厚朴15g　陈皮10g　小茴15g　台乌15g

水煎服，嘱与九平汤交替。

三诊：11月21日，上二方已各服二剂，疼痛消除，仅饥极之时，微有隐痛之感。病去八九，法当健脾和胃，与柴芍六君子汤加藿香、山药调理月余而痊，随访八年未发。

门人问曰："前言九平汤为逐饮而设，今未见胃中水饮而与之何也？"答曰："九平汤既有逐饮之效，又寓荡涤浊垢之能，此病水饮虽微，而浊垢甚明，故遣之也。"又问曰："首服九平汤无效而生走窜，何以知其再服必验？"答曰："逐水饮，涤浊垢，均有所触，触则必具走窜之感，走窜向下，当有浊垢随大便而泄，今未见泄，故知再服必验。"

胃脘痛（三）

黄某，女，40岁，住蓬溪县僻静之村，2002年4月26日初诊。

昨日突发寒战，同时自觉背心与双膝以下烦热，扪之肤冷，上脘嘈杂，不饥不食，三日之内，已发三次。追溯既往，始于1996年，今岁初春感寒之后，时有发生，愈发愈频，嘈杂反酸，无日不然。胃镜查为"浅表性胃炎伴十二指肠球部溃疡"。脉象沉紧，舌苔薄白润滑，小便时黄时清，大便初

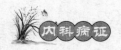

硬后溏，形体不肥不菲，情志喜少忧多。久治无验而舍近求远。此乃早患嘈杂反酸之病，继又外感雾露之湿，营卫不调而寒战，肝胃不和而反酸，法当表里兼顾。方与习明复方萸连汤（自拟方）加味：

细辛5g　银柴胡15g　木香10g　吴茱萸6g　黄连8g　蒌仁10g　薤白10g　雷丸10g　槟榔10g　白芍15g　降香8g　蚤休15g　小茴香15g

二剂水煎，每剂分六次，日三服。

5月1日复诊，寒战已解，但上脘隐痛，嘈杂依存，此里未和也，方与乌梅丸加减：

黄柏10g　党参20g　桂枝10g　细辛3g　黄连8g　当归20g　川椒1g　乌梅10g　蒌仁10g　蚤休15g　延胡索15g

二剂水煎，服法同前。

5月6日三诊，前证好转过半，数年之疾，非数剂所能愈，乃嘱忌进生、冷、硬、酸、甜及其辛燥炙煿之食，餐饮有时，执以下二方，以善其后。

其一九平汤加味：酒炒大黄6g　丑牛10g　雷丸10g　芫荽10g　槟榔10g　苍术10g　厚朴10g　陈皮10g　甘草3g　白芍15g　降香8g　蚤休15g

其二柴平汤加味：柴胡10g　黄芩10g　泡参30g　炮姜10g　甘草3g　半夏10g　白芍15g　降香8g　苍术10g　厚朴10g　陈皮10g　蚤休15g

上二方彼此交替，服法同前。

二年以后，其夫告曰："遵先生之嘱，守服十余剂，至今未发。"

 明按：

其一之方为九转灵丹与平胃散合用加味而成，简称"九平汤"是也。其二之方为小柴胡汤与平胃散合用加减而成，又名"柴平汤"。

吐酸、吞酸、嗳气、嘈杂、胃脘痛，皆一门之病也。虽各有其名，而寒、热、虚、实，既可兼夹，又可转化，治法当见机而行，方药必适宜而用。古方有其精义，今方更具新裁，时代在前进，证候有变迁，取古方之精华，随证以逢源，庶可以应时代之需也。胃以通为顺、降为补，脂膏浊腻，壅滞于中，脾气所散之精则稠，血脂高而代谢紊，则将由此而生，岂可等闲而视之。

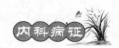

胃痛（浅表性胃炎）

刘某，女，19岁，四川农学院大三在校学生（原籍江油市），2006年7月22日初诊。

胃脘疼痛，时痛时止，时胀时消，当其进餐之时，饱胀不饥，不当进食之时，又饥而欲食。为时三年，其症不减，胃镜检查为浅表性胃炎，经成绵两地多处诊治，依然如故，其父趁暑假服药之便，辗转寻医而浼于明。其人身高尚可，体重不足，面色萎黄，习性刁钻，语言偏激，而又词不达意。其父插言而问曰："几处查证，均为浅表性胃炎，诊断不可谓不明，而对症下药，为何有增无减？"……父女争相叙其始末，多系支离破碎之语，难以为据。无可奈何，任其冗杂而叙，偶有相关之处，追溯其质，又转言另端，惟"六年以来，欲食即食，欲饮即饮"，无餐次可计，其母教以"必一日三餐"，竟视为"唠叨烦人"之训。候诊者听而发笑，尚不知所笑为何？明曰："善哉，慈母之言也。水太清勿责肥鱼不隐，母太慈休怪良言弗听，溺爱娇惯之故也。汝病之难愈，咎不在医，乃自作之矣。胃实之时则肠虚，肠实之时则胃虚，虚实交替，往复有序，故必定时进食则运化如常而生生不息；今汝欲饮即饮，欲食则食，乱其常序，医奈尔何？"……刘某默然有思，转嗔而钦曰："慕名而来，必有良策予我。"明曰："然。良策者，即此肺腑之言也，循之则治，反之则殆，惟托方药之力，岂其济哉？"刘某唯唯而诺，初明节食之理，辅之以药，庶几可冀。乃拟清肝和胃，解毒导滞之法。方与习明复方萸连汤加味：

藿香15g　木香10g　吴茱萸6g　黄连10g　蒌仁10g　薤白10g　槟榔15g　白芍15g　降香8g　小茴15g　台乌15g　蚤休15g　延胡索15g

二剂水煎，每剂分六次，日三服。嘱日必三餐，餐餐必清淡，主食副食，切忌倒置。患者诚服，欣然而去。

7月29日复诊，患者未至，其父和颜而告曰："小女倔强，惟先生之言听从无遗，诲她一席金针语，胜我十年苦叮咛，一日三餐准时而进，应学友之邀亦药随其身，诸症悉减，如释重负，计今日三剂将尽，受小女之托，请求先生更方。"过而能改，善莫大焉，亡羊补牢，其时未晚。乃循前法而遣乌梅丸加减：

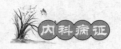

黄柏10g　党参20g　桂枝10g　细辛4g　黄连10g　当归25g　川椒1g　乌梅10g　茵陈20g　蒌仁10g　薤白10g　丑牛10g　槟榔15g　香附15g

三剂水煎，服嘱如前。

8月6日三诊，患者本人至寓，笑容可掬，若非门人提示，似曾面熟而不识之矣。询其所苦，自云"退却七成，停药则大便干燥，不停则无不适之症也，今特谒见，望先生再赐良方，顽疾得愈，没齿不忘。"明曰："由此观之，汝已得之矣。"莎曰："愿闻其详，请前辈明示。"曰："首诊之诫，汝记之否？二方六剂，汝服之否？"答曰："金玉良言，谨记在心，苦口之药，如嘱尽剂。"曰："良方者，即逆耳之言与苦口之药也，言听从而药信服，故曰汝已得之矣。"乃将首方去藿香、延胡索，加山药、扁豆、麦芽与之，嘱再服数剂，可停则停，以常为度。

时过二十余日，患者再至曰："尽三剂停药试之，全无不适之感，其效之捷，出人意料。好友知悉，乞我同行，我已全愈，特此复命……"感激之言，诚挚委婉。观其容颜，大有改观。明曰："顽疾速愈，乃病者之所求，亦医者之所愿也。汝今较之月前，人皆判若两人，能获此效，全在汝之自身，若无节食之举，则脾胃不宁，若正言弗纳，绝无节食之心，纵有灵丹妙药，亦无可奈何，正所谓'天作孽犹可为，自作孽不可活'也。语云："疗疾之药难爽口，助人之语不好听。首诊之时，吾曾严厉有余，望勿介意。"其曰："先生治病，以'洗脑'著称，茅塞顿开，何敢介意。今随我而来者，与我疾相似，更愿聆听逆耳之言然后药之，亦将有以利其身也。为我等赐福，何乐而不为。"

 明按：

《黄帝内经》曰："脾胃者，仓廪之官，五味出焉。"胃司受纳，为水谷之海，脾为转输，以养五脏，脾胃和则知五味，脾胃不和则诸物失味。是以饮食无度，则纳运无常，新陈不代谢，则腐败由生，胃气递减，则饥饱反时，皆由当食而不食，不当食而贪食，恣纵成癖之故也。此疾之多，莫过于今。所以然者，只知五味五养，而不知五味有其五伤也。故治此疾，必先正纲维，纲维正则神清，五脏六腑皆受益也。

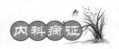

脾 胃 虚 寒

李某，女，78岁，住绵阳市迎宾路，2002年4月22日初诊。

食入则大腹隐痛，胀满难消，时有知饥，畏其胀而不敢食。早上7时许，必解溏便一次，常有肠鸣矢气。为时近二月，数更其医罔验。辗转涪城，求明不遇，询诸门人，始至其寓。诊得六脉乏力，关脉尤甚，面色无华，中度消瘦，舌淡苔白微厚。虽原有脾胃失调之证，曾经明治愈，今已三年未见反复。纵观其证，乃脾胃虚寒，运化失司所致。法拟芳化健脾运湿。方与一加减正气散：

藿香15g　厚朴10g　陈皮10g　茯苓10g　神曲20g　麦芽20g　杏仁6g　大腹皮10g　白茵陈10g　槟榔10g　扁豆30g　薏苡仁30g　砂仁10g

一剂水煎，分六次，日三服。

4月24日二诊，苔薄稍退，精神略佳，似有好转，其效不著。此湿初退而虚寒犹存，与其守法缓图，不如挥师速进，法拟外温经而内温脏，内通窍而外通营，方与当归四逆汤加减：

北辛3g　当归20g　桂枝10g　白芍15g　甘草3g　木通10g　吴茱萸4g　炮姜10g　小茴香15g　槟榔10g　雷丸10g　芜荑10g　降香8g　广藿香15g

一剂水煎，分六次，日三服。

4月26日三诊：诸证减退八九，患者如释重负。药既中病，无须改制，嘱原方再服一剂。

尔后，略加调理而痊。

明按：

门人问曰："二方三剂而起两月之疾，医患同乐之情，远胜品尝佳肴之美。然而，前方不及后方之效者远矣，若后方前置如何？"曰："不可。脾胃虚寒，运化失司，湿亦滞之于其中也，必先芳化之，然后可行也。"又问曰："当归四逆加吴茱萸生姜汤，师以炮姜易生姜何也？"曰："生姜降逆止呕，固属可取，但偏于发散，今高龄老人，既无表证，又无呕可言，故以温而不燥之炮姜易之，更具温阳通脉之功。"再问曰："加降香、藿香、小茴香者，以增芳化醒脾和降之功，其义可知，而槟榔、雷丸、芜荑乃祛虫

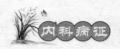

之品，不知用意何在？"曰："三药具祛虫之功，视似而无可非议，今用于此，取其推陈出新，导滞不伤脾，通降以和胃，更具麻醉镇痛之功，虚寒而夹实者宜之，无虚虚实实之弊也。原方出自《伤寒论》，本为手足厥寒，脉细欲绝者之主方，今人用于冻伤、血痹、血栓闭塞性脉管炎等多种病证，均有卓效，故脾胃虚寒证宜用之也。推而广之，切而琢之，今之所谓胃肠型感冒亦相宜也。方之主次功效可调，药之多种功能可溶。任物尽其用，方为上工。

胆 道 蛔 虫

张某，女，56岁，居民，住绵阳市南河路第四居委会，2001年6月13日初诊。

其人素体壮实肥胖，上脘疼痛28日，辗转数处治疗罔验。再经某豪华医院彩超查证为胆道蛔虫死于胆囊之中，拟作手术治疗。家人无力支付高昂之需，浼明试予化解。睹家境之窘困，闻恳切之泣音，于心不忍，乃勉拟解毒化腐通瘀之法，以观后效。方与乌梅丸加减：

1. 内服：黄柏10g　党参25g　桂枝10g　细辛3g　黄连8g　当归20g　川椒1.5g　乌梅10g　茵陈20g　丹皮30g　青黛8g　水蛭8g　槟榔10g　郁金15g　鸡内金15g

一剂水煎服，分六次，日三服。

2. 静脉滴注：①5%葡萄糖注射液250ml、山莨菪碱10mg、庆大霉素16万单位。②生理盐水250ml、氨苄青霉素6g。每日一次。

嘱患者但进少许流质，禁忌油腻干炸之品。

6月15日复诊，胆区疼痛缓解，进食之后虽有滞痛不运之征，而食后必然剧痛之苦已不复见也。患者喜形于色，医者心知肚明，初有缓解，未必虫尸始化？既有起步之健，何须狐疑不前，乃循法守方去鸡内金加炒山楂20g再进一剂，以俟何去何从。

6月17日三诊，胆区疼痛再减，食量递增，食后有隐约之痛感，片刻即舒。如此进展，喜出望外，固守原法甚妥，而方药当易之也。乃拟四逆散加味：

柴胡10g　白芍15g　赤芍15g　枳实15g　甘草3g　茵陈15g　川黄连

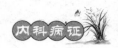

8g　青黛8g　水蛭8g　山楂20g　神曲20g　槟榔15g　郁金15g

一剂水煎，分六次，日三服。嘱进软食，慎勿过饱。

6月19日四诊：疼痛完全消失，食量如常，饭后无恙。既已近乎常人，则当扶正善后，譬如奏凯而归，亦宜犒师而抚民也。方与参苓白术散去砂仁加丹参、郁金，数剂而安。

一月以后，再经同一彩超检查，虫体已不复见也。患者执据而示，明始知之矣。

　明按：

知不可为而为之，匹夫之勇也；知可为而不为之，懦夫之惰也；知其难而奋勉之，趋夷避险而取之，仁者之智也。故果敢者，必先智。孔子曰："智仁勇三者，天下之达德也……或学而知之，或困而知之，及其知之一也；或安而行之，或利而行之，或勉强而行之，及其成功一也"（《中庸》）。

首方丹皮之前[1]，乃业师毅祖钢锋所授，为专治胆囊炎而设，最具解毒之功；数十年来无不应手而验。丹皮、水蛭二味，源于我之良师益友李老孔定方中之精髓，有化虫尸而不腐蚀胆道之意。槟榔、郁金、鸡内金系明所加，取结而解之、推而出之之效。复诊守方而去鸡内金加山楂者，以其结石未成而血脂偏高之故也。三诊以四逆散为基础，二芍同用，和阴活血并举；加茵陈、川黄连、青黛清热利肝胆之湿热，水蛭化虫体之僵尸，山楂、神曲畅通谷道，槟榔、郁金押解而行，祛有形之征于魄门之外，坠入东池，何痛之有？

或曰："内服汤药，滴注西药，功归于谁？"答曰："滴注不过数次，乃应急以治其标也；苟无汤药，能如是乎？"

休　息　痢

张某，男，35岁，小餐馆老板，住绵阳市御营坝，2000年10月10日初诊。

发病六年。初起下痢赤白，白多赤少，痢前腹痛，痢后缓解，住院数

---

[1] 首方丹皮之前：此方系笔者学术继承人，中西医结合执业医师白上功所拟。

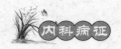

日，断红即出，改投中药而止。尔后，常有腹胀纳差，倦怠乏力，便中常有黏液。食油脂则泻，食生冷则下痢白冻，稍食硬燥则有赤白相兼而腹痛加重。感受外邪，或劳累，或情志不畅皆可诱发。时作时止，间数日或半月不等。缠绵至今，已成消瘦之体。一派虚实夹杂之证，数投其医，曾服多方不解。有从虚而论者，有从实而治者，服药之杂，不一而足。明诊得六脉濡软，舌淡红而苔见中心厚腻。乃虚多实少之证，法当淡甘益脾，解毒排脓。方与参苓白术散加味：

泡参30g　白术10g　茯苓15g　扁豆30g　陈皮10g　山药30g　甘草3g　莲米30g　薏苡仁30g　桔梗10g　地丁草20g　败酱草20g　夏枯草20g
三剂水煎服，每剂分六次，日三服。

10月17日来寓询曰："三剂已尽，精神略佳，食欲微增，腹胀减半，便中黏液极少，似已投方，我欲再服三剂可否？"答曰："可。"叮嘱饮食宜清淡柔软，勿过度疲劳。

10月25日，又三剂而尽，诸症悉解，曾试食油腻无恙，请予更方，以善其后。乃于前方去三草，加谷芽20g、炒麦芽20g。又数剂而痊。

　明按：

此案乃收敛过早、余毒未净所致，属虚实夹杂之证。若单以健脾和胃之法，似有欠妥之嫌，故以参苓白术散（《太平惠民和剂局方》）化裁而用。方中砂仁辛温，恐燥动血分，故去。加地丁、败酱草，解毒排脓，辅以夏枯草，更具散结之功。补中有泻，泻不伤气；泻中有补，补不动血，取以柔克刚，以平缓急之法，排朽腐以洁肠道，促运化以调中土，厚土以载物，物丰则不乏其用也。

大凡久服抗生素或抗生素过量而致"菌群失调"者，以此法治之，更具良效。若需健胃醒脾，则砂仁可用；需芳香化浊，藿香、佩兰之属亦可加入；腹胀者加厚朴，便溏者加吴茱萸。轻者二三剂，重者五六剂即安。广元市有王献吉者，乃华西医学院"种子队成员（学术领头人）"，1976年秋与明汇讲于绵阳地区十九县，讲授《合理运用霉素》专题时，论及"菌群失调"，断言西药无能为力，特荐珍藏多年、屡用屡验之方，即《太平惠民和剂局方》之参苓白术散也。资深西医有此良知，难能可贵；中医能熟记其方，而不知有善治"菌群失调"之妙，不亦愧乎！

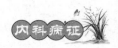

滞泻（慢性非特异性结肠炎）

何某，女，30岁，住绵阳市涪城区桃源路，2001年10月14日初诊。

饮不解渴，昼不离饮，夜饮五磅，犹未尽兴，小溲反少而大便反频。日在六次以上。疑为消渴，而血糖、尿糖均为正常；便前肠鸣，腹痛迫坠，便检又无脓血可见。先其所因，素嗜辛辣炙煿，初为胃肠不适，易感外邪，食入即便。发病至今，业已近年，多方诊治，有增无减。其人知饥能食，倦怠短气，心烦而惊悸多梦，脉细无力，舌红少津。此乃胃中有热而心神不安，更兼中气下陷之候也。权衡虚实，当以虚为主，试拟补益升提之法，以观后效。方与归脾汤加升麻、柴胡：

升麻8g　柴胡10g　陈皮10g　黄芪25g　白术10g　茯苓15g　党参25g　远志10g　木香10g　甘草3g　枣仁10g　龙眼10g　当归20g

二剂水煎，每剂分六次，日三服。禁忌燥热生冷，宜清淡素软。

10月21日复诊，倦怠心烦等症大减，便频好转二成，却依然善饮。清气得升，心神稍静，胃热犹盛，故而引饮。法当清胃热以生津，升中气以举下陷。方与补中益气汤合白虎汤加味：

黄芪25g　白术10g　陈皮10g　升麻10g　柴胡10g　党参25g　当归25g　石膏45g　知母30g　甘草3g　生地30g　粳米40g

二剂水煎，服法同前。

11月14日三诊，自觉其效更佳，自主守服，已尽六剂，诸症悉退，几近常人。虽有便意，尚可意调自控而为一日一便，惟饭后便意强烈。清升浊降得以有绪，而脾之运化，肾之固纳，健而未全也。方与归脾汤加味：

白术10g　黄芪25g　茯苓15g　党参25g　远志10g　木香10g　甘草3g　枣仁10g　龙眼10g　当归20g　吴茱萸6g　五味子10g　千张纸15g

二剂水煎，服法同前。　尽剂而安，食调而痊。

　明按：

古有"滞下（滞痢）"之说，而无"滞泻"之名。非敢标新立异，今朝实有之也。似此似痢非痢，似泻非泻，似消渴而非消渴，故以"滞泻"命名为妥。究其所因，家宽物丰，原本福地，而恣嗜辛热则足以致病。"火

111

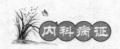

锅"、"烧烤"视为"美食"，辛辣太过，食之自泻，乃人之本能——非宜之食，胃难容也，泻之于厕，自排毒也；医者力止其泻，则滞而为患也。物本大热之性，滞之于中则饮不解渴，炎上扰神则心烦而惊悸。中焦乃气机升降之枢，枢机受阻清气迫之于下则中气下陷也。心脾肾胃大肠俱病，虚中有实，首益中上二焦，令气与阴血协调在先，继则举陷生津同时并进。所以然者，举陷必补中气，补气则有耗津之嫌；生津必清气分之热，清热则犯"四禁"之误(《温病条辨》上焦篇第九条)，两相制约，则不偏不倚也。故白虎与补中益气汤合用，似相反而实相承也。以归脾汤加四神之三善后，正釜加薪，中下双培以充气血之源也。

再便频迫坠而无他症者，宗东垣之法，多迎刃而解，今兼饮不解渴，非白虎莫属。分而治之者优则分，合而治之者优则合，总以趋利避弊为要。慎勿胶柱鼓瑟，偏执某端。

便　秘

王某，女，32岁，住绵阳市干修所，1992年3月16日初诊。

大便秘结十年，三至九日一便，蹲厕时许，难候便出。初因产后汗多而便燥，忽略治疗，欲待自愈。一月许，乳汁自绝，秘结更甚，常以番泻叶之类服之即解。延医诊治，多一服即泻，泻后又结，乃至必泻始便。便之尚可，不便则口腔溃疡。明诊其脉，沉弦细数，舌体苍老，舌面凹凸不平少苔，面色憔悴，容似中年，肤乏润泽，眼鼻干涩。此乃阴虚肠燥之证，只可增水行舟，切忌通下以重伤其阴也。方与：一，麻子仁丸合增液汤加味；二，甘露饮加味。

1. 白芍15g　火麻仁30g　枳实15g　厚朴10g　杏仁10g　生大黄10g　生地25g　玄参20g　麦冬15g　当归20g　生首乌25g　肉苁蓉20g　郁李仁15g　甘草3g

五剂水煎，每剂分六次，日三服。叮嘱患者，便燥结则多服，便软则减量服，务必以通而不泻为度，但不停服。

2. 天冬20g　麦冬15g　生地25g　熟地20g　黄芩10g　石斛20g　茵陈15g　枇杷叶15g　甘草3g　玄参20g　马勃10g

五剂水煎，每剂分六次，日三服。

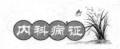

1号方与2号方交替，即1号方剂尽之后服2号，2号方剂尽之后又服1号，循环往复，直至各五剂服毕。

9月26日复诊，已遵嘱剂尽，诸症减退过半，现二三日一便，成形而软，舌苔薄白而润，舌面凹凸如前。阴虚既久，殃及脏腑，虽获效不菲，尚未阴平阳秘。嘱守服前二方，服法依旧，再各服五剂。

10月10日三诊，一日一便已八九日矣，嘱1号方停服，2号视其有燥则服，无燥则停。

11月2日四诊，遵嘱酌情服有三剂，一切如常，惟舌凹凸好转不足一半。此乃阴精久乏上荣，今阴虽已来复，尚需补益心脾，缓缓图之，庶几可复。乃书归脾汤加谷麦芽与之。

一年以后，因感而来寓就诊，闻归脾汤断断续续，约服十余剂，舌面已接近常人。

明按：

便秘之因甚多，总以阴亏液涸为要，汗出过多，或吐泻，或气郁，或嗜燥烈之品，均可导致肠燥便秘。发病不久，治之尤易，愈久愈难，医患共知。所以然者，原本阴亏，蓄便生热，再伤其阴，故阴难速复。治疗大法，重在养阴以壮水之主，切忌苦寒攻下以荡腑实。务以滋而不腻，通而不泻为度。滋不腻者，滋阴不碍脾之运与胃之纳也；通不泻者，但求便通成形而软，不至便溏而稀也。以溏稀则阴随泻再损，只一时之快，不仅秘结接踵而至，反更甚于初也。然而笼统滋阴，亦不可取，肺与大肠相表里，润肠亦当润其肺也，试观仲景脾约丸之用杏仁，其义可知也。此病多有经久不愈之史，非数剂之功而一劳永逸，服至大便如常，仍须少量服之，旬日许试停以观可否？可停则停，不可停则继服之，须持数旬无恙方休。《儒门事亲》有云："胃为水谷之海，日受其新以易其陈，一日一便，乃常度也。"新陈代谢，不可逆转。

应松按：

此例仅仅是便秘的其中之一，为避免重复，还有许多未曾收载。我曾见证家父治疗一习惯性便秘，三十日一行，而生命犹存，让人不得不感叹临床之奇。例如各种癌症晚期或术后，放、化疗等治法之后而便秘，经多方通便而不通者，偶有所见，常以新加黄龙汤加味治之，获奇效。请参见"里结阳

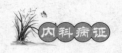

明"案，兹不再赘。

腹　　痛

王某，男，50岁，磁电研究所高级工程师，1984年6月16日初诊。

其人勤于本职，乐于助人。患腹痛，日夜无休。成绵两地，访遍名哲。所查之据，皆无异常；所服之药，闭目能诵，各种抗生素及其镇痛类药物，无所不尝。其痛有增无减。得知我校徙绵，欲求能治之师，苦于不晓实情。时有范华林者，乃我校之西医教工也，王与其维修电器，不取分文，但求寻医。范闻其详，深感棘手，遂往我舍，浼予一诊。询其所苦，莫可名状，观其形体，骨壮肉丰，饮食如故，二便如常，六脉和缓，舌诊无恙，惟声低而面色苍。按其腹部平软，虽满腹压痛，其痛既非肤表，又非内脏，而在肌肉之间也。今确知痛在肌肉，则当据脾主肌肉之义，拟参苓白术散加减：

泡参50g　白术10g　茯苓20g　扁豆30g　陈皮10g　山药30g　莲米30g　芡实30g　甘草3g　桔梗10g　郁金15g

六剂水煎，每剂分六次，日三服。

6月26日来电告曰："六剂服毕，痛之时刻递减过半，惟子、午、卯、酉四时必痛。其程度如初，执原方再进三剂可否？"明以为见效之著，喜出望外，答曰："可。"

7月2日复诊，来寓告曰："前六帖疼痛逐减，后三帖则滞步不前矣。"此脾气渐复，而三焦未畅，营卫被遏。子、午、卯、酉乃一日之内阴阳交换，气血运行之机要也。欲通而不通，是故痛也。而不通之由，似与气滞血瘀痰凝有关，能当此任者，仙方活命饮也。乃书：

银花20g　防风15g　白芷10g　当归尾20g　陈皮10g　甘草3g　赤芍15g　象贝母20g　天花粉20g　乳香6g　没药4g　炒穿山甲3g　炒皂刺10g　蒲公英20g

三剂水煎，饭后一时分六次温服，日二服。嘱之曰："方中皂刺，恐汝职工医院未备，烦自寻之。若有非议？请勿闻而信服之。"

他日遇诸途，王笑曰："果不出先生所料。医者讥为方与病相左，邻里嘲为女科之药，若非事先有嘱，得毋乱我方寸乎！"

7月24日电告曰："一剂子痛消，二剂卯痛除，三剂午痛去，再三剂酉时

114

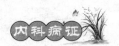

亦不痛矣。"嘱停服，以观后效。

此后，无药而康。

明按：

古人有"不通则痛"之训，今人则追其何处不通之形。形态学之贵，在于此也。而功能不通，纵以高精仪器查之，未必可见，待可见之时始治之，不亦晚乎？今腹肌疼痛四载，查无实据，再待何时！倘以"官能症"冠之，何异讳而置之。再延数年，则将如之何？是以医者，"有无互生"之理，岂可不知。他日与李老论教，论及此案，孔请细谈，呼其门人侍而聆听之。曰："妙哉斯案也，健脾益气以强运化之功，系筑其堤防也，理气、活血、化痰以排其通道之碍也。经隧得畅，环周不休，何痛之有！守二方而瘥四年之疾，当实录以启后昆焉。"在此实录案例之际，李老之言亦录之，此实录之实录也。

心痹（心肌炎）

于某，女，14岁，学生，住绵阳市专区设计院，1972年9月8日初诊。

心跳心累，心前区憋闷隐痛，动则气短唇绀。绵阳专区一院，于3月初以急性心肌炎收入内科病房，服用多种新药5个月，依赖激素已久，浮肿增而症状不减。主管医师尽力至竭，为求释手，对其家人嘱曰："若欲痊愈，非不为也，事不能也，可寻中医缓缓图之，能保今日现状则幸之甚矣。"家人遵其嘱而出院寻医，历经多医，屡治无验而访至我校。时之王茂盛者，乃校之行政校长也，与于之生母袁某相邻友善，袁托王择其校之善者。王浼于明，亦无求愈之意，能以和言而慰之则足矣。明领命往诊：面色㿠白，颇似壮蚕之胖嫩；语音轻细，静听方闻；六脉促疾而细微，至数难辨；且喜五谷能纳，脾胃之气尚存；舌质淡而欠红，苔少但有根。心律紊乱不清，烦闷隐痛，怔忡难眠。溯其发病之前，早有关节疼痛，兼外感则咽喉不利。综析诸证，乃风寒湿痹，外滞经络，内涉于心，血脉失畅而心之气血两虚，法当调补阴阳，疏通血脉，拟炙甘草汤加减：

炙甘草10g　大枣30g　桂心8g　炮姜8g　胡麻仁25g　麦冬15g　生地黄25g　丹参30g　远志10g　血木通30g　石南藤30g　海风藤20g　酸枣仁10g

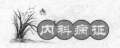

二剂水煎，每剂分六次，日三服。

9月12日复诊，精神略佳，脉仍疾促，但至数可辨（128次/分），能散步于庭院。初见微效，当守法再进，前方去海风藤加骨碎补30g、川芎10g，书三剂水煎服。嘱其信服中药，强的松类逐步减量。

9月19日三诊，脉搏为106次/分，强的松由每日90mg减至60mg，其余西药已全停数日，散步可达100m，未见不良反应。前方去骨碎补、川芎，加红花5g、赤芍10g，书四剂水煎服。

患者谨遵医嘱，已初见微效，必胜之心既树，欲加强运动，庶可再速？请明示之。明曰："静可养神，动可活血，适之则益，过之则损，静以倦则更之，动以累则止之，动静结合，适可而为度也。"于曰："然。"

10月3日四诊，脉搏93次/分，强的松减至每日10mg，散步可达400m而不觉其累。宗前法，前方去红花、赤芍，加秦艽20g，柏子仁10g。书四剂水煎服。医嘱同前，叮其勿失。

10月13日五诊，脉搏82次/分，强的松已停服数日，散步1000m无恙。诸证皆退却六成，惟虚胖仍在。宗其前法，间以益脾，前方不动，增书参苓白术散加麦芽，嘱与前方交替，水煎温服。若依然诸证递减，则守服勿更。

12月9日六诊，脉搏78次/分，面色红润，胖嫩已消，可轻步慢跑于"牛头山"之巅，行程1000m之外，登高50m以上，感觉良好。自谓已复其常矣。鉴于结代脉偶有所见，嘱守服上方至春节前停服，以观后效。

停药三月来电告曰："已康复如初矣。"一年之后复查，结代脉不复见也。

明按：

仲景炙甘草汤，本为"脉结代，心动悸"而设，今用于久治不愈之心痹证，其病机有别，故去滋腻阴柔之阿胶，加藤类药畅而达之。以心主血脉，脉络畅则心不受其滞也。复诊以骨碎补易海风藤者，一以活血，一以排其滞也；三诊又以赤芍、红花易骨碎补者，增强其活血之功也；四诊再以秦艽、柏子仁易赤芍、红花者，克敌关之后，守其隘也；五诊已大见成效，由险地而步入坦途，决胜之局已定，则又当通政惠民，故拟二方交替服用守服而未与更。交替者，非早晚交替或同时交替，乃甲进乙停，乙进甲停，此剂尽而服彼剂，彼剂尽而服此剂之交替也。顽疾费时之久者，明常用之也。

又按：十三载以后，偶遇于涪城，"宝贝"已四岁，母子均健，忆及

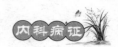

当年，如数家珍，患者有幸于今，医者幸之甚也。

心痹（风湿性心肌炎）

唐某，女，35岁，农民，住北川县邓家乡海元大队，1976年7月13日初诊。

暴雨湿身之后，恶寒发热，头身骨节疼痛，心区憋闷而疼。北川县人民医院以急性心肌炎收入病房。学生吴玉兰等实习于此，该院有西医周某者，乃玉兰之姐夫也，邀于其家便酌。席间畅谈医理，适有叩门而入者，乃唐某之夫孔某也。其人初晓中医，出言无忌，专业术语不少，谬误之说有之。明达其理而正其误。孔咦然曰："汝似知医者乎？"周笑曰："医林妙手，吾妹高师，何云似知医耶！"曰："未知也，失敬矣，请恕罪。"须臾出而又返，叩门呼周出，喃喃私议。周入曰："非为别也，其妻病重，欲求老师赐方。"明曰："未获主管者之邀而视之，非礼也。"周曰："我即主也，但示无妨。"遂应而往视：其人汗出如漏，衣被皆湿，门窗紧闭，仍觉寒风淅淅，头痛身疼，骨节烦疼，胸脘痞闷，心区胀疼，面色紫晦，脉急而濡，苔白腻，频渴漱水不欲咽，饥不欲食。此乃发汗太过，表卫阳虚，摄汗无能，法当扶阳固表，遣仲景桂枝加附子汤加味：

桂枝15g　白芍20g　甘草5g　生姜15g　大枣30g　制附片20g（另包先煎半小时）　血木通30g　石南藤30g　秦艽20g

一剂水煎服。

7月15日复诊，漏汗减半，痞、闷、胀等症亦随之而减，但证见往来寒热。法当调和营卫，和解少阳，仿柴胡桂枝各半汤加减：

桂枝10g　白芍20g　甘草3g　生姜10g　大枣30g　柴胡10g　黄芩10g　泡参40g　半夏10g　血木通30g　石南藤30g　骨碎补30g　秦艽20g

书二剂水煎服。嘱此后继续西医治疗。

9月1日三诊，自7月中旬以来，守服前方，一至三剂有效，三剂之后则滞步不前，遂单服西药，不但原证未减，而脘痛、醋心、反酸、嗳气等证又见。医患双方均感其难，来电共议转我校就治事宜，予固辞弗能而勉允之。诊得脉来急促，自觉心跳心累，心前区憋闷时痛，肌肉、关节酸痛，上脘痛拒按，牵引右肩胛，中脘灼热，不时剧痛，吐酸水后痛减。追溯既往，曾有

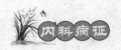

慢性胆囊炎急性发作史。综析诸证有三：风湿内入于心，此其一也；素有胆囊炎，此其二也；酸性药物刺胃，此其三也。主病虽在心，而胆胃不调则药无所汲，胆胃调和则心释其赘。法拟利胆和胃，以观后效。遣乌梅丸加减：

乌梅10g　川椒1.5g　黄柏10g　党参20g　桂枝8g　北辛3g　黄连8g　当归20g　茵陈20g　酸枣仁15g　神曲20g　血木通30g　石南藤30g　骨碎补30g
一剂水煎服。

9月2日四诊，胆区痛、反酸和胃脘痛明显减轻，余证同前。今权宜之计初捷，又当以通阳复脉、蠲痹活络为法，拟炙甘草汤加减：

炙甘草10g　大枣30g　桂心8g　炮姜8g　胡麻仁20g　麦冬15g　生地20g　丹参30g　血木通30g　石南藤30g　海风藤30g　骨碎补30g　延胡索30g
一剂水煎服。

9月4日五诊，诸证略减，彼此皆悦。患者出于欲速之心，要求上两方同时服用。明思之再三，古有朝夕间服之法，今何不师其法而改其制，嘱其饭前服用乌梅丸加减，饭后服用炙甘草汤加减。

如是服用，疗效显著，守服依前法，持续一月，主方不变；视其兼证，略有化裁；病退过半，于10月16日执方出院，居家缓缓服之，又二月尽剂而痊。

明按：

　　山区农作，多平旦而出，日暮始归。咀玉米饼，饮涧中水，即午餐也。急风易躲，骤雨难防，头身湿透，是为常事，故民多有湿病。且患者非土著之民，乃蓬溪徙而至之也。易地而处，水土之性各殊，心、胆、胃俱病，由来有因矣。繁杂之病，当有相应之策，故取古之朝夕间服之义，以二方置于饭之前后间之，既具围歼之意，又无乱阵之嫌也。西医静脉滴注，且有一组、二组之分，我祖国医学，悠悠数千年而独无此乎！

　　又按：此后二十余年，常有荐其邻里患者来寓就诊，询知其人已胜于土著者之健也。

厥　证

罗某，男，54岁，工人，住三台县城关，1976年3月8日初诊。

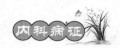

反复寒战，骤然昏倒，不省人事，历时六年。证见每日午后四时许发作，先觉通体畏寒，继则战栗冷汗昏仆，知觉全无，五至六小时渐苏，春、秋、冬三季每天如是，惟以夏三月安然无恙。遍访名贤，中西皆治，时经六载，无一稍减。因识我校检验师罗绍福，引介于余。如此顽疾，当予后生一观，患者欣然同上讲台，让门人各抒己见。诊得六脉和缓，饮食、二便、舌苔等，均较常人无异。溯其源，乃六年前施行胃大部切除术，术前体衰畏寒，术后畏寒益甚，不三月则寒战昏厥矣。寒战初露之时，若以沸汤饮之，则昏厥早苏一二时，且愈沸愈佳，沸不觉其烫。综析诸证，乃术前阳虚，身带虚寒而受术，术后云其虚，屡用滋补之食以饱口福，焉知肾阳亏虚，无力熏蒸于脾；虚寒早至，无力鼓之于外；以午前属阳，得阳则安，午后属阴，阳无以布故也。再夏三月，借盛暑之热以助坎中之阳，故不发也。厥前以沸汤饮之稍可，以沸汤之热暂助中阳故也。肾阳得以温煦，虚寒必然自退，离照当空，则阴霾四散也。方与金匮肾气丸加味：

炮姜7g　麻黄根18g　上桂6g　制附片（先煎）10g　山茱萸10g　怀山药25g　茯苓25g　丹皮12g　生地15g　泽泻15g　远志15g　钩藤15g

三剂水煎服。

3月16日，来校欣然告曰："昏厥缩短二至三小时，苏后倦减，六年之内，未尝服此显效之方，请问可再服否？"余嘱以原方再服三剂。

3月24日来校曰："最后二次，移到上午11至12时，时间之短，可算病已大减，而时间提前，是否病进？"习明曰："由阴转阳，乃求之难得之佳兆也。"嘱再守服数剂。

他日来校谢曰，病已全瘳。又六年患感求方，深谢六年未发。

　明按：

三次来校，学生共睹，首辨阳虚，赞同者有之，非议者亦有之，学生各执己见，各言其是，争议不休，后见病退，始服辨证之无谬也。然肾气丸加钩藤、远志、炮姜、麻黄根，则不解其意。习明曰：肾气丸培补肾中之阳，加炮姜温中则脾胃皆受其益，远志宁心安神以济心肾，麻黄根散虚中之寒，借钩藤之运载而使之出也。孟子云：三年之病，须求七年之艾，今六年之病，岂常法常方之可为也。如此用法，由来非易，乃受前辈王海楼之教诲加味而成之也。守一方而瘳六年之痼疾，我不为奇，人皆异之，故录之以待来者。

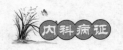

水肿（慢性肾小球肾炎一）

杨某，男，47岁，暂住绵阳市游仙区龙王村，常住射洪县城郊，农民，2002年4月29日初诊。

8月之前，右侧桡骨骨折，4月后出现面肿，以眼胞为甚，朝肿夕消，医云"肝热"，予以新药（药名不详），随即右脘疼痛，自购"扑炎痛"服之，面肿更甚，膝以下竟亦肿矣！简便无济，遂改投市中医院专科颇负盛名之高职医师，尿检为：红细胞0~4/HP，脓细胞0~2/HP，颗粒管型（++）。确定肾小球肾炎而无力住院，乃予中药六剂，嘱其煎服。一剂尽后，呃逆频作，二剂尽后，则食不能进，服至四剂更剧而停。返回原籍射洪就医，滴注氨苄青霉素等，其肿见消，又予中药六剂，服之稍平。医者以为"大功告成"，意欲以补善后，二剂未尽而前证复之如故矣。再滴抗生素类，毫无起色。时而城乡，时而绵射，颠沛流离，延之及今，始浼于明。诊得脉沉而缓，苔白质淡，大便微溏，脘腹痞胀。滋补以碍脾，运化已失司，法当运脾利水，祛湿和胃。方予胃苓汤加味：

苍术10g　厚朴10g　陈皮10g　泽泻30g　猪苓10g　茯苓15g　甘草3g　山楂20g　神曲20g　车前仁15g　怀牛膝15g

二剂水煎服，嘱剂尽更方，食清淡，慎勿过劳。

5月6日剂尽，肿消二成，来寓不遇，某医以八正散予之。

5月10日复诊，小便不利，其肿反复如初。且喜胃纳尚可，苔退脉和。此乃湿初去而脾渐醒，但肾之阴阳俱虚。急宜温肾化气，利水消肿。方予金匮肾气丸加味：

企边桂10g　制附片10g（先煎）　山萸肉10g　怀山药30g　白茯苓20g　粉丹皮30g　生地黄25g　泽泻30g　前仁15g　怀牛膝15g　薏苡仁40g　冬瓜皮40g　白茅根80g　一剂水煎服。

5月12日三诊，小便清长，肿消九成，既中病机，当再服一剂，以其来寓路遥，继与参苓白术散加味：

泡参30g　茯苓20g　白术10g　扁豆30g　陈皮10g　怀山药30g　生甘草3g　莲米30g　砂仁8g　薏苡仁40g　桔梗15g　车前仁15g　怀牛膝15g　白茅根80g　一剂水煎服，嘱其前方尽剂之后服之。

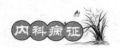

5月17日，四诊，面色初见润泽，诸证悉退。惟劳累之后，双脚浮肿。嘱其只可轻活延手，切勿负重劳作。书以扶肾健脾为主，辅之以益肺通调之方，调理月余而痊。

 明按：

慢性肾小球肾炎属中医水肿范围，其病变部位有心、肝、脾、肺、肾之分，尤以肺脾肾为要。暴病多实，久病多虚，言其比重之多寡，非尽然之也。此病初诊之时，乃虚中夹实，以胃苓汤加味，其意有二：补救滋腻壅塞之弊，使脾胃之气运而转之，此其一也；所谓消炎，利尿消肿，无非随其标而逐其末，置涉水冒雨，饥饱劳损之本而不顾，先执中焦运化水湿之机，以正本清源，此其二也。此后，本应以脾胃为主，而他医以八正散清下焦湿热，药不对证，故无验反剧。待其湿去，则肾虚为要，遣济生肾气丸加味，最为合拍。重用白茅根，先哲时贤已有其例，今用于是方之中，一以反佐而制桂附之燥，一以宏其导水消肿之力，诚利不伤阴之圣药也。效今之双氢克尿噻、速尿之属，既无丢失蛋白之弊，又具健脾夺关之功，物贱效佳，舍之其谁也。

水肿（慢性肾小球肾炎二）

唐某，女，44岁，住绵阳市涪城区花园市场，2000年8月3日初诊。

全身肿胀，时轻时重，尿蛋白时高时低，历时三年。考究既往，原有胃肠疾患，始发于"肺水"，治不及时；及其病进，治法欠妥，曾因久服激素，体重增至80kg，停服已半年，现亦不下70kg。经营小商品，不甚景气，囊中羞涩；要强之心，未如其愿；昂贵"殿堂"，望而却步，故如是也。察其现证，嗳气醋心，腰酸而肌肉疼，大便偏干，小溲如常，舌中心少苔而质红，脉细数。肤置于肌肉之上而赖以生存，肌肉又为脾之所主，脾与胃互为表里，一喜燥恶湿，一喜润恶燥，舌中心少苔而质红，乃胃热脾阴受损之象，当调中焦以运四旁。方与习明复方黄连汤加味：

木香10g　吴茱萸6g　黄连8g　薏仁10g　薤白10g　雷丸10g　槟榔10g　白芍15g　降香8g　小茴15g　乌药15g　郁金15g　延胡索15g　薄荷15g　蚤休15g

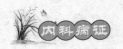

　　一剂水煎，分六次，日三服。嘱忌炙煿、生冷，清淡为宜，慎盐酱五辛；勿惧病之难治，当坚定必愈之心。

　　8月10日复诊，上方一剂尽时，嗳气、醋心、腰酸等症大减，自感舒坦，服至三剂始来。今仅肌肉疼而两脚肿，信心满怀，料定可愈。察其舌中心少苔已不复见，且纳运复苏，脉转和缓，祛湿安胃、利水消肿之法，恰到时机。方与胃苓汤加减：

　　苍术10g　厚朴10g　陈皮10g　甘草3g　白术10g　泽泻20g　猪苓15g　茯苓15g　车前子15g　怀牛膝15g　薏苡仁30g　白茅根80g

　　一剂水煎，服嘱同前。

　　8月13日三诊，肌肉痛解，脚肿依存，余无他症，仅此而已。久病伤中气，难得康复如斯，慎不可重蹈覆辙，健脾化湿，以皮治皮可也。方与五皮饮加味：

　　陈皮10g　茯苓皮15g　生姜皮15g　桑白皮15g　大腹皮15g　五加皮15g　地骨皮30g　车前子15g　怀牛膝15g　白扁豆30g　薏苡仁30g

　　三剂水煎，服嘱同前。尽剂脚肿全消，以参苓白术散加减数剂而康。尿蛋白亦不复见矣。

　　习明复方萸连汤源于"左金丸"（《丹溪心法》卷一），由吴茱萸、黄连组成；"香连丸"（《证类本草》卷七引《兵部手集方》）由木香、黄连组成；"瓜蒌薤白汤（《金匮要略》卷上）去半夏，取蒌、薤二味；雷丸、槟榔取自"九转灵丹"；白芍、降香、小茴、台乌、郁金、延胡索取自"九平汤"（详见噎膈，食管炎）；乃五方化裁而成。以其时贤名"复方萸连"者多家，不但药物组成不同，其功用亦相距甚远，故冠以习明二字以示区别。尤以雷丸、槟榔二药，人们多视为驱虫之品，未解其意。须知大凡中药驱虫，非杀而了之，乃麻而醉之，随大便排出之初，依然动而未死，由此可知乃麻醉止痛，明斯意者，则狐疑释之矣。且夫三药组成二方，不可小觑。"左金者，黄连泻去心火，则肺金无畏。得以行令于左以平肝，故曰左金"（《医方考》）。香连则主治热痢，泄泻不止。丸散改为汤剂，奏效尤捷，乃复之基石也。而另外三方则择其精锐之士而遣之，刚中有柔，柔而不懦，柔中有刚，威而不猛。虽屡起沉疴，亦不足为奇，萌于偶然之悟，成于屡验之中，人皆可为也。

　　明按：

　　此水肿初起失治，延之日久之一证也。大凡外邪所侵，劳倦内伤，或情

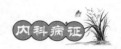

志不舒，或饮食不节，皆可导致气化不利，津液输布失司，水液潴留，溢于肌肤而成本病。《素问·汤液醪醴论》有"开鬼门，洁净府"之治则；《金匮要略·水气病脉证并治》有"五水"之辨；自唐迄清，代有阐而发之者，不乏其贤；近代"化验"术之兴起，则详而备焉。依法治之而愈不难。反之，则蛋白尿经久不解，仍以常法治之，累月成年不愈者，屡见不鲜。故师其法而不泥其方，见其著而不忽其微，是谓上上之策也。"上身肿宜发汗，下身肿宜利水"医者多有共识，而上下皆肿，岂可发汗利水而骑两端者乎？蛋白久不解，乃纳、运之碍（亦常见上下俱肿）。胃主纳而脾主运，能运而纳少则原料匮乏；能纳而运呆则水液潴留。故执中央以运四旁，非法外之法，乃法内之法也。读书明理，贵在举一反三。辨证遣方，还须灵活多变，方中有圆。孟子曰："尽信书则不如无书。"囫囵不嚼，下利清谷，何化之有？

风水肿（急、慢性肾炎尚未明示者）

罗某，女，36岁，工人，住绵阳市火车货站供电段，2006年7月13日初诊。

全身浮肿，腰与四肢为甚，按之凹陷不起，头身痛，发热微渴，小便短少。发病十余日，三更其医，中西两法已进。有谓暑热感冒者，有疑内分泌失调者，有疑急性肾炎者不等，各云其是，其症递增。查阅"小便化验"，尚未发现异常。探其起因，乃冒暑作劳而发病，汗出当风而病势更进，乃水肿病之风水证也。时值百年难遇之酷暑当令，亦当以发汗（开鬼门）利水（洁净府）为法。拟遣越婢汤加味：

麻黄10g　石膏35g　生姜15g　甘草3g　大枣30g　冬桑叶15g　连翘20g　薏苡仁30g　僵蚕15g　神曲20g

一剂水煎，分八次，日三夜一服。嘱避暑静养，忌油腻辛燥、冰冻冷饮。

7月15日复诊，肿消过半，欣幸而来。诸症悉退，苔薄微黄。营卫和而风热散，气化调而"州都"利，杀鸡无须再用牛刀矣。法当健脾渗湿，理气消肿，以皮治皮，不伤中气。方与五皮饮加味：

茯苓皮15g　陈皮10g　生姜皮10g　桑白皮15g　大腹皮15g　五加皮15g　冬瓜皮40g　车前子15g　怀牛膝15g　薏苡仁30g　神曲20g　白茅根60g

二剂水煎，每剂分六次，日三次，嘱如前。

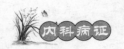

7月23日三诊，尽二剂，身肿全消。昨日喜得甘露，高温下降，暑兼湿而全身瘙痒，舌红而苔薄微黄，脉浮尿赤，法与疏散，祛风止痒。方与银翘散加味：

银花20g　连翘20g　桔梗10g　薄荷15g　淡竹叶15g　荆芥15g　淡豆豉20g　牛蒡子15g　苇根30g　薏苡仁30g　蝉蜕8g　土茯苓20g　地肤子20g

二剂水煎，服法同前，嘱忌鱼虾海鲜。尽剂而痊。

明按：

此水肿之一证也。中医论肿，始于《黄帝内经》，详于仲景，隋、唐、元、明、清，代有发扬，现代《实用中医内科学》概括为肺、脾、心、肾、肝五大类，可谓详而备焉。就其实用而言，则当博采众长，以活法面对昔贤所例之方，切忌死于句下或囿于一家之说。治疗此疾，贵在及时，查无实据，切莫以"无病"视之。当知发病早期，未必"小便等化验异常"。及至"证据"具备之时，病者机体已疲，往往延误最佳时机。若治法得当，尚无大碍，若单执利尿一端，必遗后患。就其西医病名而言，属急性肾小球肾炎之早期，若延为慢性，可致成年累月而不能愈也。现代仪器，细微直观，病已构成之际，确可作为诊断依据；而未构成之先，则当知通常达变。四诊贵在"合参"，中西更贵于"合参"矣。且夫先进仪器，并非隶属一医，但求疾病早愈，切忌削脚适履。

热　淋

李某，男，42岁，教师，住三台县三合中学，1977年7月2日初诊。

阳盛之躯，素畏暑热，其妻住院于琴泉，冒暑往返于三合与琴泉之间，突发尿频，淋漓涩痛，频频如厕，小时之内不下十次。时有检验师何女士，能歌善舞，风趣健谈。查出小溲为红细胞（+++），白细胞（++），蛋白（++），脓细胞（++++），上皮细胞（+++），何女士指着化验单而谐曰："白老先生值诊以来，以中药著称，从未使用西药，此病则非'抗生素'莫属，今将若何？"答曰："承蒙好意，我当择善而从。"诊其脉弦而数，舌红苔薄微黄，大便干结，二日一便，小腹拘急，痛引至腰，昔年曾发数次，均在夏季。此乃下焦湿热，法当清泄，令湿热从二便分解。方与八正散加味：

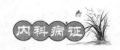

木通15g　车前子15g　萹蓄15g　瞿麦15g　大黄8g　滑石10g　甘草3g　炒栀子10g　灯心草1g　茜草30g　山药30g　薏苡仁30g　败酱草20g　地丁草20g

三剂水煎服，每剂分九次，日四服，夜一服。嘱服毕之后，先查小便，然后复诊，以便对比。

7月9日复诊，何女士执化验单，惊喜若狂而告曰："怪乎哉！妙哉！中药胜过'抗生素'之效，我今得以见也。"明视之，仅有上皮细胞少许，余皆阴性。患者曰："一服淋涩缓，二服小溲畅，三服痛解，当夜静卧舒坦。四小时之内诸证如失，较以往之注射'抗生素'，不可同日而语。我有一剂即痊之感受，之所以遵医嘱而尽三剂，正欲以化验为据，扬我中华国粹之威。"何女士默然拱手，以示诚服。不耐暑热之体，当扶肾阴之虚，乃书知柏地黄汤加石斛、沙参、莲米、薏苡仁与之，五剂之后，多年未曾复发。

 明按：

热淋属下焦湿热，以尿频、尿急、尿痛为其主症，相似于今之肾盂肾炎、膀胱炎、尿路感染，最适宜于八正散加减。大便不结者，大黄当去，尿中有红细胞加败酱草，白细胞加山药，蛋白加薏苡仁，脓细胞、上皮细胞加败酱草、地丁，用量随其轻重而定。煎法以沸后十分钟为度，宜淡不宜浓。服法宜频不宜缓，白开水欲饮则饮，饮量不限。引水以济将涸之溪，使之畅流而疏淤也。以淋涩不利，小溲本浓，再限饮水，则更浓而难出也。

急证既非中医"专利"，亦非西医"专利"，各有所长，各有所短，原无急慢之分。医以疗疾为先，切忌门户之见；一切检查化验，非专为某医某科而设，凡有助于辨病、辨证者，均可与四诊合参。无论来自何方信息，既不可一概排斥，又不可奉为圭臬，务必去伪存真，然后为我所用。急病急治，有何难哉？然而，"急性病投西医，慢性病投中医"，一度时期，已相沿成习何也？奈何今之医者，精究岐黄者寡，竞逐荣势者众，轻浅而缓者乐迎，急而重者即诿，为时既久，则民从而习以为常。有为者，亦若是，有志者，事竟成。非不能也，是不为也。

湿热下注（膀胱炎）

张某，女，27岁，住绵阳市涪城区玉泉路，2000年7月2日初诊。

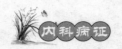

头面四肢轻度浮肿，小便频数，不时淋漓灼热而小腹痛，小便常规未见异常，服"双氢克尿噻"类，不日溺多而肿消，二三日反复如故。历时一年，已成依赖。近半月以来大便秘结，腹痛甚而来寓就诊。其人中等身材，时髦形态，脂粉所饰，面目本色不可得而识之也。问及工作环境，答以"闲逸数载……无所事事"，但诊其脉沉数而弦，乃素嗜辛辣炙煿所致之也。非清热以泻火，利水以通淋不可。方与八正散加味；

木通15g　车前子15g　萹蓄15g　瞿麦15g　大黄10g　滑石10g　甘草3g　栀子10g　土鳖虫20g　陈皮10g　腹皮15g　五加皮15g　桑白皮15g

一剂水煎，分六次，日三服。嘱起居须慎，食饮宜节，勿染发伤身。

7月5日复诊，率尔而言曰："一服气顺而热下降，二便畅而腹痛解，继则浮肿消而身爽，纳食如常而无所顾忌，昨日与友相聚，恣意饮冷啖炙，今朝吐呕酸腐，进而下泻三次，其质稀而腐臭，尤恐反复如初，故又复来。"明曰："善管其嘴，勿妄动其志，则无虞也。"拟导滞以和胃，别浊以分清之法。方与胃苓汤加味：

山楂20g　神曲20g　麦芽20g　广藿香15g　砂仁10g　苍术10g　厚朴10g　陈皮10g　甘草3g　猪苓15g　茯苓15g　黄芩10g　黄连10g

一剂水煎，服法同前。循其所嘱，剂尽而痊。

明按：

辛辣炙煿之食，味愈香而性愈烈，最易化火。宿之于中，则胃肠里结；熏之于上，则七窍燔炀；注之于下，则灼及阴与膀胱；弥漫三焦，则内可涉脏腑，外可及皮肉。故嗜之者多斑布于面，痒疹、丘疹、疱疹接踵而至，所谓排毒养颜之说，应运而生，不从口入，毒安由来。治之之法，必晓之以理，晓而循之者善，晓而不循者顽，响鼓只须轻槌，苦于难寻知音，知音者愈罕，仁道之行愈难。医医之法，古有明训，陈修园《医学三字经》"医医法，脑后针"之注至为肯切也。

以酒为浆，首伤胃肠，以妄为常，神驰而荒；恬愉声色，口勿乱张；神与形俱，身心两康；修身养性，恶抑善扬。尧天舜日，美味肥甘妙在少；清风皓月，粗茶淡饭愁不多。斯道之行也，虽愚必明，虽柔必强。

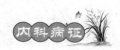

肾 结 石

陈某，男，54岁，车间主任，住绵阳市先锋路翻胎厂，1996年6月14日初诊。

腰与下腹剧痛，痛无休止，历三日，新药镇痛之剂无所不用其极。一箭之地，乘舆急趋，左右相挟而至。素乃彪悍之躯，竟然弓腰呼号，汗出淋漓，面色青苍，苦无复加，六脉沉伏，似有似无。三日不曾进食，今已小便闭阻。溯其何故，乃三日前经某医院"碎石"所致之也。查阅此前资料为双肾结石，大小为0.6~0.7cm，在此医患无计可施之时，不得不暂弃"中医不能治急证"之偏见，姑且一试而洿明治焉。明以清热解毒、通淋、溶石、导滞为法，方与八正散加减：

银花20g 青黛8g 败酱草20g 木通15g 萹蓄15g 瞿麦15g 滑石10g 前仁15g 生蒲黄15g 海金沙15g 槟榔15g 灵仙根15g 薄荷30g 延胡索15g

一剂水煎，分六次，三至四小时一次温服。

翌日清晨……乍闻感激之声，不知所云；释笔举目，始识陈之所至也。众医、护为之庆幸……目击者盛赞国药之神。溺通而痛解，岂有一日而石溶之理？乃嘱守服数剂，如无他弊，不须更方。陈欣然唯诺而归。

6月28日复诊，已服前方12剂！何故信服如此？答以"……愈服愈舒"。观其容颜、形体，较14日之前，判若两人。食饮起居如常，结石溶化与否，尚不可悉，乃宗疏肝理脾调气之法，方与四逆散加味：

柴胡10g 白芍20g 赤芍15g 枳实20g 甘草3g 青黛6g 灵仙根20g 槟榔10g 海金沙15g 生蒲黄15g 萹蓄15g 瞿麦15g 薄荷30g

三剂水煎服。嘱剂尽之后，去原处复查，永忌辛辣燥烈之食。

数日后来门诊而告曰："查无结石，原医生疑，换机再查，始信结石已化……我国药之威力，医护皆服。"明曰："医无门户之见，乃苍生之福。国人信国药久矣，惜乎疑其效缓，相沿成习；非不能也，是不为也，国人无过，乃国医之咎也。汝今涉险而夷，何须追究孰高孰低。"

随访九年，未曾复发。

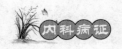
 明按：

胆结石、肝管结石、肾结石发病之广，莫过于今者何也？其因虽多，其要者不外两途：疏泄滞后，津液沉积，此其一也；嗜辛辣燥烈之品，内热偏胜，煎熬津液，此其二也。二者相互为虐而结石成焉！以今之食品应有尽有，凡气味芳香者，多具燥性，偶然食之可口，久则有化燥伤阴之虞，碌人不知，诚可慨也。仪器确诊尤易，化而解之则难。今有"碎石"之法，可化整为零，乃一大进步，而零碎之石梗塞不解，又当溶化而出。此案之巧取，在于首方，银花、青黛、败酱，清热解毒以消"炎肿"，木通以下十味，通淋溶石导滞，重用薄荷，尤具溶石之功。试观炊壶烧水沏茗，无论水质多优，数月之内壶内四壁必附一层石垢，其硬如石，以薄荷50g或100g放入壶内一煮，如石之物顿时溶为糊状而脱落。明见烧水工常用此法，联想人体结石亦有类似之处，且薄荷未见伤身之大碍，故用之于人屡用屡验。俗云"一人知识有限，天下义理无穷"，为我所用，岂不快哉。灵仙根最善堕胎，具推而出之之义也。各种结石，惟肾最难，出体外需经数关，近代时贤创有"排石汤、丸、胶囊"等剂若干，与此证很难合拍，习明岂敢异想天开，乃不得已而为之也。偶然得之，不容轻信，屡用屡验，始拟名为"白氏溶石汤"。来者有识，完而善之，我愿以师事之。

脚　气　（一）

杨某，女，15岁，高中一年级学生，住三台县城关北街，1975年10月8日初诊。

发病十六个月。双下肢肿胀，肿时无履可适，消时几近常人。其母以架车拉至琴泉山下门诊，正是盛肿之时。发育状态良好，不但体态已至成人，而身高已过于其母，面色白净，端庄雅秀，脉见沉缓，声轻而细，舌淡苔腻而板实。视其下肢，肿无复加，足三里以上与常人不二，年余以来，城内及其周边，凡有名气者之方，俱信服无验。中医谓为脚气。小便与血常规均属正常，西医称为过敏性水肿。肿则骤然而发，消则必须半月。门诊、住院，其效与静养相似。闻喧闹之声可发，看惊险影片尤甚。细寻发病之因，杨与其母所供，俱无可据。问及月经初潮，则恍然有悟曰："素好游泳，畅游涪

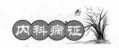

江，初潮适来，年少无知，尽兴半日方归。三月以后渐肿，似与此无关，故从未告之于医者也。"明以此讯贵之。女子经水适来，忌冒雨涉水，乃人之共识，经乃气血所属，江水湿中兼寒，孔窍空虚，则感之尤易，血络不畅而痰亦生焉，伤则必恶，胆怯而损神，故喧闹与惊恐皆可触而发之也。扬我国医之长，据审此因而论治，遣五积散加减：

麻黄根15g　苍术10g　白芷10g　赤芍15g　当归尾20g　川芎10g　枳壳10g　桔梗10g　桂枝10g　炮姜10g　甘草3g　茯苓15g　厚朴10g　陈皮10g　半夏10g　生姜三片　葱白2g　蝉蜕8g　地肤子15g

二剂，水煎分四日饭前温服。

复诊：10月12日10时。下课铃响，杨已候于课堂之外，乃徒步独自而来也。门人识之者称奇，请求课堂示教，杨应邀登台，详答众生之问。明析理法之后，于前方去地肤子加石南藤30g与之。服法同前。

自此以后数月未曾来校就诊，就杨所荐之病者来校转告，得知已愈。门人为求其果而寻访于家，获悉"尽剂而康"，毫无欲发之征。

 明按：

凡具寒、湿、气、血、痰之机与因者均可选用，"五积"之名即由此而来。吾年少之时，常听前辈对好用五积散而名噪一时者，多有异议，嫌其药味多而闲置之，竟达十年之久。于今省之，乃阅历不深之故也。及其"入室"而回眸之，始知偏颇之中有其长也。为医者不存门户之见为上。方中麻黄用根，取散寒而不发其汗，今之《中药学》有将其列为收敛类者，就其功效之一而言，无可非议，此见乃吾祖口授心传，证之实践而无谬也。

脚　气　（二）

曹某，女，64岁，西南科技大学退休教师，2005年4月6日初诊。

双脚膝以下肿胀八个月，时左时右，甚则蔓及头面，经众名老中医治之罔验。继又经成绵两地多种精密仪器检查，其结果均为阴性。曾几度欲罢，而困倦递增，举步维艰，心绪不宁。又不得不四处寻医。后经李老推荐，明乃诊焉。其人身材魁梧偏胖，任职之时公而忘私，任劳任怨，退休后哺育

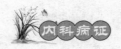

孙辈，退而无闲。六脉皆沉，肌肉丰满者，乃常见之脉；舌苔偏厚，与湿有关；腰膝酸软，乃当年产后所遗。数十年来，有谓"气血不足"者，而益气补血之品下咽，必见肿甚而中满；易感风寒，服发散之剂必汗多而恶风；偶感风热，服辛凉之品则纳减而身寒。且喜为人坦荡，知书达理，离岗九年，尚能自身调节，与世无争。源于产后失治，气血为寒邪所滞；肥胖多痰湿，三焦升降失利；沉痼日久，表里虚实兼而有之，且具似是而非之象。杂证宜复方，乃遣五积散加味：

麻黄根15g　苍术10g　白芷10g　白芍15g　当归20g　川芎10g　枳壳10g　桔梗10g　桂枝10g　炮姜10g　甘草3g　茯苓15g　厚朴10g　陈皮10g　半夏10g　前仁15g　川牛膝15g

二剂水煎，分四日尽剂。

4月10日复诊，欣然叹曰："数月以来，遍访名贤，未见先生如此敬业者也。古稀之年，尚能诊诊立案，小病不粗，沉痼必细，首次相遇，我之顽疾已却三成矣。"视之果然。脉见中候而缓，舌苔转常而清秀。就脚肿而言，已退三成，凭脉舌神情而论，不止于此。邪退当扶正。正者，肾也。法当滋真阴以利水，补命火以运脾。方与济生肾气丸加味：

肉桂10g　制附片10g　山萸肉10g　山药30g　茯苓15g　丹皮30g　生地25g　泽泻20g　前仁15g　怀牛膝15g　薏苡仁30g　白茅根80g

二剂水煎，日三服，四日尽剂。

4月15日三诊，肿胀消至八成。昨日兼感而腿疼，苔微黄，便溏。季春将去，孟夏在即，由生而长，自温渐热，假天地之更季，适阴证而转阳，契机所在，法随证移，遣当归拈痛汤去当归加延胡索与之。

4月22日四诊，腿疼解，浮肿再现，虽未反复如初，却又倒退二成。且喜肿而不胀，乃里湿已达肤表，取"以皮治皮，不伤中气"之法。方与五皮饮加味：

茯苓皮15g　陈皮10g　桑白皮15g　大腹皮10g　生姜皮10g　冬瓜皮30g　车前子15g　怀牛膝15g　白茅根80g　薏苡仁30g　甘草3g　蝉蜕8g　地肤子15g

二剂水煎，分四日尽剂。

4月27日五诊，脚肿全消，诸症悉除，以参苓白术散（汤）加减善后，数剂而痊。

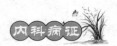

明按：

脚气一病，历代医家论述甚多，大略有湿脚气、干脚气与脚气冲心之分。就其今之所见，湿脚气见之甚广，干脚气次之，脚气冲心者，再其次也。与此同时，竟有数以十计之众，且多女性，其证大同小异，皆湿脚气之类也。医家多推崇鸡鸣散，吾曾屡用，效不甚彰。非名方不鸣，乃证痼之故也。

问曰：前案与本案虽同为女性，而年龄相距49岁，时光相隔30年，发病不同，环境有别，而首方相近何也？答曰：前者经水适来而恣意泅之于水，后者产期失治之所遗，虽有诸多不同之处，然其病机则一。今人有"病种相同，病机不同，治法不同；病种不同，病机相同，治法相同"之说，堪称经验之谈，但并非创见，古已有之。伤寒阳明腑实当下，少阴热化当下，而温病里结胃肠亦当下也。所以然者，病机相同故也。盛衰久暂有别，加减后续各异，细究先贤后哲之论，举一反三，则了然于心间矣。

高龄老人滑精

张某，男，71岁，住绵阳市涪城区御营坝，2005年3月23日初诊。

退休老人，椿萱并茂，求康反而不康，故而弗宁。是日11时之后，惶然急趋，登我医庐，迫不及待，强求急诊，置数位女性而不顾，旁若无人，手舞足蹈而言曰："滑精六日，若决江河，日二三次不等，内裤一片狼藉，色如米汤质腻而稠黏，其气腥臭，夜轻昼重，午后尤甚。"候诊者掩面细听，执业者细索其因：素无手淫非分之念，今乃首次发病。观其形体，肥胖粗实，体重约80kg；查其血压，240 / 100 mmHg，追溯平素饮食，常以药代茶，以药入饭，以药掺于肥甘，且多为益气壮阳之品。而气有余便是火之说，则未尝闻之也。明乃与子上功合议，中西两法并进：

1. 建瓴汤合封髓丹加味：川牛膝30g 干地龙15g 夏枯草30g 海藻30g（去盐） 生地黄30g 白芍药30g 怀山药30g 柏子仁15g 生赭石30g 生龙牡各40g 缩砂仁10g 生黄柏15g 粉甘草3g 豨莶草30g 海桐皮30g

一剂水煎，分十次，四小时一服。

2. 西药：复方罗布麻2片，每日两次；复方降压片1片，每日两次；丹

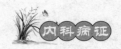

参片3片，每日三次。

此方为白上功所拟。

翌日，诊扉初启，正适门庭若市之时，欣喜如狂而告曰："一服知，二服静，三服平，四服则却病九成矣。'不识庐山真面目，只缘身在此山中'，先生真神人也。"闻此赞誉之声，众皆大悦，明则不以为然——未必可信。婉言告以"尽剂再诊"。

3月27日复诊，六脉已平，血压下降，始知此前无谬。中病即止，杀鸡焉用牛刀，遂改用清泄相火之法，方与龙胆泻肝汤加味：

胆草20g　木通15g　泽泻20g　银柴胡20g　车前草25g　生地30g　甘草3g　当归20g　焦栀15g　黄芩30g　夏枯草30g　海桐皮30g　豨莶草30g　砂仁10g　黄柏15g

二剂水煎，每剂分六次，日三服。

尔后随访，康复如初。

明按：

国家将兴，必有祯祥，病种变迁，亦其然也，为何？答曰：今之盛世，非文景、康乾、开元之所能比，邓小平理论深入人心，泽及兆民，老者安之，少者怀之，国富民强，巍然屹立于世界东方。惜乎锦衣厚身犹未足，玉食壅腹全不知，径至食火腾翻，鼓荡阴精沸涌，俗云：参芪杀人无过，硝黄救人无功，其斯之谓也欤！

魔高一尺，道高一丈，非常之疾，非非常之方药不可。故遣红龙下海汤（自创经验方）、建瓴汤、封髓丹三方合用，更益以豨莶草、海桐皮狠降血压，标本兼顾，攻守平行，首战告捷，不亦宜乎。复诊遣龙胆泻肝汤加味，亦有封髓丹在内，似是杂乱，却有命的之巧，知我者谓我心忧，不知我者谓我何求，志此以待贤者也。

强中（性功能亢进）

赵某，男，66岁，农民，住三台县同德乡，1980年6月8日初诊。

证见小便灼热如焚，淋漓涩痛，反复尿血，甚则尿血不辨，点滴难出，茎中割痛。往返凯江、梓州，其证稍缓不久，继而又急，久治不瘥。遇病友

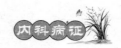

之荐，相约而登琴泉[1]。诊得脉沉细而弦，苔黄厚腻，舌边尖红赤，姑从下焦湿热论治，予八正散加茜草、茅根之属，三剂而平。尽剂再诊，循法继之，则反复如初。患者以其首诊效佳而坚信无疑，不怨药不制病，但责于己冒天气炎阳之行而复。因之托其子（兄之子过继）往而更方。闻之其父幼年家境宽裕，前人于乡间置有沃田数亩，又于街面购房数间，经营餐馆，衣食住行，皆较邻里为优，年少之时即放荡不羁，沉迷女色；及其年老，正娶有三，而婚外之情又无间断。且阴茎坚长，精出而久勃不萎，乃恣意艳福，孤阳无阴，最为难治之强中证也，非重剂不足以熄雷霆之火，乃书二方如下：

1. 黄连解毒汤加味：黄芩20g　黄连15g　黄柏15g　炒栀子25g　生大黄20g（后下）　白茅根50g　水煎服。

2. 三一承气汤加味：生大黄20g（后下）　厚朴15g　枳实20g　芒硝20g　甘草3g　石斛30g　沙参30g　萹蓄15g　瞿麦15g　水煎服。

嘱将上二方各服一剂，以观后效。

6月30日，其子来寓告曰："第一方服之如故，第二方服之即泻，泻之则舒，再服则只舒不泻，愈服愈佳，今已服至八剂，前证全解，但脘腹痞胀，不食不饥，恳请先生出诊往视，庶可救父一命乎？"余闻之大惊曰："如是之方，焉能如此。"驱车前往，果如所云。其脉虚软，犹有胃有神，脘腹虽见痞胀，尚能嗅及五谷之芳，虽过服荡涤腑实之峻剂，未显现洞泄伤津之候。噫矣！不幸之举，偶得其难得之一幸也。人乎？天乎？有是理乎！目今意外之矫枉过正，急当补救其偏，乃书香砂六君子、桂附理中汤之属，数剂而痊。

逾年之后，周大华、邓贵荣等门人，随明巡诊于邻近乡镇，特往访之。其人既康且壮，年近七旬，尚能荷重上至山岗，耐劳之躯，与少壮之人无异。询及疾之缘由，毫无拘束，畅言隐幽，始知曾经更有盛于今也。翁曰："阴茎坚若木棍，通宵盈旦，数日不软，茎中如刀绞，跨下似火燔，纵值数九严寒，必裸露被褥之外，令主妇与其情人轮班以蒲扇扇之……今以实告，请予实录。一以似我无知之辈，引以为戒；一以借我之治验，以救他人之命。窃闻罹我之患必死，今幸得以再生，无以为报，谨以此情而酬大医之恩也。"

---

[1] 琴泉，即琴泉寺也，以泉滴之声如琴而得名，乃三台胜景之一，时年为医校所栖之地。作者当时厄居观音洞，即琴泉所泻之洞口也。实志斯地，感而怀之。习明注。

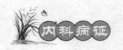

 明按：

火之为病，其害甚广，其变甚速。外火尤为易治，欲火实为难医，以淫欲之火起于肾而源于心也。心不妄动，性不违于常道，则造化之序顺，生机常存。故心妄动则性必淫矣。前贤有云："妄之极也，则病死矣。"不无其理。此案之痉，似是大剂釜底抽薪之功，实则系病者懵然行事而巧合之也。湿温病虽有一下再下之例，彼乃轻下缓下之法也；此乃杂证之湿热，又系峻猛之药，一方服至八剂之多，诚为罕遇之例矣。下之既过，中阳大损，故急用温胃醒脾之方。若延之过久，则难复之也。考诸前贤《徐洄溪治亢阳案》"殷之晋，年近八旬……饮食不进，小腹高起，阴囊肿亮，昏不知人……饮以黄柏、知母泻肾火之品"而愈。究其所因，"此所谓欲女子而不得者也"。其论甚精，药力亦专，颇有见地。然则彼乃耄耋丧妻，虽有阳无阴调之苦，"向来馆谷京师（注：长期以来独自在京城设馆教学）"，通情达理，能正纲维，故杂之滴水即灭；此乃雷霆之火奔腾九霄，燔焰莫御，故启滔滔涪江之水而始熄焉。

再论婚媾之事，人之伦也，性之然也。婚无不媾，媾则必婚，反之则乱伦而又乱其性也。且夫阴阳和而雨泽降，夫妇和而家道兴，可以调五志，和七情，益身心，催人奋进，此有节之谓也。恣意纵欲，必淫之于心，心淫则无高可匹，无大可配，肆无忌惮，抛伦理于脑后，置道德于度外，艳丽胜似灵磁，异性如同西施，狂欢以荡其志，苟合以夺其精，蒙昧而蠢若游魂，祸已附身，全不知矣！此过节之谓也。节者礼也，以礼节之，适其度也。故适度者老壮皆宜。壮有夫妻之爱，老有伴侣之亲，则阴阳和而身心健，孟子曰："尽其心者，知其性也。"何病之有？

小腹痛（性生活过度）

张某，男，39岁，农民，城区经营卤制荤菜，暂住绵阳市御营片区，2004年9月26日初诊。

农民进城，"经营有方"，丰衣足食，不谙摄身。两年前患胃肠溃疡，经我父子中西医配合治疗而获痊愈。本应富而无骄，洁身自好，远酒色而居，庶可身心康健而迈步向前。惜乎！未如是也。

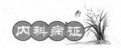

近年以来，独眠不遂，乐于妍居，行房则小腹疼痛加剧，辗转数处，难于启齿，几度欲求于明，犹恐正言告诫；久治不愈，始露隐忧。诊其脉沉弦而细数，舌红而根部苔垢，眼眶青而唇如抹脂，知欲火所致之也。其证似热而兼寒象，难辨阴阳，表里之证相兼，虚实之征难别，姑假仲景厥阴之义为法，方与乌梅丸加减：

黄柏10g 党参20g 桂枝10g 细辛3g 黄连8g 当归20g 川椒1.5g 乌梅10g 橘核20g 荔枝仁30g 茯苓15g 小茴香15g 银柴胡10g

二剂水煎，分六次，日三服。

四日后复诊，诸症悉退，自觉过半，既已对路，嘱其独眠寡欲，守服六剂而康。

 明按：

沉疴之后，当先食糜粥，服和药。清心寡欲以调养脏腑，神与形俱，则康而泰矣。张生则不然，故如是也。五志太亢，必有所损，五体过劳，岂无其伤。以酒为浆、以妄为常者，如持盈满之器，不慎而动，则倾泻天真也。逢政通物丰之盛世，原可人尽其能，扬我中华之美德，兴我民族之国威；否而自损，如草木一春；万物之灵，当之有愧。

小腹痛一证，仲景有蓄水蓄血之辨，今有下焦湿热，乃至"膀胱炎"、"尿路感染"、"肾盂肾炎"之说，各有其主症或"指征"。似此主证不明，"指征"不清，查无实据之证，不妨求诸"厥阴"。以厥阴者，阴尽阳生之经也。因势而利导之，常有出人意料之功。如此举隅，来者反三，则仁道彰而万民受益矣。

中消（甲亢）

李某，男，42岁，供销社干部，住遂宁市城区，1972年6月27日初诊。

发病于谷雨节之前，善食易饥，四口之量不能果腹。春寒犹存，必户外露宿，入室则心烦躁扰不眠。遂州名贤辈出，屡治罔验，延至明携学生（高研）实习于此，始幸而遇焉。诊得脉实，面色枯槁，目光了了，小便微黄，大便如常，舌质红，苔薄少，口不渴，惟善食易饥，神倦乏力，T_3、T_4高于正常值1.5倍，手微颤抖。西医据此，断为"甲亢"，当属中医中消范围。细

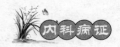

询其由，服挚友所馈野生鹿茸400g，而至于是。其茸质地上乘，又时值初春，阳气升发之季而服，因之渐次善食易饥而至于此也。大补元阳之品，且具上升之性，又逢天地之阳气始开，两阳相劫也。当取急下之法，以防烁阴之弊。方与三一承气汤加味：

芒硝20g　大黄15g　枳实15g　厚朴10g　连翘20g　沙参30g　栀子15g（炒）　甘草3g

一剂水煎，分六次温服。嘱便畅则止服更方。

尔后，三日未曾来寓复诊。或笑曰："窃闻先生出奇招，好耶？跑耶？"答曰："二者必居其一。"又五日未来，又曰："非好矣……已跑矣！"答曰："未必。"

7月7日始来复诊：未启诊室之门，其号已满。患者四谒四退，皆礼让他人先诊。及至诊毕其数，始近而敬之曰："先生之药妙矣！首服肠鸣，二服则泻，泻之则诸证悉减，如法尽剂，则可入室而寝之矣。家人欣喜过望，亲友闻而称奇，行家赞其果敢，我则有如久旱逢甘露之快，故守而服之，三日前已尽二剂……所不解者，仅首剂泻之有四，二三剂则不泻而安，何故也？"细观之，判若两人，明已不识之也。病却九成，而追询其然？虽不以医为业，其求实之举可贵。明曰："病受之也……违医嘱服之而不至太过，汝亦慎行之也。"诊得脉来和缓，面色润泽，舌质微红，苔偏少，津不足，此乃鸱张之热虽平，气分之热犹存，法当清热生津。方与白虎汤合生脉饮加味：

石膏40g　知母30g　炙甘草8g　人参10g　麦冬15g　五味子15g　百合30g　粳米40g

二剂水煎服。

8月9日，偶感小恙就诊，得知二剂尽后则痊。复查T_3、T_4复常，其人已壮实如故矣。

尔后，常有痼顽之疾就诊，中有李某所荐者，皆云其善。

　明按：

中消以善食易饥为其主证，可分别见于西医学糖尿病和甲状腺功能亢进之中，此属后者。饮食不节，情志失调，药物温燥等因素均可导而致之。初病易治，久则难医。此病热势虽盛，其体尚实，故直折其热，不待他变而速愈之也。大凡痼难之疾，须寻决胜之机，可决而不决，则失其机也；迨其变证纷繁之后，则时不待也。鹿茸大壮元阳，为阴虚阳亢者之大

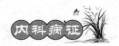

忌，今违时过量骤服，助燥烁阴，吐衄便血、头晕目赤、中风昏厥等证将接踵而至，何止中消之一证也。病者遵医所属，理所当然，此违嘱而服峻剂，又恰到好处，幸耶？误耶？由误而幸，世事有之，偶然所获，贵在其中，乐亦在其中矣。

齿舌变黑（一）

罗某，男，53岁，粮库职员，住遂宁市城区，1972年6月2日初诊。

近感头昏重痛，咳嗽，腰酸胀，苔白脉缓，原有背麻木九年。此乃寒湿客于背俞之脉，再加新感风寒所致。取益气发汗，散风祛湿之法。方与人参败毒散加味：

泡参30g　茯苓10g　甘草3g　枳壳10g　桔梗10g　柴胡10g　前胡10g　羌活10g　独活10g　川芎10g　薄荷10g　蝉蜕5g　薏苡仁30g

二剂水煎服。

6月5日二诊，新感已解，背凉而麻木仍在。患者细述患病之初，乃夜间露宿所遗。数年以来，遂州名老无所不及，喟然叹曰："有幸相遇……先生将起我沉疴之疾矣。"切盼求愈之心，医患共鸣。遂以温经通络之法。方与小续命汤加味：

桂枝10g　白附子10g（久煎）　川芎10g　麻黄根15g　党参20g　白芍20g　赤芍10g　杏仁10g　防风10g　血木通20g　海风藤25g　甘草2g

一剂水煎，分六次温服。

6月6日来寓告曰："如法煎服仅二次，齿与舌骤然变黑，我无所苦……旁观者哗然！惟恐变证蜂起。"观其齿舌，如墨所染，扪之湿润。明曰："湿邪外透之佳象也。阳虚之体，湿郁于背俞，虽久而不热化，今将温药以鼓之，涤而溢之于外，求而难得之也。"再书加减正气散与之，嘱上方剂尽之后服之。

6月7日四诊，齿转白，黑苔退却过半，微有少津之象，头昏乏力，书沙参麦门冬汤与之。

6月9日五诊，舌苔转白，背凉麻木消失，惟旧有手指麻木，调气养血数剂而痊。

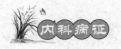

齿舌变黑（二）

龚某，男，26岁，饮食店工人，住潼南县桂林乡，1972年5月31日初诊。

头昏胀，腰腿疼，背发凉，小便时黄时清，脉浮数无力，苔薄黄有津。六年以来，外感频繁，即或轻感，亦必全身骨节疼痛，多方无效，必注射安乃近，半小时痛即止，不数日又疼，屡注屡痛，追溯其初，因于亢热之季，卧湿地露宿而起。法拟宣通表里，分消上下。方与当归拈痛汤：

羌活10g　防风15g　升麻3g　泡参25g　当归15g　猪苓10g　泽泻15g　白茵陈15g　黄芩10g　葛根30g　苍术10g　白术10g　苦参10g　知母15g　甘草2g　　一剂水煎服。

6月2日赴寓告曰："剂尽痛减，背不发凉，今反发热矣。"明曰："由凉而热，里邪出表，六年之痛，可望拔其根矣。"嘱原方再进。

6月8日二诊，前方已尽三剂，诸证全失。但齿舌俱黑，扪之原有津液。乃表里宣降得司，三焦通调有权，湿热之邪外透而出之矣。书加减正气散数剂，嘱其水煎，旬日而康。

> **明按：**
>
> 齿舌骤然变黑，古已有之。今之变黑者，多见于某些药物或食物染色而成。非染而黑者亦偶有所见，不可但见黑色即云险证，当细辨精详。舌色老黄灰黑（齿亦然之），津枯而有芒刺者，多有热盛劫津之候，今齿黑湿润，无高热之前奏，无夺津之嫌疑，以此为辨。门人问曰："先生之言是矣。然则二日之内，连见两例，一以温药鼓之外出而黑，一以专治湿热之方而黑，前者之义易解，后者之理难明，请与析之。"答曰："天地以五气养人，人禀五气而生，故有五脏、五体、五志、五声以应之，是以升降出入，无器不有，一旦滞之，百病生焉。治湿热之方甚众，今遣之者，当归拈痛汤是也。方中羌防，散经络之湿而利关节为君；升麻葛根辛平启上，二术和中而去膝理之湿为臣；苦参、黄芩、知母、茵陈，苦泄以利湿热，猪泽淡渗以导湿下行，参草和中补气，是以为佐。合奏宣通内外、分消上下之功，令其人升降出入有序，天人相应，故湿热得以透泄，亦可由齿舌见黑而解矣。"
>
> 再论黑为何物？乃肾之色也。前贤有"穷必归肾"之说，吾亦然之。

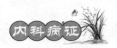

彼乃邪气深入下焦，病之进也，必有肝肾阴涸之候；此乃肾气来复，病退而显本色之象。气阴不亏，是其验也。二十世纪七十年代以前，极其少见，七十年代以后，则见之不鲜。管窥之见，未必尽然，故录之以待来者也。

瘀证（真性红细胞增多症）

任某，男，74岁，退休干部，原籍射洪县，现住绵阳市涪城区御营坝，2001年10月5日初诊。

下肢疼痛，卧床不起。往视于榻，但见遍体彤红，颜面尤著，身有微热，两腿灼手，左腘窝凸出一包块，状如小饼，质不甚硬，痛不可扪，屈不可伸，趾、跟、底、跗胀痛，不可适履。面色红紫多年，下肢疼痛反复出现。有谓疮疡欲溃者，有谓血稠黏腻不通而痛者，有谓血栓闭塞性脉管炎者不等。十日前滴注过肌苷，一月前曾经过数次"放血治疗"。据省地权威机构查证为"真性红细胞增多症"。现今六脉沉涩，舌质深绛紫暗，苔偏少而苔微黄，此乃热盛血瘀，慢性急发之证也。法当清营泄热以防血动风生，通络抗凝勿待瘀滞腐败。方与清营汤加减：

水牛角20g　生地25g　玄参20g　淡竹叶15g　麦冬15g　银花20g　连翘20g　丹皮30g　丹参30g　鸡血藤20g　海风藤30g　夏枯草20g　蒲公英20g　败酱草20g　水蛭8g

一剂水煎，分六次，日三服。嘱卧床休息，下肢抬高（不低于自身心脏为度），忌油腻高脂炙煿，多食菜羹软粥为宜。

10月8日复诊，下肢各处疼痛均减，腘窝处包块消退三分之一，但舌质仍绛，身热夜甚。初见成效，当防稍纵即逝，今邪在营血无疑，只可进而不可退也。方与犀角地黄汤加味：

水牛角25g　生地30g　白芍20g　赤芍15g　丹皮30g　山楂20g　蒲公英10g　紫花地丁10g　败酱草20g　水蛭8g

二剂水煎，每剂分六次，日三服。

10月11日三诊：包块又消三分之一，余症略减，而营血之瘀犹存，上方去白芍、丹参，加夏枯草、银花，二剂水煎，服法同前。

10月15日四诊，包块全消，能坐不能行，能屈不能伸，不动不痛，动则痛掣于腰，舌见薄白苔，微咳有痰。清凉已到十之六七，法当活血通络为

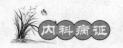

妥。方与血府逐瘀汤加味：

当归尾20g　细生地25g　桃仁10g　红花8g　枳壳10g　赤芍15g　柴胡10g　甘草2g　川芎10g　川牛膝15g　山楂20g　水蛭8g　伸筋草10g

二剂水煎，服法同前。

10月18日五诊，下肢能伸，不能用力，用力则痛，白苔减少，舌红加深。外证虽解，血中瘀热难尽，仍须凉血散血，解毒抗凝。方与五味消毒饮合犀角地黄汤加减：

水牛角20g　生地25g　赤芍15g　白芍15g　丹皮30g　丹参30g　银花20g　菊花20g　蒲公英10g　紫花地丁10g　天葵子10g　败酱草20g　炒山楂20g　水蛭8g

二剂水煎，服法同前。

10月25日六诊，患者感觉良好，已将上方尽剂有三，初能下榻，自主移凳，跛行于厅，左脚略大于右，肌肉略显紧张，舌边尖鲜红，苔中心黄而两侧滑白。此乃血瘀初畅，湿热外透之佳象也。方与：

当归拈痛汤加山楂、水蛭，二剂水煎，服法如前。

10月29日七诊，可弃杖而行，但膝胫乏力，脚背微肿，于健脾益胃方中加山楂、水蛭，以善其后。

尔后，五诊之方被患者珍藏，视为"灵丹"，奉为圭臬，稍有不适，自取而缓服之则舒。随访五年，活动自如，惟面色深红，酷似舞台"关公"。

 明按：

《灵枢·痈疽》云："营卫稽留于经脉之中，则血泣而不行，不行则卫气从之而不通，壅遏不得行，故热。大热不止，热胜则肉腐，肉腐则为脓。"即指此而言也。营卫之气，环周不休，脏腑经络，四肢百骸，无处不到。可分别见于多种病症之中，此案乃其中之一也。自《灵枢》《素问》以降，代代有发展，家家有创见，至今亦未能穷其变也。泛言之，则难以赘述，由博反约，瘀可导致多病，多病滞而久之则瘀，既是其因，亦是其果也。伏其所主，先其所因，"坚者削之"，"结者散之，留着攻之"，因地、因时、因人而异，继往择善而从，开来不断创新，能与时俱进，欲战而胜之，则庶几乎矣。

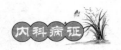

失 音

杨某，女，50岁，居民，住绵阳市御营坝，2000年3月22日初诊。

发病一年。初起口干苦，喉头红肿，声嘶。就诊于某医院喉科，以地塞米松局部封闭而声音嘶哑。语之于人，必附其耳，受语者必静心细听，始知云何。其人体型中等，禀性温柔，以其言不出音而忧郁益甚，久治无验，深恐全哑，宁愿集聋哑于一身，免受能听不语之苦。邻居有外感失音而就诊于明者，速获痊愈，荐而至焉。明诊之，喉头鲜红，舌质红，舌苔偏少，脉细数，口腔灼热，气粗而臭，大便秘结，三日一解，历二年。此乃素体阴虚，蓄便而生内热，外邪相引，上熏于肺所致。当先清热解毒，迫热势已挫之时，再予养阴。方与普济消毒饮加味：

黄芩10g　黄连8g　牛蒡子15g　玄参20g　甘草3g　桔梗10g　板蓝根30g　炒栀子10g　马勃10g　连翘20g　陈皮8g　僵蚕15g　薄荷10g　郁金15g　石菖蒲8g　火麻仁30g

二剂水煎服，每剂分六次，日三服。

3月27日复诊，口腔热势大减，二日一便，已不甚坚，发音虽细，近听尚清。首诊有此改善，患者初奠可治之心。查看喉头已不甚红，但自觉有干涩之感，乃素有阴虚使然。热势既退，则当滋养肺肾之阴。方与甘露饮加味：

天冬20g　麦冬15g　生地25g　熟地20g　黄芩10g　石斛20g　茵陈15g　枇杷叶15g　甘草3g　枳壳10g　石菖蒲8g　郁金15g

一剂水煎服，分六次，日三服。

3月30日三诊，仅服一剂，感觉不明，久病阴虚，非一二剂可为，嘱守服六剂，以待阴液渐次而回。

4月18日四诊，六剂已尽，口干涩全退，大便一日一解，声音细而清晰，少语无碍，久则声嘶。嘱其忌食辛燥之品，尽力避免感冒及其精神刺激。法当生津润燥，清养肺胃，以冀收功。方与沙参麦冬汤加味：

沙参30g　麦冬15g　玉竹20g　甘草3g　冬桑叶10g　枇杷叶15g　扁豆30g　天花粉20g　僵蚕15g　石菖蒲8g　郁金15g

嘱守服四剂，每剂分六次，日二服。

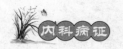
四剂服尽，声音恢复过半，嘱停药以待。

又二月，则发音自如，与常人无异矣。

明按：

本证有虚实两类。实证因于邪气盛，风寒、风热、痰火、气滞、血瘀之所致也。虚证因于肺肾阴虚，热病、大病、久病损及肺肾之所致也。前者属"金实不鸣"，当以祛邪为主；后者属"金破不鸣"，当以扶正为先。若其人虚实相兼，治之尤难，则当以祛邪不伤阴、扶正不碍邪为度，务必洞察其详，慎不可轻率而往也。石菖蒲通九窍以辟秽，郁金解诸郁以散结，二药相匹，最擅复音，只需中病即止，无拘虚证实证，应遣方中均可加入。随我五十载，今幸一吐为快。

漏肩风（肩周炎）

罗某，女，49岁，居民，住遂宁市城区，1972年7月13日初诊。

肩关节疼痛僵硬九月。初起微感不适，继则僵硬疼痛，不能上举，活动受限。曾内服中药、西药以及外用按摩针灸疗法，收效甚微。行家引荐，明遂诊焉。其人中等身材，略显单薄，脉细，舌质微红，苔少，咽干涩微痛。乃气血不足，筋脉失养，法当疏经活络。方与芍药甘草汤加味：

伸筋草12g　血木通12g　鸡血藤12g　石南藤15g　金毛狗脊12g　白芍药20g　生甘草4g　防己15g　骨碎补15g　川牛膝12g　山豆根12g　玄参12g　二剂水煎服。

尔后，以他症就诊，特陈述前疾之情。得知一剂显著好转，二剂康复如初。

明按：

本病多因卧时露肩，或卧处当风，或久居湿处，故名"漏肩风"；以其多发于年届五旬，故又名"五十风"，即今之"肩周炎"者是也。老年体衰，气血不足，筋脉失养，亦可罹此，此属后者。一方二剂而瘥，颇似巧遇，其实不然。方中芍药、甘草最具和阴缓急之功，杂以舒筋活络之品，令其筋脉畅通；以玄参、豆根清利其上，勿使虚火上扰；以防己、牛膝引

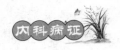

之下行，筋脉得通，升降有序。故药不在多在于精，量不在重在于平，四两之轻，能拨千斤之重，庶几矣乎。

类中风（后遗症）

刘某，女，37岁，住绵阳市跃进路305厂区，2000年12月7日初诊。

鼻塞、晨起眼胞浮肿、舌体前半截发凉三年，左侧从头至脚不温二年，失眠七年。曾经多种检查、化验，未见异常。今年8月曾患面瘫，经某处住院配合针灸治疗，口眼㖞斜已解。出院诊断：面神经瘫痪；过敏性鼻炎；神经衰弱。明诊之，左右脉象、舌苔、血压相近，长期不寐而精神委靡，弱不禁风而外邪常侵，肺失清肃则心神不宁，疏散上焦之风热，当为首务。方与苍耳散加味：

苍耳10g　薄荷15g　辛夷10g　白芷10g　荔枝仁30g　橘核20g　水蛭8g　苇根30g　葛根30g　银花20g　连翘20g　钩藤30g　蝉蜕8g

二剂水煎，每剂分六次，日三服。嘱恬恢养神，忌食辛燥炙煿、冰冻、生冷。

12月14日复诊，上药三服，胸前微似汗出，鼻塞已通，眼胞已不浮肿，舌凉已去。新见颜面之肌肤时有挛缩之感，瞬间即逝，患者喜中参虑。明曰："此气血欲通而未畅之故也。"既已对证，当守法再进。乃于上方去银花、连翘，加黄芪25g、防风15g与之。二剂水煎，服嘱如前。

12月21日三诊，诸症悉退，惟左半身仍凉，自觉腹壁跳动，日见七八次，跳后自舒，不曾介意，睡眠改善到五至六小时，倍感欣幸。素体本虚，今邪已去，法当调理心脾。方与归脾汤加味：

黄芪25g　白术10g　茯苓15g　党参25g　远志10g　木香10g　蝉蜕8g　枣仁15g　龙眼肉10g　土茯苓20g　地肤子20g　夜交藤30g　甘草3g

二剂水煎，服法同前。

尽二剂，熟睡可达八小时，左侧身凉亦解。尔后，以健脾益气收功。

明按：

类中风之说，首见于《医经溯洄集·中风辨》，时贤多以中经络、中脏腑概之，确有执简驭繁之便，而类中风之名不复见也。愚以为类者，类似之

143

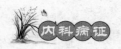

谓也。诸如口僻，颜面、上下肢某侧痉挛，或冷或麻或木，或荣枯而不对称，且累月成年而不愈者，皆类中风之所属也。就其病因而言，金元以前多推崇外风入中之说；尔后则有风、火、痰、气、血之发挥，而膏粱厚味今当寓于其中。本虚标实，古今无异；急则治其标，缓则治其本，今古共识。以其标本相兼，当先侧重于标，如表里同病，常侧重于表也。仲景《伤寒·太阳篇》曾反复告诫，如"程序"之不可乱也。若论兼病之杂，莫过于今，疏散外风之举，犹如"统战"对敌；调理脏腑之风、火、痰、气、血，恰似"勤政爱民"。故正气内存，邪不可干，国强民富，无往而不胜也。

《黄帝内经》曰："左右者，阴阳之道路也。"男为阳，女为阴，并非尊卑贵贱之别；左为阳，右为阴，乃天地运转之序。如后天八卦流行之律，左升而右降也。无拘何种中风，男左女右为顺，反之为逆。本案舌体前半截发凉三年，可知心肺为寒所累非轻，故疏散风热，正切中其机也。

小 腹 痛

卢某，女，41岁，职员，住绵阳市开元场，2000年5月27日初诊。

右少腹隐痛在先，继则脐以下全痛，历时五年，加重年余。昨日痛甚，今晨来寓就诊。数年以来，曾经多种检查，均为阴性。常服"消炎"、"镇痛"新药，初服其效尚可，继则无减反增，多次掉换，亦系"消炎"、"镇痛"之属。细阅所服中药之方，有温经散寒者、消导理气者、温补肾阳者、清热利湿者不等。病者遐想而惧，医者棘手而诿。经、带、胎、产如常，起、居、食、饮无异，舌诊、脉象均可，唯此一痛，似与"抗生素"常服相关。法拟豁痰理气解毒，经结得以通，气滞得以行，庶可冀其痛解也。方与仙方活命饮加味：

银花20g　防风15g　白芷10g　当归20g　陈皮10g　甘草3g　赤芍15g　象贝母10g　天花粉20g　穿山甲3g（炮）　皂角刺10g　蒲公英20g　败酱草20g　乳香8g　没药6g　牡蛎30g

二剂水煎，每剂分六次，日三次，饭后服。嘱忌辛、燥、生、冷之食。若服后痛缓，可再服一至二剂。

6月6日复诊，九日之内已尽四剂，痛减过半，始料未及。久服抗生素之类及其镇痛之品，正气早虚。今邪去六七，则宜扶正为主，前方虽验，亦

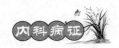

系治标，法随机转，当健运为宜。方与参苓白术散加味：

南沙参35g　茯苓15g　白术10g　甘草3g　扁豆30g　山药30g　陈皮10g　莲米30g　桔梗10g　郁金15g　延胡索15g　败酱草20g

水煎，服如前。嘱守服至痛失为度。又四剂而痊。

 明按：

脐以下名为小腹，小腹两旁名为少腹。就其部位而言，属盆腔范围；就病变而言，多有器质性改变；仪器检查，一目了然。而查无异常，则系功能之所属也。故先与仙方活命饮加味，以通经隧无形之滞；继与参苓白术散（汤）加减，以纠"菌群失调"之偏。能获此效，病者之愿已足，医者尚有进益之地，故实录以待来者也。

广元有西医王献吉者，乃二十世纪五十年代华西医学院之高才生，1978年秋有幸与吾一道集十九县之精英，汇讲于涪城。主讲"菌群失调"专题之时，贯通中西，论据之确，无可挑剔，表述之生动，有如身临其境，出示珍藏二十年屡用屡验之方，听众争相抄录，惟恐遗漏毫厘，明观之乃参苓白术散（汤）之全方也。西医如此坚信，并非一时兴趣，乃仁者见之谓之仁，智者见之谓之智也。门户之见，岂其然乎！

久　泻　（一）

张某，女，53岁，农民，住绵阳市长虹大道北段涪江二桥，2000年5月8日初诊。

泄泻四月。头昏而空，身酸而软，脘痞腹胀，矢气稍平。食油则泻甚，食清淡稀软之食，日泻亦在四次以上。屡泻屡治，屡治屡泻。探得某医擅长止泻，服四剂果止。以肉食一试，其泻如初。明诊之，脉象中候无力而沉候弦实，舌淡苔腻。昨日泻八次，今晨二次，其质清稀。观其形体，身高1.5m，体重远逾60kg，肌肉腴而不实，自云"消瘦许多"，可想而知素有所好。乃询其家人"何时如此？"始知自温饱之时，凡人云"补品"，诸如"补气血阴阳"，"补五脏六腑"，无拘药品、商品、食品，均为所嗜之品，渐次而至于此矣。以其所泻之久，理应属虚，就其嗜好之广，则为虚中夹实。权衡轻重相似，从实切入为宜，试拟分清别浊，和胃导滞。方与胃苓汤加减：

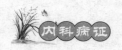

白术10g 泽泻20g 猪苓15g 茯苓15g 苍术10g 厚朴10g 陈皮10g 甘草3g 山楂20g 神曲20g 麦芽20g 小茴15g 吴茱萸6g

一剂水煎，分六次，日三服。叮嘱戒补，并禁膏粱厚味，更晓之以理……先达成共识，然后予方。

5月10日复诊，三服泻宁，试进食鲜肉，但腹鸣而未泻……心悦诚服。明曰："非我灼见，系遵古训亢害承制之理也。"清浊各行其道，壅滞之湿已化，苔已复常，脉已平静，健脾益胃之法可以进矣。方与参苓白术散合四神丸加减：

南沙参30g 茯苓15g 白术10g 扁豆30g 陈皮10g 山药30g 莲米30g 芡实30g 薏苡仁30g 桔梗10g 补骨脂25g 吴茱萸6g 五味子10g 肉豆蔻10g（去油） 甘草3g

二剂水煎，每剂分六次，日三服。重申前嘱，切记"切忌"。

此后，以加减正气散（《温病条辨·中焦篇》）之属，数剂收功。

明按：

汪廷珍曰："食能养人，不能医病。药能医病，不能养人。无病而服药，有病而议药，此人之大患也（《温病条辨·解儿难》）。"中医治泄泻，法多方广，力专效宏，何来数月不愈耶？以其临证之倾，未挈圆机之故也。诸如淡渗、升提、清凉、疏利、甘缓、酸收、燥脾、温肾等九法（李士材《医宗必读·泄泻》）筹谋不当之故也。是案虚实夹杂之由，乃由贫而富，欲弥已逝之虚，凡"补"俱进，譬如久旱逢甘雨，万物皆沛然而茂，而暴雨久涝，洪水四溢，万物岂能尽吸之乎？时雨润物，淫雨害物，物且其然，人岂过亢而无害也欤！以胃喜润恶燥，脾喜燥恶湿，相反而相承，燥甚必伤，湿甚亦必伤也。"中气实则病在阳明，中气虚则病在太阴"，虽指素体而言，摄入过多亦可累而积之矣。佳肴味美，俚云"好吃"，好吃之食，不可"好"（hào）之也。

久泻（二·肠功能紊乱）

林某，男，62岁，退休干部，住绵阳市涪城区警钟街，1995年9月12日初诊。

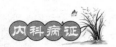

大便频，每日三至六次。进鲜牛奶，则三干三稀，进胡桃肉，则三至六次俱干，两者不进，则溏而不爽，脘胀知饥，舌淡苔腻。曾检查多种项目，未见异常，诊治于成绵两地多处挂牌专科，或攀瓜葛而谒见于知名教授。有云"神经官能"者，有云"自主神经紊乱"者，有云"消化功能紊乱"者，有云"胃强脾弱"者不等，费时逾年罔验。其人一贯朴实，劳而无怨，勤而不贪，面色憔悴，若有所思，细察原由，但求长寿。明曰："精神可嘉。操之过急，欲速则不达矣。《经》云：'恬惔虚无，真气从之。'践此真谛，汝将终身受益。"切中心思，林甚诚服，心放平而后药之，庶可增其效也。乃宗升降中焦之法。方与一加减正气散加味：

藿香15g　厚朴10g　陈皮10g　茯苓皮15g　神曲20g　麦芽20g　大腹皮10g　绵茵陈15g　苍术10g　槟榔10g　薏苡仁30g　砂仁8g

一剂水煎，分六次，日三服。嘱食饮清淡，忌生、冷、硬、酸、甜。

9月18日复诊，脘胀全消，食量渐增，大便依然日行六次，且喜初见成形，口微干燥，苔反偏少。此中焦之湿得以芳化，不可急于养阴，法当健脾益气。以健运则津布，津布则气舒，清气上升，则口燥便频自愈。方与参苓白术散加减：

沙参30g　白术10g　茯苓15g　扁豆30g　陈皮10g　山药30g　莲米30g　芡实30g　桔梗10g　神曲20g　麦芽20g　枣仁10g　甘草3g

三剂水煎，每剂分六次，日三服。重申前嘱，慎勿多虑。

9月25日三诊，三剂告尽，诸症悉退，几近常人，惟睡眠欠佳，心神未宁，书归脾汤加夜交藤、合欢皮、百合三剂而愈。

　明按：

此久泻之一证也。泻久必虚，最易伤肾，此为虚中夹实，尚未及肾，无须固涩而智取之矣。脾胃同属中土，凡中焦失调，必先求其阳土、阴土孰碍，亦即"治中焦如衡，非平不安"之义也。湿邪初化，常有燥象，不可就云阴虚而骤投滋补，滋补则反生他变，何异"出乎尔者，反乎尔者也"。《太平惠民和剂局方》常有"煎加姜枣"之说，意为调和诸药，并非仲景桂枝汤姜枣之义也。此习相沿至今，无论可否，照加不误，未必中肯。明多弃而不用，以其大枣有碍脾之弊故也。试观伤寒、温病各大名家论证中焦之作，煎加姜枣者几何？则了然于心目间矣。天食人以五气，地食人以五味，五味入口以养五脏，中和为度，过则为亢，食疗如是，药疗亦如是也。

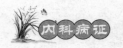

喉痹（急性咽炎）

颜某，男，63岁，住绵阳市御营坝，2000年元月14日初诊。

咽喉疼痛二日，进食则呛，呛则咳，喉头右侧肿大，其色微红。恰值喜降瑞雪，羊肉顿成美食，不觉微感风寒，未曾介意而频频食之，先有咽喉微疼，近二日则如是矣。舌苔薄白，中心少苔，边尖质红。此表寒微而里热盛，疏风透热可也。方与银翘散加味：

银花20g　连翘20g　桔梗10g　薄荷15g　淡竹叶15g　荆芥10g　淡豆豉25g　牛蒡子15g　芦根30g　蝉蜕8g　僵蚕15g　玄参20g　马勃10g　甘草3g

一剂水煎，分十次，三小时一服。嘱停食羊肉及其辛燥之食，务求清淡素软。

元月16日复诊，肿痛呛咳退却四成，但喉红、舌质红有增无减。在表之微寒尽散，热毒鸱张之势已露，急宜清热解毒。方与普济消毒饮加减：

黄芩10g　黄连10g　牛蒡子15g　玄参20g　马勃10g　桔梗10g　甘草3g　栀子10g　连翘20g　僵蚕15g　陈皮10g　薄荷15g　水牛角20g

一剂水煎，服法同前。

元月18日三诊，诸症退却十之八九，小便黄而灼热。热势大挫，法当清利。方与龙胆泻肝汤加味：

龙胆草15g　木通15g　泽泻15g　银柴胡15g　车前子15g　车前草25g　生地25g　甘草3g　当归20g　栀子10g　黄芩10g　玄参20g　马勃10g

二剂水煎，每剂分六次，日三服。

尽剂而安，停药调食而痊。

　明按：

喉痹有风寒风热之分，多因饮食不节，或素有郁热，外伤于风，邪毒循经上壅咽喉所致。红肿热痛者，为热证实证；但肿痛而不红，或不红不肿而痛者，属寒证虚证。前者最为常见，而后者则偶有所见也。治之之法，凡兼有表证，或表证尚未尽者，解毒方中不可无疏散之品；纵有热毒壅盛，亦不可过于寒凉，否则邪毒冰伏，最易他变，或流连而致慢性咽炎，经久

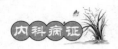

不愈。不仅易遭外邪入侵，且一侵则咽喉首当其冲，咽后壁可见淋巴滤泡增生，长期咽喉不利，症难速已，其治法则又当别论。

寒 热 往 来

姜某，女，41岁，住绵阳市游仙区开元场，1995年3月5日初诊。

临晨四至六时发热，其热不甚，体温38℃；午后至深夜发冷，濇濇恶寒，尚不至于寒战。为时二月，日日如此。前医有云感冒者，有云阳虚者，有云更年期综合征者，据相关检查未见异常，更有视为神经官能症者不等。其人面色偏白而苍，容颜偏老，颇似七七（49岁）之姿。两年前胆囊摘除，术后良好；是否相关，其说不一。脉舌如常，饮食稍差，二便尚可，而发热恶寒定时而作，乃发生于外感之后，可知少阳兼太阳之证也。不妨以仲景和解少阳，兼以表散之法一试。方与柴胡桂枝汤加味：

柴胡15g　黄芩10g　泡参30g　大枣30g　生姜20g　炮姜15g　半夏10g　甘草5g　桂枝20g　白芍15g　黄芪25g　防风15g

一剂水煎，分六次，日三服。嘱尽剂倘无验，速来寓复诊。

3月12日始来寓告曰："尽一剂，发热恶寒各退近半，食欲渐进，故守服三剂，今已消失始来。"明诊之，舌苔转白而微腻，身酸困，寒热虽去，而留滞于经之湿未尽，法当散湿导滞。方与人参败毒散加味：

白晒参20g　柴胡10g　甘草3g　桔梗10g　川芎10g　茯苓15g　枳壳10g　前胡15g　羌活10g　独活10g　石南藤30g　薏苡仁30g

二剂水煎，尽剂而愈。

明按：

俗云"疑难杂证"，此为疑而不难不杂之证也。寒热循环定时而作，似疟非疟；以疟必寒而战，热而炽，显而易见，辨之不难。热短寒长，颇似阳虚；而寅时发热，恰值肺经气血流注之时，营卫不调，肺气欲宣而不畅，故发热；午后阴进阳退，阳难以入阴，故发冷，经隧不疏，故扶阳而无益也。更年期综合征，乃具生育能力而向无生育过渡，脏腑功能发生繁复变化，何止此寒热之症，此乃不足为疑。先其所因，原本风寒表证，屡治不当所致，试遣柴胡桂枝汤而获三剂全解之效，乃宗仲景之活法而使然也。

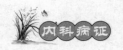

故谙仲景之法，则条分缕析，疑似彰明；杂有头绪或既疑且杂亦不难矣。

肉痿（进行性肌萎缩）

丁某，女，50岁，1990年9月9日初诊。

上肢左大右小（相差1cm），手掌左侧红润光泽如常，右侧枯槁无华，大、小鱼际扁平不丰；下肢亦左大右小，全身乏力，以右为甚。其人形体适中，素以精干自负，倾心本职，忘我劳动，乏力已久，不曾介意，直至无能为力，始恍然大悟。左脉尚可，右脉沉涩，舌苔左薄右厚。且喜食欲尚可，月汛如常，心胸宽广，不为病愁。此为劳倦气损，气虚则血脉运行不畅，络脉为之瘀滞，法当益气活血，行瘀通络。方与补阳还五汤加味：

黄芪40g　地龙10g　赤芍15g　归尾20g　川芎10g　桃仁10g　红花8g　海风藤30g　钩藤30g　山药30g　扁豆30g

三剂水煎，每剂分六次，日三服。嘱劳逸适度，倦至即止，如无不良反应，可连续服至十剂。

9月30日复诊，尽三剂即左右均衡，故未重服原方，停药以待。自云"喜出望外，为清除旧疾，故今又复来"。二日一便，已历年余，脘痞腹胀，大便初硬后溏，久蹲难解。此为三焦失司，法当苦辛微寒以升降中焦，方与一加减正气散加味：

藿香15g　厚朴10g　茯苓15g　陈皮10g　神曲20g　麦芽20g　杏仁10g　腹皮10g　茵陈15g　肉苁蓉20g　生牡蛎30g

三剂水煎，服嘱同前。

11月11日再次来寓，前证尽剂即除。往岁入冬即有不能触水之患，触则指掌裂口而疼，今初立冬，裂口又作。刘河间云："诸涩枯涸，干劲皴揭，皆属于燥"，法当清肺润燥，以肺主皮毛故也。方与清燥救肺汤加味：

沙参30g　甘草3g　胡麻仁20g　石膏25g　阿胶10g　杏仁10g　麦冬15g　枇杷叶20g　冬桑叶15g　百合20g　山药30g　石南藤30g

三剂水煎，服法同前。

11月18日再诊，裂口愈合，书沙参麦冬汤三剂收功。

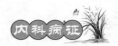

明按：

《素问·痿论》有脉、肉、骨、筋、皮五痿之分，此为其中之一也。历代医家多宗"独取阳明"之旨，明·李中梓论之甚详："足阳明者，胃也，主纳谷化精微，以资表里，故为五脏六腑之海而下润宗筋；宗筋者，前阴所聚之筋也，为诸筋之会，凡腰脊溪谷之筋皆属于此，故主束骨而利机关也（《医宗必读》）"。清代王清任创补阳还五汤，开补气化瘀之先河，愚取两法相融，庶几而获如此之效也。

四十日之后，复求疗治指掌皱揭，其标虽异，其本一也。喻嘉言清燥救肺汤本为肺燥而设，以肺合皮毛，皮肤皱揭而责之于肺，加百合合众以助润肺之功，石南藤利筋骨与皮毛，肺津得以敷布，故效犹捷也。

刺伤性咳嗽

李某，男，72岁，退休老人，住绵阳市卷烟厂，2005年11月19日初诊。

2004年10月，进食不慎，骨刺卡于食管上段，吞之不下，咯之不出，乃由专科施术而解。继则呛咳不止，唾痰带血，求治多处，依然如故，持续六月，咯出1cm×3cm硬块一片，不知何物，经医疗鉴定为"食管破溃之结痂"。以其症豁然消失，医患皆喜，家人如释重荷。不数日，亲友为之欣幸而举杯同庆，佳酿下咽，顿觉食管灼热刺痛，当即吐鲜血少量，则前症依旧矣。从此多方治疗，其症不减。有云"酒刺痂下新肉出血"者，有云"且待二次结痂"者，有云"酒致溃疡而出血"者不等，后悔莫及。令爱罹顽疾而求治于明效佳，故荐而诊焉。其人家宽，性情开朗，持"鉴定"之物出示于明，虽频频咳嗽，却时甚时微；微则只见纯痰，甚则痰中带血，食量尚可，二便如常，脾胃不弱；舌苔虽显粗糙，且喜清秀洁净。暂拟清咽利膈、肃肺化痰法，以解震荡创面之患。方与习明温化宣肺汤加味：

苏子10g　莱菔子10g　紫菀15g　桑白皮15g　甘草3g　化红皮10g　浙贝母15g　枇杷叶15g　桔梗10g　射干10g　瓜蒌皮15g　瓜蒌仁10g　葶苈子5g　白茅根60g

二剂水煎，每剂分六次，日三服。嘱禁烟、酒、辛、燥，务必清淡素软。

11月24日复诊，咳嗽大减，虽偶咳半声，早起为甚，已无红可见。急

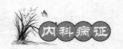

宜清润阳明少阴以降虚火，淡甘益脾以生肌敛溃。方与甘露饮加味：

天冬20g　麦冬15g　生地25g　熟地20g　黄芩10g　石斛20g　茵陈15g　甘草3g　桔梗10g　山药30g　莲米30g　芡实30g　枇杷叶15g

三剂水煎，服嘱同前。

12月1日三诊，咳嗽再减，微咯痰即出，胸膈坦然，时有不适，偶咳半声即逝。清润已就，生肌敛溃为要。方与参苓白术散加减：

沙参30g　茯苓15g　白术10g　扁豆30g　陈皮10g　山药30g　甘草3g　莲米30g　芡实30g　鱼腥草30g　杏仁10g

三剂水煎，服嘱同前。

12月8日四诊，症却九成，自觉与常无异，若溃疡未愈，或溃又结痂，焉能如此。拟排脓解毒、散结通瘀以善其后。方与千金苇茎汤加味：

苇根30g　薏苡仁30g　桃仁10g　冬瓜仁30g　鱼腥草30g　连翘20g　桔梗10g　山药30g　扁豆30g　莲米30g　乳香6g　没药4g　甘草3g

三剂水煎，服法同前。嘱饭后温服。

尽剂停药，食调而瘳。

 明按：

此为食伤所致之证也。锐刺既拔，则当甘润之药以调之，清淡细软之食以养之，则创口自愈。未能如此而恣啖辛燥，创合而不愈，故出血数月之久。所幸素体不菲，凝血功能尚佳，凝而结痂以自护，不至创口溃疡蔓延。以其创口邻近喉头，咽喉激惹则咳，借咳之震荡咯而出之，自愈良机再至，本可不药而愈。若无开怀畅饮之乐，焉有又咳六月之苦。重蹈覆辙，令医者无所适从，憾之至也。仲景曰："一逆尚引日，再逆促命期"。虽未指此，其理一也。究其实质，乃食管刺伤而转化溃疡，肌表、口腔之溃，施治尤易，而食管之溃既久，最易恶变，故生肌敛溃是其的也。或清咽利膈肃肺化痰，或清润降火益脾生肌，或排脓解毒散结通瘀，皆为的之所用也。故前六月咯血结痂，后六月咯血既不结痂，又不溃败，顺理成章而瘳，亡羊补牢，未为晚矣。

肝胆湿热（高血压）

刘某，男，65岁，住绵阳市御营粮站，2006年3月16日初诊。

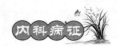

头昏胀，身酸疼，口苦干涩，晨起尤甚。血压常在140~180/100~118 mmHg，服降压类新药多年，服则下降，停则上升，不敢稍懈。"中药不能降血压"之说，人云亦云，闻久亦信，获悉同类病证服中药效佳，始循径一试。细阅病历资料，与动脉、心脏、中枢神经均有关联。此时血压为150/100 mmHg，据云为"最低之数"。脉弦劲有力，苔薄微黄，体型适中，不超重，大便尚可，小便时黄。证属肝胆湿热，法当清利。遣龙胆泻肝汤加味：

龙胆草15g　木通15g　泽泻20g　银柴胡10g　车前子15g　车前草25g　生地25g　甘草3g　当归20g　栀子10g　黄芩10g　豨莶草30g　海桐皮30g　夏枯草30g

二剂水煎，每剂分六次，日三服。嘱忌食猪膘、禽蛋、动物内脏，慎起居，宜清心寡欲，全停新药。

3月21日复诊，血压降至130/70mmHg，余症悉减。湿热去而血压降，未必稳定不复，当壮水之主，以纳浮阳，通经之隧，以软血脉之壁。方与建瓴汤加味：

川牛膝15g　地龙10g　夏枯草30g　海藻25g　生地25g　白芍20g　山药30g　柏子仁10g　生赭石25g　生龙骨、生牡蛎各40g　豨莶草30g　海桐皮30g

水煎服，每剂分六次，日三服。嘱守服多剂，直至血压稳定二十日以上，始止后服。

一月以后，来寓询问："服至七剂，则已稳定如常，今已停药二十日以上，亦如常矣"。嘱停乃愈。

明按：

部分高血压，其症状类似"眩晕"，就其头昏而言，昏多兼胀而极少兼晕，夹风则目眩，夹湿则头重；就其病机而言，多为肝肾阴虚，肝阳上亢；就其病位而言，多与肝、肾、心、脉相关；日久累及心脉，可见"心痹"、"心悸"；晚期心力衰竭而浮肿、尿少，又转属"咳喘"、"水肿"范围。西医有高血压病(原发性)、症状性高血压(继发性)之分，前者乃动脉、心、肾、视网膜、中枢神经等病变所致，后者则为其他多种疾病所兼。故辨病与辨证各有所长，不可偏废其一也。形体单薄，舌红少苔或绛而无苔者，多属肝肾阴虚之类，而形体肥胖，则多属心与血脉之变。无拘胖瘦，均需忌进禽蛋、猪膘、动物内脏之食，所以然者，血黏稠则循环凝滞，脂

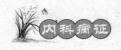

高则腻而难行，脉管壁硬则冲力过盛故也。治之之法，原发性者，当审因论治，则具降压之功；继发性者，当辨其病，病愈则血压自降。诸如肾实质性病变(急、慢性肾小球肾炎，肾盂肾炎，先天性多囊肾，肾结石，肾肿瘤等)，内分泌疾病，颅脑病变等，岂可执"降压新品"之所能及矣。

癃闭（先天性尿道狭窄）

虎某，男，7岁，住绵阳市涪城路大西门，2006年9月1日初诊。

小便涓细，甚则点滴不爽，与生俱来，家人不曾介意。其人发育尚可，嗜好零食，辛燥炙煿，冰冻冷饮，任意杂进。冷热不调，扁桃体大，易感外邪而常发高热，得知余治此疾效捷而诊焉，嘱规范三餐，依法调治数月而瘥。而小溲涓细，家人与其习以为常，概未言及素有其疾。今岁久旱不雨，百年不遇，酷热难耐，甚至点滴而出，始知其急不可待而浼明出策。允诺不时，患儿即至，乃详察溲况，尿意急迫，趋步如厕，露阴以待，迟迟不能，以手自抚轻揉数遍，始见尿细如线而出。小腹胀感未除，即涓流骤断而转为点滴，瞬间则点滴俱无。忆及二十年前，曾有此治验，虽城乡有别，家境各异，时空不同，稍变程序，庶可获瘥。以其生长于丰裕之家，虽尿色如常，亦当清热利湿，导滞推陈为先。方与八正散加减：

木通15g　车前子15g　车前草25g　萹蓄15g　瞿麦15g　滑石10g　甘草3g　栀子10g　皂刺15g　水蛭8g　丹皮30g　炒山楂20g　神曲20g　麦芽20g

二剂水煎，每剂分六次，日三次，饭后服。

9月8日复诊，小溲涓细变粗，露阴即出。症却过半，但便意尚犹未尽则停。自觉大有好转，家人更表赞同。然而清利不可太过，通瘀当顾滋养，遣龙胆泻肝汤加味：

龙胆草10g　木通10g　泽泻15g　柴胡10g　车前子10g　车前草20g　生地20g　当归20g　甘草3g　炒栀子10g　黄芩10g　萹蓄15g　瞿麦15g　水蛭8g

二剂水煎，服法同前。

9月14日三诊，尿道畅通无阻，开合自如，小腹按之不舒，当系瘀滞未尽，法宜补气活血，通络化瘀以善其后。方与补阳还五汤加味：

黄芪30g　地龙8g　赤芍10g　当归20g　川芎10g　桃仁10g　红花6g　水蛭6g　荔枝核20g　橘核15g　山药30g

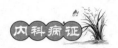

水煎，守服数剂而痊。

明按：

脏腑肌肉多由平滑肌构成，既可收缩，又可弛张，缩张适宜则治，缩而不张则滞，张而不缩则痿。食物残渣经大肠传导从肛门而出，清稀废水经肾滤过而归于膀胱从尿道而出，乃缩张有序之本能也。先天性尿道狭窄，虽源之于母体滋养不善，尚不至于先天畸形矫正之难。既然先天生有其道，何不以药扩而宽之，则道不狭矣。扩者，非某药某方之"专利"，能排除障碍，则扩而通之也。譬如胞宫未孕之前，小如一囊，不能容纳一枣，而受孕之后，由小而大，最后形巨如瓜，产后五十余日又渐次复原。弹性之大，不言而喻。胞宫与尿道，同属平滑肌，虽彼此同中有异，而尿道岂无扩张之理乎！尿道狭窄，废水储于膀胱延时，激惹而生湿热，热久而瘀，故先清热利湿，导滞推陈，遣八正散去大黄加皂刺、水蛭、三仙，足以胜任。及其病却过半，若再守原方，则有太过之嫌，故以龙胆泻肝汤加扁、瞿、水蛭为继，融清化滋养为一体，利湿而不伤阴，化瘀不损其正。善后之方，乃补阳还五汤加味而成，取补气以活血，通络以清瘀之义。因势利导，补偏救弊，各司其职，复其本能，故狭窄可愈也。

高原痹证（案例三则）

高原痹证在中医学中无此病名。考究《黄帝内经》，"地有高下，气有温凉，高者气寒，下者气热。西北之气，散而寒之；东南之气收而温之"之论，乃金针度人之语，实践证明，西北与东南之痹证确有不同之处。冠以"高原"二字，意在有所区别。

地势高而气候寒冷，其气收敛，人之腠理开少而闭多，往往寒在外而热在内，外感如是，而痹证亦如是也。内热之由来，概之有四：寒主收引，其性多凝，表卫被束，阳气被郁而不达于外，郁遏生热，此其一也；地势高寒，氧气稀薄，空气干燥，热为燥所化，此其二也；常食高脂肉类，易生内热，此其三也；因于气寒，辛辣燥热之食，人所共嗜，此其四也。热胜则伤阴，故阴虚内热，多夹杂于各证之中。且高寒之地，风寒袭人，乃是常事；游牧之区常于地面作铺就寝，湿邪伤人，在所难免。总之，不但三气郁久化

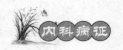

热者众，而阴虚内热之象，更是比比皆是。

一、热痹（痹久而肌萎筋挛）

登巴，男，39岁，藏族，已婚，公安局干部，住西藏自治区江达县城区，1977年6月23日初诊。

双下肢疼痛拘急，左上肢活动困难。询其现症：偶有微恶风寒，头微昏，身酸楚。查双下肢大肉消削，屈曲不伸。大便如常，小便色白时浊（数日之内一二见，如米泔），食少纳呆，胸闷，口燥不欲饮。发病于1975年12月酒后感冒，发热身疼，自觉胸部热甚。继则食量减少，身重乏力，倦怠背疼，气候变化更甚。1977年4月左下肢内侧发生红肿，同时出现皮肤红疹而痛，行路则痛甚，稍坐则下肢难伸，强忍而动，尚可缓解。持续一月则卧床不起。同年12月又左肘关节剧痛，相继左膝剧痛，后又两膝与两踝交替疼痛，通宵达旦，呻吟不息。肿随痛作，渐至全身，尤以下肢为甚。此前，全服藏药。1977年4月吐黑血五次，量不甚多。4月5日收入县医院，查血红蛋白34.8g/L；白细胞8000/mm³。分类：中性76%，淋巴29%，杆状1%，酸性3%。小便常规：颜色黄，透明，蛋白极少，白细胞0～3个/HP。经中西医会诊，初步诊断：类风湿关节炎；继发性贫血；重度营养不良；胃溃疡并发出血；肺部感染（结核待排除）。经四川医疗队与当地中西医综合治疗，5月20日四肢肿消，能自动翻身，血红蛋白升至60.8g/L。但消肿以后，左上肢与双下肢肌肉全部萎缩。6月20日血红蛋白升至71g/L，左上肢活动量有所改善，唯独双下肢严重萎缩，屈曲不伸，卧床不起。追溯既往，原有胃病史，观其现状，神倦而具痛苦表情，皮肤干燥，其色暗淡，舌尖微红，苔薄白微粗少津，语声无力，脉象细数。左上肢肌肉萎缩，大小鱼际尤甚，握力微弱，关节畸形，不能外展内收，活动功能消失，点穴验证，感觉尚存。小腿最大处一周为20cm，大腿膝上6寸处为31.5cm，大小腿弯度为82°。

其人素嗜酒酪，内蕴湿热，复因酒后外感，且时值冬令严寒，内外合邪，邪在太阳不解，痹阻经腧，故为时十六个月均感身重乏力而背疼。治不及时或药力未能直达病所，加之摄生不慎，真阴内损，下元虚惫，故左下肢发生红肿，进而筋脉失养，卧床不起。未病之前，脾胃先虚，后天早损；既病之后，邪更盛而正愈虚，摄纳无权，运化失司，三焦不利，肾关失职而致水肿。水愈滞而脾愈虚，中焦无以取汁变化而赤，故血红蛋白降至34.8g/L（高原一般常人为160g/L）。首批四川赴藏医疗队（吾为第二批）会同江达县

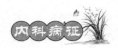

人民医院同仁，中西医结合，标本兼顾，精心调治，初能进食，使肿消而血红蛋白升至71g/L。此时危证虽已大减，康复堪谓甚难。关节畸形僵硬，肌肉极度消瘦。祛邪则更损其正，扶正犹恐反助其邪。因思脾主肌肉，主运化，为后天之本，生化之源，苟能健运，则摄纳增而化源旺，肌肉丰而筋能养，当以缓图为妥。法拟：主以淡甘益脾，佐以养血通络。方与参苓白术散加减：

　　沙参50g　茯苓15g　甘草5g　山药30g　薏苡仁30g　莲米50g　石斛30g　百合30g　桑寄生15g　丹参25g　骨碎补30g　石南藤20g

　　五剂水煎，每剂分六次，日三服。西药针药全停，嘱忌房事，烟、酒、燥、辣之食。

　　7月3日，精神略佳，双下肢伸长2cm，余证同前。邀请我第二批赴藏医疗队西医会诊决定，继服中药如前，增加"推拿"手术治疗，部位以下肢为主，配合全身。手法以滚法为主，辅以拿、推、揉、按、点、压、扯、掐等。

　　7月13日，精神更佳，双下肢伸长6cm，食量增加，小腿一周增大1cm，能下榻蹩行。余症同前，治法依旧。

　　7月17日，我医疗队同仁获悉疗效出人预料，为之摄影记录（见附图一）。

　　7月23日，食欲递增，各症缓缓而退，原方加伸筋草10g，川续断20g继续服用。

　　7月27日，第二次摄影记录（见附图二）。

　　8月1日，食量优于未病之前，能扶杖缓行50m，并逐日递增进程。

　　8月10日，自觉外感，头身不适，以胸背为甚，并有恶寒发热之象。诊其脉弦而数，量体温正常，舌尖红，苔薄白。查血常规：血红蛋白130g/L，红细胞480万/mm³，白细胞14 000/mm³，分类：中性70%，淋巴30%。病员尤恐剧痛复作，惶惶不安。明曰："此乃脾气健运，内蕴之湿热初具外达之势，佳兆也，宜引邪外出。乃原方暂停，更以达原透热，化痰通络之法"。拟方：

　　青蒿20g　地骨皮25g　银花20g　连翘20g　忍冬藤30g　槟榔15g　草果仁10g　白芥子15g　石南藤30g　骨碎补30g

　　二剂水煎，服嘱同前。面对病邪根深蒂固，延时三年之久，借达原饮之草果、槟榔，直捣湿热之巢穴；白芥子化其关节之痰；南藤、忍冬藤以运载

157

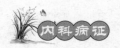

之，青蒿、骨皮、银花、连翘以透达之，取"开门祛贼"之意。

尽二剂之后，白细胞降至正常，脉转濡数，此乃湿热之邪已具外达之象，嘱续服初诊之方。

8月下旬，可弃一杖，扶单杖而行。

9月下旬，可弃双杖，以手按膝而行。

9月下旬，双下肢虽有弯度，但已接近常人。27日摄影记录（见附图三）。

10月中旬，可以步行千米以上，但易出汗，遂将原方沙参改为白晒参，加黄芪60g。

11月14日，推拿术已一百三十六次，双下肢外展内旋全无障碍，屈伸自如，立正前俯，双手可以触地，停止推拿手术，继续服用上方，同时摄影记录（见附图四）。

11月20日，重返工作岗位。观其脾已健运，试与补肾收功，药用桂附八味丸，服二日牙疼，又二日牙疼更甚，且兼牙龈肿痛。嘱停服，改用龙胆泻肝汤加银花、连翘、地骨皮、骨碎补煎服二剂，遂肿消痛宁。

12月7日透视：胸部（一），双下肢膝以上肌肉层次较正常略差，欠丰满，轮廓形象差。膝下肌肉天然对比层次清晰，肌肉丰满，轮廓较清，较之几月前肌功能有明显好转。

【注】

附图一

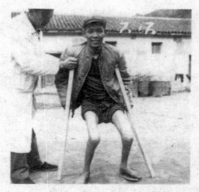

本片是7月17日的留影，距离初诊日期24天
经过24天的治疗，已有明显的好转。可惜的是治疗之前没有留影

附图二

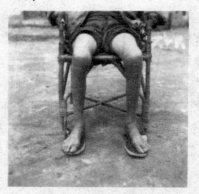

本片是7月27日的留影

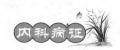

附图三

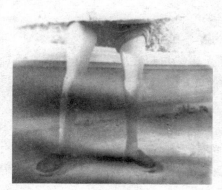

本片是9月27日的留影

附图四

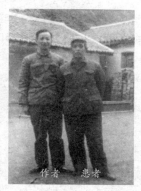

作者　患者

本片是11月14日的留影

二、痛痹（寒气偏胜）

陈某，女，22岁，未婚，藏族大学生，西藏自治区江达县人民医院五官科医生，1978年10月中旬初诊。

发病八月，始于下肢不适，气候变化尤甚，继则左腿自臀循外侧至踝均感酸麻胀痛不温，右踝部四周亦麻胀而疼，与时递增，直至颠跛而行。其人中等身高，体颇壮实，人皆谓其"血气方刚，能歌善舞"，惟此一证，久治罔验。据云曾服新药不少，注射过油剂青霉素等。获悉登巴（前例）服药效佳，因之浼治。诊其脉象，三部如常；观其容颜，红润神沛；经带无异，余无他症。此乃痛痹，属痹证之寒偏胜者，法拟温经散寒，扶正祛风。方与千金小续命汤加减：

桂枝15g　天雄片15g（久煎）　川芎15g　麻黄10g　泡参20g　白芍15g　杏仁10g　防风15g　防己20g　甘草5g　木通15g　石南藤30g　骨碎补30g

二剂水煎，每剂分六次，日三服。

二诊：自述疼痛好转，但又口燥、咽干、唇裂。观其步履姿态，收效甚微。咽部充血，舌质红，乃阴虚内热之象，应为前方过燥所致。今燥证既显，急宜改弦易辙，法拟养阴活络，清热利咽。方与芍药甘草汤加味：

白芍30g　甘草7g　石南藤20g　灵仙根20g　木通5g　生地15g　淡竹叶15g　射干5g　山豆根10g　马勃10g　冬桑叶15g

二剂水煎，服法同前。

三诊：燥证全解，余证如前。趁其体实，当谋速取，法拟温经散寒，祛风除湿。遣乌附麻辛桂姜草汤加减：

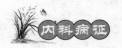

川乌40g　草乌40g　麻黄20g　细辛20g　桂枝20g　甘草15g　干姜25g　独活40g　秦艽50g　防己20g

一剂水煎六至八小时，以不麻口为度，二至三日尽剂。

四诊：疼痛大减而步履改善，且无燥热再现之弊。药既中病，狐疑当释，不妨师"穷寇必追"之意，乃于前方川草乌加至50g，去防己，加灵仙根50g，二剂，煎服法同前。

五日尽二剂，痛减九成，步态近乎常人，因公远行，停药半月，并未反复，仅存右踝关节活动欠利，左下肢尚有轻微不适之感。诊其口腔，又有轻度溃疡，乃内热所致；唇裂出血，乃跋涉雪山，遭凛冽风寒所激。暂与养阴润燥之剂，数日而愈，复与前方二剂而痊。

三、心痹（风心病兼肩周炎，湿气胜）

甘某，女，43岁，已婚，汉族干部，原籍四川，供职于西藏江达，1978年10月上旬初诊。

尚未成年之时，即患风湿关节疼痛，遇气候变化则痛甚。十年前查明，患有"风湿性心脏病"。近二十年来，稍疲劳则心跳心累，每逢冬季必骤发心动过速数次，每分钟可高达200次左右，通过输氧、强心、镇静等对症治疗，需二至三日方宁。1978年元月发生"肩周炎"（漏肩风左侧），恰值应回内地休假，曾服中药，配合针灸，连续治疗半年未见好转。其人身高中等，形体肥胖，体重约70kg，肩关节周围疼痛牵引至肘，内展外旋受限，梳头穿衣甚难，患肢寒冷，近热良久而不温。且喜肌肉丰满，尚无明显萎缩；睡眠一贯欠佳，偶有通宵不寐。脉濡而涩，舌苔如常。此乃风寒湿痹之湿偏胜者，法当温经散寒，扶正祛风。遭千金小续命汤加减：

桂枝15g　制附片15g（先煎）　川芎15g　麻黄根20g　泡参30g　白芍15g　杏仁10g　防风15g　甘草5g　防己15g　石南藤25g　骨碎补25g

四剂水煎，每剂分六次，日三复。

复诊：其效不明，舌尖见红，睡眠更差，势有化燥之象。细思其由，痹早及心，法当宁心安神，益气养血，祛瘀通络，遭补阳还五汤加减：

黄芪50g　地龙10g　白芍15g　川芎10g　枣仁15g　柏子仁15g　远志5g　合欢皮30g　百合30g　西枸杞30g

二剂水煎，服法同前。

三诊：睡眠好转，精神亦佳，疼痛有所减轻，但患肢冰冷如故。心神虽

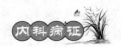

宁，而气血尚未充沛，仍须守法以待时机，嘱前方再进四剂。

四诊：又四剂已尽，精神更佳，盘踞肩周之邪，速取之机已至，拟遣乌附麻辛桂草姜汤加减：

川乌40g　草乌40g　麻黄15g　细辛15g　干姜20g　甘草20g　秦艽50g　防己20g　百合30g　山药30g

一剂水煎8小时，嘱先少少与之，三日尽剂。

五诊：诸症悉退，未见热象，去防己加灵仙根30g，二剂水煎，煎服法如前。

六诊：肩周疾患退却过半，肢凉转温。以其舌质偏红，恐过燥伤阴，法当缓急和阴，遣仲景芍药甘草汤加味：

白芍30g　赤芍30g　甘草10g　血通30g　石南藤30g　骨碎补30g　藏秦艽30g　伸筋草15g　山药30g　百合20g　西枸杞20g　皂刺15g

二剂水煎，每剂分六次，日三服。

尽剂之后，诸症悉退，乃嘱守服四诊与六诊之方，二方交替服用数剂，后遣仲景炙甘草汤收功。数年之后，随夫出藏返川，肩周疾患未曾复发，心动过速亦随之而痊。

 明按：

《经》曰："风寒湿三气杂至，合而为痹，寒气胜者为痛痹，湿气胜者为著痹也。"（《素问·痹论》）人体素虚，卫外不固，或长期受气候环境影响均可感受本病。风寒湿痹以肢体关节疼痛，或沉重麻木，得热则疼痛减轻，遇气候变化则疼痛加重为其主证；热痹则发病急，或痹久化热而关节疼痛兼有红肿热者为其主证。高寒雪域之痹，兼阴虚内热者，十居八九，有感而即热者，有欲化热而未化者，有寒、湿偏胜而兼燥者不等。除热痹或痹久化热者外，不少医家均主张以温通为法，"热者行，冷者凝"之理，人皆赞同。且夫阴虚内热者，启用温通之法甚难，滋阴清热对痹闭不利，大辛大热又对阴虚内热有害，平淡通络收效甚微，滋阴与清热杂为一方，有碍药力直达病所。故取温通而不伤正，中病即止；润燥而不腻，燥平再温为其准绳。温通之药宜猛，力轻不能通；润燥之药宜平，酸甘以缓之；一攻一守，详察病机，交替而行。譬如机械闲置已久，锈而不能转动，未经润滑之先，强而使运转，纵用超常之力亦无济于事；尘埃附着门窗许久未除，不以水润之而后擦，即使擦出火花依然不能令其洁净如初。阴虚内

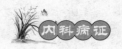

热乃阴津不足，热痹乃阳邪有余，痹久化热乃虚实相兼，三者不可混为一谈，补其不足，泻其有余，始终是立法之要点，而虚实相兼，则必洞彻攻守之机，刚柔相济，适时而动，则攻无不胜也。

例一之立法以健脾为主，除中途改用达原透热，化痰通络之外，始终守一法而告愈，同仁谓为奇特，雪域为之震惊，然亦并非适合于一切痹证之后期。所以然者，乃未病之前，脾胃先虚，后天早损；既病之后，邪更胜而正愈虚，以脾胃为后天之本、生化之源，脾气健运则摄纳增而化源旺，肌肉丰而筋能养，益以"推拿"手术之配合，既不损伤气血，而又增补疏筋活血以滑利关节之功，尤以原有胃病史而又患热痹后遗重证者最为适宜。实践证明，不但痹证告愈，而胃病亦随之而解。倘就痹论痹，而投以例二之峻法，势必"烈火燎原"，后果难堪。

例二，年少体壮，病程不长，邪气虽实而正气未衰，恰值峻猛速取之机。先与小续命汤引邪外出，服后果出，正好"就地消灭"，内热既平，何妨猛祛筋经之寒，故服后效佳，并无燥热再生之弊。

例三，患痹证三十年，侵犯心脏十余年，左肩周炎加重近一年，用如此剧毒大剂以攻之，视似涉险。用兵必先"知己知彼"，用药贵在"明辨虚实"，首遣小续命汤，亦即"药物探察"，次用补阳还五汤加味，更为雄兵猛进之备，故服之效佳，化险为夷矣。概言之，例一以虚为主，例二以实为重，例三则虚实相兼而真伪难辨，寒在外而热在内，乃共同之特点。立法遣方务求法明方不乱，当清则清，当温则温，刚柔相济为其上策，温清杂投则收效甚微，较之东南内地则有不同也。

又按：数年之后，雪域贤契白玛翁姆致缄告曰："遵循恩师之法，类此沉疴又获愈数例，医患之乐，难以言表，敬告师尊以共享之"。

又按：本文原件，刊载于绵阳中医学校首期《校刊》，后生效法而获捷者众。倘内有宿热而率服乌附麻辛桂姜草汤者，可致腹痛便黑或下泻鲜血之险，知其彼而未知此也。补救之方，当首推我创之"习明清胃汤"：生地、黄芩、黄连、当归、白芍、甘草、贯众炭、大蓟、小蓟、白茅根、血余炭、藕节等味，服之即安。不知此者，回春甚难，特于此补之矣。

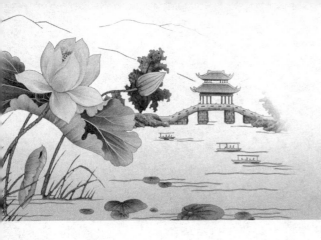

妇科病证

痛　经

黄某，女，25岁，未婚，工人，住三台县农业机械大修厂，1978年3月10日初诊。

生长于四川广元城内，17岁月汛初潮，即小腹剧痛，八年以来月月必痛，始于汛前二三日，汛净方止。曾就治于广元众多妙手，依然如故。近期调至三台县，始就诊于我部。出示所服之方二百余张，均为理气活血止痛之剂。其人身高1.53m，体重不足40kg，女性特征发育偏低，两尺脉沉而细。年已至而形体滞后，乃肾精不充之故也。以肾藏精主冲任，经气充沛则冲任不虚，月事以时下，通则不痛矣。今每汛必痛，当以填精益肾为法。方与：

1. 六味地黄汤加味：山茱萸10g　茯苓15g　丹皮30g　山药30g　熟地20g　泽泻20g　肉苁蓉20g　锁阳20g　仙灵脾15g　丹参30g　香附子15g　郁金15g　延胡索15g

水煎，每剂分六次，日三服，服至次月月汛将至为止。

2. 芍药甘草汤加味：远志30g　白芍30g　赤芍15g　生甘草10g　丹参30g　香附子15g　延胡索15g　益母草30g

一剂水煎服，汛前小腹痛时分六次，日三服。

尔后三月，闻知明将随"四川医疗队"赴西藏江达为藏胞治病，特登门而询曰："先生所赐二方，1号方服至八剂，有神清气爽之感。迨月汛将至之时，惶恐之心犹存；汛至始痛，迅即服用2号处方，一服即痛缓，二服即安。汛净之后，又服1号处方六剂，次月则不痛矣。先生今将远行，若后有反复，可如前法服之乎？"答曰："可。"

年余以后，"援藏"归来，早已痊愈，且已婚配育子，母子均健，三口之家其乐融融。

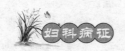

明按：

《经》谓女子"二七天癸至，任脉通，太冲脉盛，月事以时下"。天癸者，天赋之癸水也，即女性发育之根本，肾气之所主也。17岁初潮，已滞后三载，时至25岁而女性特征尚未具备，乃任脉通而不畅，太冲脉欲盛而未全也。究其所因，乃禀赋不足，肾气亏虚所致，故非理气、活血、止痛之剂所能及矣。以六味地黄汤补肾阴，肉苁蓉、锁阳填精益肾，仙灵脾引阴出阳，佐以丹参、香附、郁金、延胡索活血调经，乃以肾为本，兼以调气和血也。2号方以芍药甘草汤缓急为主，佐以丹参、香附、郁金、延胡索理气活血，重用远志以寓麻醉镇痛之意，乃治标之应急措施。二方适时而用，则标本兼顾也。

大凡未曾婚育之处女，汛至必痛者，多与发育滞后有关，以肾主生、长、壮，治肾即所以促发育也。发育与时俱进而痛者，治以理气活血之法，无可厚非；发育滞后而痛者，则必以肾为本，否则非其治矣。时人多宗"以通制痛"之法，而不知天癸不足亦不通也。常须识此，勿令误也。

崩漏（功能性子宫出血）

章某，女，22岁，未婚，住绵阳丝绸公司，1987年6月16日初诊。

前阴下血如崩而住进绵阳市之最大医院，止血之剂无所不及，大崩缓解，小崩不断，延至月余，曾输血三次，医者束手，婉辞出院，改投中医，其证不减。有侯某，曾任妇干，善社交，与章母素识，一道寻至诊室邀予往视之。其人中等身材，面色嫩白，脉沉细，两尺见乏，舌质淡，神倦乏力。崩后而漏，漏后再崩，两者交替，已逾九月矣。且喜饮食尚可，裕而不娇，所服之方，不外凉血止血之品，追寻其由，系汛期负重所致也。此乃冲脉受损，血海空虚，统摄失司而使然也。拟归脾汤加味：

白术10g　黄芪25g　人参20g　远志10g　木香10g　甘草3g　枣仁10g　龙眼肉10g　当归25g　益母草30g　花乳石15g　血余炭10g

水煎分六次温服，日三服。

6月18日来电告曰："一剂服毕，食欲更佳，精神好转，漏量减少，可再服数剂否？"答曰："可。"

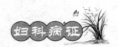

6月25日电告："已尽剂四帖，诸症递减，惟不断红，请予更方。"抵家视之，果如其言，改书六味地黄汤加减：

山萸肉10g 山药30g 茯苓15g 生地黄25g 粉丹皮30g 黄芪25g 当归20g 贯众炭10g 益母草30g 血余炭10g 续断20g 杜仲20g 水煎如前法服之。

一剂断红，再剂而康。门人闻而往探之，详录始末，传抄于班级之间，谓为"中医之理无谬，中药之效无量"，无不为之折服。

次年婚配，三载不孕，书齐秉慧种子方加减，服三剂而孕，足月剖产，小子丰腴，名邓弥，甚聪慧，小恙必求于明，存谊永焉。

明按：

急则治其标，缓则治其本，标本俱急，则标本兼顾，凡业医者皆熟记之也。然则用之于临床，又多为症状所惑，常美其名曰"对症治疗"。崩之时对症止血以防其脱，似无非议；而漏之时则当固本以防再崩，乃机不可失之也。须知崩后必漏，漏久亦可崩也。不失时机使之步入良性循环，故不再崩。六味地黄汤去泽泻，加黄芪、当归益气补血，贯众炭、益母草、血余炭固摄渗漏，续断、杜仲强肾以纳冲脉，为后之胚孕而绸缪也。司命者疗迩之疾，当有致远之谋焉。

白　带

李某，女，65岁，住三台县上新乡六村，1964年元月1日初诊。

白带清稀，时而如注，头昏腰酸，食少倦怠。46岁绝经之后，每月必有七八日白带过多，近半月以来连绵不断，甚则如注，气短乏力，步履艰难，面色憔悴，六脉细弱，舌淡苔薄。此乃脾胃之气虚衰，湿土之气下陷，脾精不荣其身，随湿浊之物下注而出于阴门之带下证也。法当补益中气，培土以导湿归壑。方与补中益气汤加味：

黄芪20g 白术10g 陈皮10g 升麻3g 柴胡7g 党参20g 甘草3g 当归15g 龙骨30g 牡蛎30g 千张纸10g

一剂水煎，日三服。

元月3日复诊，诸症减半。药已中病，无须易法，原方加薏苡仁30g，

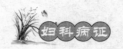

书二剂，服法依旧，尽剂而痊。

 明按：

带脉具有约束诸脉之功，若约束不力，则水津离常道而溢于胞宫，下注阴门而为病，故以带下命名。前贤有"带弱则胎易坠，带伤则胎不牢"之说，故育龄之妇患此病者，难以受孕，偶孕亦难以保胎。究其所由，或行房而放纵，或酗酒而狂欢，淫秽之像眩其目，震聩之声充于耳，求魂飞肉快之乐，获精气暗耗之害，始于梦交之遗，终归如注之灾。须知心淫折人之福，身淫折人之寿。故愚者贪之，殇德而寿短，智者远之，宏福而寿长也。洁身自好，人皆可以登寿域。

黄　带

周某，女，27岁，住四川省江油市，2001年7月28日初诊。

五年前顺产一子，尔后，常有黄带，色如浓茶，质如黄涕，其气腥秽，盥之不去。其人素嗜辛辣燥烈之品，不食稍可，食则带多而痒，状若小虫叮蚀，甚则阴肿阴痛，性欲增强，行房反痛而不如梦交之快，头昏目眩，健忘腰酸。经多处妇科查证，均为宫颈糜烂，内服外用，两法俱进，收效甚微，停则复初。有病友推荐，来寓诊焉。脉见濡数，舌红苔厚微黄，乃下焦湿热之黄带也。法当泻肝火以清利下焦湿热。方与龙胆泻肝汤加味：

龙胆草15g　木通15g　柴胡10g　车前子15g　生地黄25g　甘草3g　当归20g　炒栀子10g　黄芩10g　薏苡仁30g　破故纸15g　龙骨40g　牡蛎40g

三剂水煎，每剂分六次，日三服。

元月16日复诊，诸症减退过半，嘱守前方又三剂而痊。

 明按：

前贤论带，以青、赤、黄、白、黑分述证候、病机、方药，可谓详且备也。然临床以黄、白两带，或黄白相兼者最为多见，而青、赤、黑三者不仅少见，即或有见亦另当别论为妥。究其病因，多湿邪为患，与带脉密切相关，以带脉约束诸脉，隶属下焦，故又可称之为下焦湿热。而湿之为病，又多伤及脾胃，若其人中气实，则多热化而为黄带；中气虚，则多寒

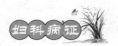

化而为白带，皆因带脉失约而为病也。湿之偏于寒者属气虚，可与补中益气为法；湿之偏于热者，则可上可下，以其热易上而湿易下也。故黄带者，上则口苦咽干，七窍干涩；下则黄带淋漓，甚或阴痒而肿痛，此又与肝相关，非龙胆泻肝汤不能胜此重任。且夫肝火又名相火，相火为患，源于心之纲维不正，故正其心者相火自安。曾子曰："欲正其心者，先诚其意，欲诚其意者，先致其知。"患者不致其知，误以淫荡为乐而有梦交之疾；医者不致其知，则不明相火由心所主。故司命者，欲治其病，必先治其心也矣。

不　孕　（一）

尚某，女，26岁，农民，住北川县邓家渡口，1981年6月18日初诊。

明出公差，路过其乡之妇干家，有老媪者，即尚某之太婆也，婆之婿曾患痼疾，经我诊治而愈，旧谊存焉。婆问曰："我乡之顽疾，凡经先生之手者，未闻不愈者也。敢问不孕症能治否？"明曰："曾治多例效佳，未知汝之所言者若何？"婆曰："其人品德高尚，婚前系养殖能手，曾出席省地劳模。今之夫君，系军人复员，右臂截肢之后，原订婚者因之毁约，在其恸不欲生之际，尚某毅然以身相许，融融然雍和一家，里人称颂，唯婚后五年不育，乃一大憾事。若先生垂怜，我嘱人唤之。"少顷，尚某即至。观其容颜，属同龄之优者；身高体重适度，比例协调；女性特征，发育不菲。16岁月汛初潮，此后误差在七日之内。汛之前后，有少量白带，亦非病态。六脉平和，与常人无异。细询始知腰以下不温，小腹稍有坠感，据云曾经妇查，为子宫前倾。医者无策，视为难治；患者疾首，尤恐终身不育。此乃劳伤充任，宫中虚寒所致之也。法当举下陷之气以正前倾，温肾之元阳以散胞宫之寒，当遣两方：

1. 补中益气汤加味：黄芪30g　白术10g　陈皮10g　蜜升麻6g　蜜柴胡12g　党参30g　甘草3g　当归30g　益母草30g　枳壳20g　远志10g　千张纸10g

2. 肾气丸加味：企边桂10g　制附片15g　山萸肉10g　白茯苓15g　粉丹皮30g　生地黄20g　泽泻15g　炮姜10g　麻黄根15g

服法：水煎分六次温服，日三服，两方交替服用。即1号尽剂服2号，2号尽剂又服1号，如此循环往复，服至汛停身孕即止。

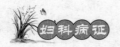

五月之后来函告知，遵嘱服用上两方各三帖，汛即停，乃止后服，经当地查证已孕。足月顺产男婴，母子俱健。

四年之后，计生当局准予再育，前证依旧，不能孕身，来校求治，仍依前法服之，各二帖而孕。

1986年10月，夫妻来寓，已孕六月，求予诊脉，明诊得左尺脉盛，脱口而出曰："此亦男也。"曰："此次来意，即求女也，女则育之，男则毁之，我今有男甚壮，何须再生男也！"孰料实言相告，殒胎在即，不得已而转言之曰："非也，以脉辨男女，仅有六成之确，倘引产而系女，不亦憾乎！"遂改毁胎之意而归。又三月，果产男婴，其壮胜于其兄，里人誉之为善有善报也。

明按：

不孕一证，查无实据者，乃形态之无异也。我中华医学，素以功能学著称，当孕不孕，则责之于功能。功能者，冲任之所主也。劳伤充任，则系缚胞宫无力，弛而下坠，则胞宫倾焉。前后左右之倾，虽方位有别，然其理则一也。以胞宫如倒置之囊，口在下而底居上，囊底上系则伸，弛而下垂则倾也。补中益气汤，举陷之名方也，重加益母草、枳壳，即今之所言"兴奋平滑肌"，助其胞宫之弹力，亦辅其举之也。再加远志、破故纸，既取交通心肾之意，又护胎元之气，未雨绸缪之计也。肾气丸原名崔氏八味丸，首创先于仲景，妙用当推于今。加炮姜以散血中之寒，温而不燥；麻黄根祛肾中之阴霾，散寒而不发汗，寓敛而不涩。名方加减，切忌拼凑，减必不伤其主，加则须有其义，清顺之话易说，临证之时则难昭之也。

又按：时过27年，尚某所有二子，身强体壮，耳聪目明，曾先后入伍卫我边疆，继又复员而在曲山镇建楼房一处，举家参与餐饮经营，据云"尚可"。左右皆曰贤，里人皆曰善。一场大地震！杳无音讯，询诸北川来寓就诊者？答以"待寻"。一年之后，原曲山镇长之令爱，李某来绵求治于吾，始知邓家渡索桥头之旧居被山崩深埋，而新楼房尚存，家人毫发无损，大难幸免，祸兮福所依也。

不　孕（二）

徐某，女，33岁，农民，住北川县邓家渡南岸，1983年2月初诊。

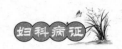

徐与尚某一河之隔，昔以扁舟为渡，今有索桥相连，彼此素识，尚某如何得子，既闻且睹，羡慕有加，因之夫妻谒求诊治。观其容貌，面憔发堕；额头横纹，眼角鱼尾，均清晰可见；大有"阳明脉衰"之状，无怪十余年之夫妻生活而未有育也。似此，必愈之望渺茫，却难拒恳切之求。细察其由，乃重迭交互婚媾之家也——同胞姐妹之子女，互将其妹交换为妻。往于彼者多产，来于此者不孕。其人中等身材，丰而不腴，比例协调，六脉平和，有经产妇人之体态，经多处妇查，其器官未见异常。名医遍访，巫卜俱求，终未有果。其夫邓某，勤劳多艺，属邻里之佼佼者，小有积蓄，苦于无嗣可继，遂借酒消愁，日过其斤。男称女本不孕之体，但查无其据，女谓男好酒伤身，不无道理；互相抵诽，乃至拳脚相加。后为尚某之例所动，始化干戈为戏谑。明先晓之以理……强令戒酒，互不责难，否则治疗免议！各自信服汤药三月以观后效。夫妻唯诺，愿遵所嘱，然后遣方如下：

1. 齐秉惠种子方加减：山萸肉10g　山药10g　茯神15g　丹皮30g　生地25g　泽泻15g　锁阳20g　远志10g　肉苁蓉20g　淫羊藿15g　菟丝子15g　千张纸15g　水煎六次温服，日三服。女方服用。

2. 五子衍宗丸加味：覆盆子25g　菟丝子20g　五味子20g　车前子20g　西枸杞30g　锁阳30g　熟地黄40g　肉苁蓉30g　杜仲20g　桑寄生20g　水煎分六次温服，日三服。男方服用。

医嘱：改善夫妻关系，保持夫和妇睦，心情欢怡；双方戒酒，饮食务必清淡；节制房事，切忌一厢情愿；确证已孕，无须再服。

二月之后讯停，停后又二月，尚不觉身已有孕，骑单车载人而致阴出鲜血，其量甚少，不似经水来潮，经妇查证实已孕，惶恐不安，急求保胎，方与六味地黄汤加减：

黄芪25g　当归身20g　贯众炭20g　山萸肉10g　山药30g　茯神15g　丹皮30g　生地25g　茜草根20g　血余炭10g　杜仲20g　桑寄生20g

水煎分六次温服，日三服，夜一服。

一帖断红，欣喜而归，足月顺产女婴，母女无恙。

明按：

十余年原发不孕，视似难治之证，能伏其所主，先其所因，法于阴阳，释其重负，则难亦不难也。乍看此人，阳明脉衰之兆已见；细察其因，乃久困焦虑所致。再论其妇人之体态匀称，第二性征不卑不亢，未必无孕

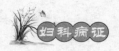

育之能。重迭交互婚媾，实不可取，血缘太近，有损下代之形体与智商。以人之常理疏其情志，再调补肾气，苏其冲任，则足以平矣。然则天地和而雨泽降，夫妇和而家道兴：单责其妇，不究其夫，有失公正；酒以乱性，古今皆然，凡嗜酒成癖者，未有不伤其精也；以戒酒作为治疗之先决条件，勿容再伤也；前进之路障既清，再调补真阴元阳，男欢女爱，阴阳交会，故有子也。

贯众、丹皮皆非孕妇宜服之药，纵因个体差异服之"有故无殒"，但终非正治也。

——李孔定评

不孕（三·输卵管双侧不通）

陈某，女，28岁，住绵阳市高水某居民小区，2006年3月15日初诊。

14岁月汛初潮，十余年以来俱如期而至。20岁婚配，随夫定居绵阳，婚后和谐，一贯恩爱，同心协力为脱贫而奔忙。自信体壮，不孕未曾介意。23岁以后，小有积蓄，欲孕育而不能上身，曾经三处妇科查证为"输卵管双侧不通"，其余形态均无异常，继则中医、西医、草医、游医，多种疗法均有所试，惜其无果。目睹邻居大龄不孕者有三，均于去冬今春喜得爱子，羡而寻径，始浼于明。其人女性特征充沛，无可挑剔，面如重枣（人称红脸"关爷"），且形体偏胖，重69kg。明忖度之，借孔子"苗而不秀者，有矣乎，秀而不实者，有矣乎"之名言，为壮实肥胖不孕之体而用，将原意移译为俚语，并告知"不若汝所见之三者全愈之速，所以然者，彼为继发不孕，究其因排其碍则可也，汝为输卵管双侧不通，精与卵会合无门，若欲以药贯通，须待时日，所求方遂。"陈曰："先生之言甚善，我早已虑及，决心已定，必遵嘱而行，直至身孕而后已"。病者信之坚然后药之，则相辅而相成也。乃拟滋肾通任汤如下：

山茱萸10g　茯苓15g　丹皮30g　生地25g　山药30g　肉苁蓉20g　锁阳20g　淫羊藿15g　水蛭8g　郁金15g　丹参30g　香附子15g

二剂水煎，每剂分六次，日三服。嘱其夫补查"精液成分分析"之现状，以定是否兼治其夫。

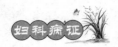

3月20日复诊，其夫已查证"一切正常"，且属全盛之躯，得以确认单系女方不孕。细察颜面红赤之由，乃与善食便秘相关（二至三日一便），善食则供过于需，便秘则汲收过剩，如物之体薄腹中空，膘厚空间小。法当润肠泻热，以防火壮而食气也。方遣仲景麻子仁丸加味：

白芍20g　火麻仁30g　枳实15g　厚朴10g　杏仁10g　生大黄15g　生地25g　玄参20g　麦冬15g　槐花15g　地榆25g　水蛭8g

二剂水煎，服法同前，嘱勿焦躁，事事顺其自然。

3月24日三诊，尽二剂，每日一便，不硬不溏，软而成形，今肠道已润，适可而止。以其求子心切，久求未得，郁而化火，非上方之所宜也。法当疏肝清热，令郁热伸而疏泄畅，即《黄帝内经》"木郁则达之"之旨也。方与丹栀逍遥散加味：

丹皮30g　炒栀子10g　当归尾20g　白芍15g　赤芍15g　柴胡10g　甘草3g　茺蔚子15g　茯苓15g　薄荷15g　水蛭8g　皂刺15g

二剂水煎，服嘱同前。

3月27日四诊，食量复常（善食症状消失），颜面红赤稍淡，体重略减，初见成效。微不足道，体偏胖重，不妨"坚者削之"，法拟和中渗湿，兼以化瘀。遣胃苓汤加减：

苍术10g　厚朴10g　陈皮10g　甘草3g　白术10g　泽泻20g　猪苓15g　茯苓15g　山楂20g　水蛭8g　皂刺15g

二剂水煎，服嘱同前。

从此以后，或遣逍遥散，或遣桃红四物汤，或遣五子衍宗丸，或自拟滋肾通任汤，或遣仙方活命饮，或遣保和丸，或遣八珍汤，先后轮换九方，一攻一守，交替进行，因势利导，谨循病机，方方不缺水蛭，全程多有皂刺，总共一十八诊（九诊之时，面色转淡，体重降至66kg），费时整整三月，信服三十六剂，终得胎孕上身，如愿以偿，医患互钦。循天日月本无私，休言赐福由天；回眸星辰太有趣，更信谋事在人。此病之解，当归功于病者信之坚矣。

　明按：

此不孕之一证也。就其脏腑而言，与肾肝二脏密切相关，以病机而言，则有痰湿瘀血之别。临证之际，往往参差互见，必须明辨真伪，或补或泻，或和解，或化瘀通滞，当审时度势，见机而行，若偏执一端，则非

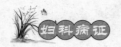

其治也。肾为先天之本，生命之源，治肾如育其种也；肝喜条达，恶抑郁，郁则百病生而血海失司，冲任不荣也。孰先孰后，孰重孰轻，当谨于细而慎于微。此案其人，虽系形体壮实，视似气滞血瘀，当知"大实有赢状，至虚有盛候"之诚，一味攻伐，必有其伤，慎不可直率而往也。水蛭主治不孕，始见于《神农本草经》，善于化瘀，是其长也；皂刺软坚散结，最具通透之功，二药同入应遣方中，则通管之力尤佳。故壮实之躯，但用无妨，而虚弱之体，则另当别论。阴阳两大法门必辨，虚实两端又不可不察，庶不致其误也。此其大略而言，临证细审明辨，则了然于心目间矣。

妊 娠 恶 阻

毛某，女，28岁，药材公司职工，住绵阳城区，1995年5月18日初诊。

汛停二月，头昏呕恶，心中愦闷，恶闻食气，肢节烦疼，嗜酸，脉滑大而六部俱匀，小便微频而清利，妇查确诊已孕。曾服多种和胃止吐之方罔验，愈吐愈频，恍惚无能支撑。阳明胃阴大亏，当急速填充胃液为要。方与：

牛口涎40ml，醪糟40ml，蔗糖适量，以水300ml，煮三沸，顿服之。如一服诸证悉解，止后服；若不解，再服依前法，二至三服必愈。

取口涎之法，须待其牛回嚼初停之时，以手从口侧握其牛舌，则口涎自流如线，以盏盛之即用。或如前法以盐涂舌，少顷口涎自出。以黄牛（夏季不下塘堰洗浴者）为佳，水牛次之。

5月20日，欣然来寓告曰："如先生之法顿服一次，半日许，诸证悉解，但求善后而已矣。"病去九成，法当健脾养胃。方与香砂二陈汤加味：

藿香15g　砂仁8g　茯苓15g　半夏10g　陈皮8g　党参25g　白术10g　甘草2g　怀山药30g　白扁豆30g

二剂水煎温服。

剂尽而安，足月顺产一男，举家欢欣。其祖撰七言诗云："妙药神丹何处寻，牛涎醪糟蔗糖烹；药到病除无虚发，一挥妙手便回春。"

　明按：

据本草记载，牛口涎有治噎膈反胃、喉闭、口噤等效，未尝言及能平

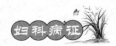

恶阻之功，今用之不下百例，而无一不验者何也？以"牛在畜属土，在卦属坤，土暖而和，其性顺也"。且以草料为食，先粗嚼于胃，移时返出于口，细嚼之后，再咽于胃，皆赖自身之口涎载而达之。其升降自如之功能，再无可匹之物矣。加醪糟以辟腥，入蔗糖以调味，经煮沸以消毒，无不良之弊端，诚恶阻之良方也。且夫二百七十日之内，造就神形皆备之婴，所需精微，皆源之于母，故其母精气大耗而有诸多匮乏之感，既有大耗，则急须后天补充。后天者，土也，以土乃万物化生之地，故先耗其阳明中土之液也。以牛之新鲜胃液（口涎）而充之，同气相求，若甘霖以解大旱之厄，故有勃然而兴之效。

产后血崩（胞衣残留）

米某，女，25岁，川剧演员，住遂宁城区专二团，1972年5月5日初诊。

专区二医院有年少名望者，张生代祥也。承家传世袭之国医，秉中医学院名师之善教，六年岐黄苦读，七载临床实践，有学有验，享誉遂州有年，时任是院中医科主任矣。米某之夫君，既演且导，艺界有名，与祥友善，剧团之大病小恙，揽之颇广。米某于三日前顺产第二胎于该院产科病房，母子平安。床位不济，遵医嘱出院。症见小腹渐胀，出血渐多。乃至红紫相间，如注如崩。其夫求祥往诊。祥曰："危笃之病，恐我之力所不能及矣。且喜吾师至此，我今谒之必允。"故明替祥而往焉。观其人面色淡白，询其量已下血盈盆，唇舌俱无微红之象。六脉沉涩，小腹硬满，时痛拒按，心悸而烦。失血之多，虚脱在即，虚中夹实，尤以胞衣遏滞为要，法当标本兼顾——固气排滞。方与四君子汤加味：

红人参35g　白茯苓15g　白术12g　生甘草4g　益母草200g　贯众炭15g　酒炒大黄15g　　水煎分八次，二至三小时一服。

翌日，黎明之前，小腹下迫坠胀，又如再产之状，顿然产出拳大一物，如注之崩立止。其夫嚇然，不知何物，携之往见于祥而责之曰："我本求汝，汝却托之于人，名曰'师'，服一剂，竟然如是矣！得勿殆乎？"祥细验之，乃胞衣一大片，肃然而答曰："非吾师不能出此方也。由此必安。"祥将其情转告产科医生……当事者有惊无险，未查证胞衣完整与否？即嘱之离院……既对患者致歉，又托祥致谢于明。

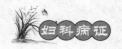

5月6日复诊：患者安舒静卧，时有少量淡红余露排出，小腹亦平软之矣。但神倦脉芤欲寐，血红蛋白仅存40g/L，且喜食欲尚佳。法当补气益血，方与归脾汤加味：

山茱萸10g　龙眼肉10g　红人参20g　白术10g　黄芪20g　白茯苓10g　党参20g　远志8g　木香8g　生甘草3g　酸枣仁10g　全当归20g　怀山药30g　莲米30g

嘱其水煎守服上方，辅之以饮食调养。

尔后，廿日复查，血红蛋白增至80g/L，调理月余而瘥。

　明按：

人之分娩，如瓜之熟而蒂自落也。胞衣脉络如网，由大而细，极细之末端与宫内微脉之末相吻，气血皆由此而汇集于脐带，未离母体之胎，全赖之也。既离母体之后，吸天地自然之气，则独立生存于世矣。时至于此，胞衣之职能已尽，必脱离所吻之末端，以利彼端之闭合。当离不离，或离而不全，则闭合受阻而宫血出焉。故自身不离，则人为剥之使离，贵在神速无误；迨至如崩如注之时始剥，既有操作之难，又有大崩之险。以药使之剥离，则既便且安，乃医患之所愿也。然则为何自身剥离失司？则系冲任脉虚之故矣。遣四君子汤重用人参以大补元气，冲任之虚受其益也；贯众炭解毒止血，大剂益母草与适量酒制大黄，令其残存之物推而出之；药尽其能，标本同治，故可化险而为夷也。

习惯性流产

张某，女，30岁，供销社职工，住三台县上新场镇，1961年1月16日初诊。

上新有陈某，酷爱川剧，与明相识已久。其妻张某，温柔善良，邻里皆曰贤。夫和妇睦，相敬如宾，顺产一女已足八岁而未续育，1月11日，突发宫血如注，西医当即投以止血之药，不多时而下注盈盆。中西会诊，止血之品无所不进，依然大崩大漏，危在旦夕。迨至15日黄昏，明从成都（时任教于中医学院）抵家，浼其诊视。陈展示一方，乃出自当地声名显赫杨某之手。乍观之，似有另辟蹊径之美，而活血祛瘀之法，却不敢苟同，直言欠妥

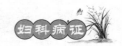

之由，陈唯唯诺诺其然，而内心未必深信。遂邀次日与杨某及其乡里之名流共商之。明应而往视，询其月汛，已停二月，然而素有此症；观其形体属中上身材；论其营养，优于农妇；虽有小产史，却无大出血；察其六脉皆芤，并非涩中见躁；面如土色，舌色淡白，乃失血过多所致；虽神倦卧床不起，且神清识人，自述"频频欲大便，便不出却前阴下血倾盆"。群贤毕至，济济一堂，众目睽睽，各抒己见；杨某以血瘀立论，意示己方之是；张某据气虚之说，拟用大剂独参汤；魏某执凉血止血之说，力主犀角地黄汤；李某固守西医立场，畅言凝血机能，寓无可救药之义。其余诸位，有附和其说者，有人云亦云者，有捋须而听者，有议论纷纷者，莫衷一是，在此生命垂危之际，明焉有坐视之理，不得已而舌战群叟，力排众议，断言死胎不下所致，倡固肾排胎止血法，拟六味地黄汤加减：

山茱萸10g　怀山药30g　白茯苓15g　粉丹皮30g　生地黄25g　黄芪30g　当归20g　党参30g　益母草30g　广枳壳20g　酒炒大黄15g　贯众炭20g　血余炭10g　浓煎频频慢咽之。

次日（17），陈登门欣然而告曰："服先生之方，来之不易，一夜之间，安然而睡，已未见大量出血，其效之著，街坊哗然，唯小腹坠胀，若秘结之便欲出不出，可否更方？"明曰："此乃佳象，但频咽无妨。"

2月18日二诊，一昼两夜，已频咽尽剂，黎明前小腹坠胀剧烈，产下一紫红色肉团，其状如鹅卵，诸证悉平，精神略佳，泰然处之。此乃死胎已下，法当甘药以调之。方选归脾汤加味：

白术10g　黄芪30g　茯神10g　党参30g　远志10g　木香10g　甘草3g　酸枣仁10g　龙眼肉10g　当归20g　益母草30g　神曲20g　麦芽20g　二剂水煎服。

当时寒假，时日有限，医教任重，如期返蓉。来函告曰："二剂服毕，面色红润二成……可否更方？"明复函嘱之守服，果数剂而康。

1962年，张住村，距场镇十里之遥，响石板农户之家，9月7日又突发前阴下血如注，不时盈盆。陈有前车之鉴，翻箱倒柜，寻遍可寻之处，终未寻得去年之方，大失所望。且喜此时明已返故里，陈即面陈寻而未得之苦，谓然叹曰："良医易得，神方难求，去年救我爱妻性命之方，虽出于先生之手，今逾年余……料亦难记其全矣。"明笑曰："有何难哉？"乃出示原案，陈欣喜若狂。急与原方，服法依旧，果36小时死胎下而倾注止，照旧调理而安。陈将其方秘藏之，1963年10月，再次流产，其证如故。陈有二方在

175

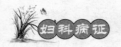

册，如法服用而康。

1965年5月，明即将调离上新之际，陈张夫妇闻讯，大惊失色，一同登门造访，涕泣而告曰："爱妻曾三次流产，若非先生力挽狂澜，赐我良方，焉能死里逃生，而今已到中年，膝下无子，恳求再赐良方，以续我嗣……"明已早知中气素虚，任脉不固，乃拟二方如下：

1. 加味泰山磐石散：党参30g　黄芪20g　炙甘草10g　当归20g　川芎10g　白芍15g　熟地黄20g　续断20g　黄芩10g　砂仁8g　杜仲20g　桑寄生20g　水煎服。

2. 加味补中益气汤：黄芪30g　白术10g　陈皮10g　党参30g　蜜柴胡10g　蜜升麻10g　甘草3g　当归20g　枳壳20g　益母草20g　远志10g　水煎服。

嘱上二方交替服用，各三至五剂。

是年8月偶遇于陈，得知其妻已孕三月，二方已各服四剂，嘱停服以观后效，倘有小腹下坠，则继服如前法，若无则不服，以备不虞。

次年2月产一子，体重3kg，乳足儿壮。母子平安，阖家欢乐，邻里皆欣然往贺。

十年之后，每当重返故里之时，陈必唤其子急敬名茗，风趣而示其子曰："若无先生之妙手，汝母必将尔泻于便盆之中矣……小子当铭于心。"司命者幸之福之，孰能胜之。

 明按：

流产一证，先哲论之甚详，不乏名方辈出，今人用之而不应手者，未得其心也。以名方者，示人以法，如不细心剖析，则食而不知其味也。首用六味地黄汤，嫌其泽泻之泻，故去而不用。加黄芪、当归，取当归补血汤之意，而不宗五倍黄芪之制，合党参借以固气血之脱。重用益母草、广枳壳配酒军促进宫缩而排死胎，勿碍宫内血管之闭合。仅以贯众炭、血余炭二味，则解毒止血之功足矣。是方之妙，在于有主有从，标本兼顾。流产三次，守一方而转危为安，亲朋为之震撼，行家惘然若失，以病机相同，治亦相同，岂其异哉。后三方，乃随机应变，适时而用，得其心则应其手也。

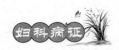

子　痫

吴某，女，20岁，住三台县上新乡场镇，1963年8月10日初诊。

妊娠八月，夫外出而一人独宿，子夜时分邻居闻得倒仆之声，次日九时仍房门紧闭，呼之不应，窗外望之，惊见状若僵尸而横躺于地，兄翁获悉破门而入。医者诊之，胎儿已死于腹中，且有四肢厥冷，牙关紧闭，时时抽搐，二便自遗之症。多医共议，中西两法并进，午后1时，死胎娩出，抽搐略减而神志不清。第三日更医，与驱风活血之品，原症仍在。第四日再与生脉饮杂以芪、术、姜、桂、远志、石菖蒲等味服之，随即高热，谵语频频。第五日又改用大剂白虎汤加味，高热虽退而谵语更甚。是日午后改用桃仁承气汤加活血祛瘀之品，大泻之后而狂乱大作，非数人之力不能阻止外逃。第六日求得名噪一方之杨某，方拟白虎汤合失笑散再加犀角、羚羊角、荆芥、天虫、黄连、酒军等味，而谵语狂乱更甚，频频高呼"火焚四邻，殃及自身"，弃衣而直奔于河。第七日早上四时，杨某深感棘手，呼群医汇集于堂，特浼明共商。有云阳明发狂者，有云蓄血发狂者，有云癫狂者等等，各执其词，各是其是。以明之见，迥异诸说，事关生死，不敢苟同，乃据其理而力排众议。杨老执意再三，均一一驳回。众医无言以对，遂从我之所道，取解热去毒、通窍镇静之法，用安宫牛黄丸四丸，四小时一丸，温开水化服。次日复诊，舌绛转红，狂乱减缓，能进粥一小碗。再与炒栀子45g，淡豆豉65g，水煎温服。二剂后狂乱止，但语无伦次，且喜饮食渐进，舌不甚红，薄苔新生。又守服三剂，诸症悉退，但时有神志欠清，与磁珠丸（煎剂）加龙骨、牡蛎，一剂而康。

明按：

子痫一病，母子均险，若治之失利，难保其一。乍观众医之治，"其则不远"，细察精详，则"犹以为远"也。时人多宗"产后不宜凉"之说，本应凉而反用温，故有谵狂之变；若及时投以清心开窍之品，庶不至于此矣！

病者原本任教于乡镇，颇有口碑。强行改从缝纫，人皆惋惜。未婚先孕，隐郁于心，早即化火于内，及其发病之时，一触即发。验之之法，舌色可辨，参诸狂言可知也。重病必审其病之始末，狂言当究其弦外之音。

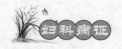

或问曰："子当众人之面，据理斥杨老之非，恐获罪于彼也？"明曰："余岂好胜哉？余不得已也。"一场舌战之后，竟然情谊更深。

受孕于产后十四天

薛某，女，20岁，住三台县新建乡某村，1963年9月19日初诊。

丘某，任该村公务多年，朴实清廉，乐于助人。邻居赵某，于去岁与薛新婚，今春三月产一男婴，面世不啼，窒息而夭。二月许，出现恶心，厌食乏力，小腹如有包块。惶恐不安，欲寐难眠。祖母闻之，细询其由，始知产后十四日误行房事。老人大惊失色，愤而责之曰："年轻人不知天高地厚……'月奸痨'十有九死。"乃暗自探寻民间"专方"服之，屡服无验，小夫妻反目，赵自愧理亏而外出避之，薛疑赵故意加害以图陪嫁之物，料已必死，尽毁嫁妆，卧床待毙。四月之内，数更其医，或以积聚为法，或以恶露阻滞遣方，皆云坏疾难治。七口之家，濒临崩溃，丘某为之扼腕叹息，连访多医，诿之而已，及至于明，以足六月。扪其腹，足有正常妊娠六月之大，乳晕已着深褐之色，可听及胎音矣。且喜脾胃素盛，屡遭戕伐，冲任削而未溃，乃有惊无险，不幸之万幸也。法宜固护胎元，以防早产。方与八珍汤加味：

党参25g　黄芪20g　白术10g　甘草3g　熟地黄20g　白芍15g　当归20g　川芎10g　续断15g　黄芩10g　砂仁5g　糯米30g

二剂水煎，日三服。嘱家人勿虑，乃妊娠六月之胎，既非"恶疾"，又非骇人听闻之"月奸痨"也。须以孕妇相待，剂尽则停药，辅之以饮食可也。邱某闻之，转嗔为喜；老妪闻之，斥责其非。有老者和曰："我今八旬晋一……尚未闻此怪事，果如先生所言，人岂无异于畜乎？"答曰："非亦然矣。人与畜固不等同，此其非也；生殖强者可有类似之处，家兔产后配种有成，人独无成之者欤？"众妪笑而无对，乃散。

又三月，果产一男婴，母子无恙，赵之祖母拱手而谢曰："青天大老爷，冤案清矣。"

　明按：

立案之秋，岁在二旬有七，正当年少气盛之期。尔后，览及"家兔产后配种有成"之辩解，未尝不有愧于心，然则除此谐谑之外，别无更切之

178

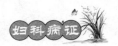

说，故尘封已久，无心归卷。且仅此一例，我亦闻所未闻，不敢妄逞臆说而贸然立论，欲待获得真知之时再志，今已待四十余年，既未再得一见，又未访得确解之士，始作"奇闻"而纳，以求有识者解我之惑，我当以事师之礼谢之。

触诊原系切诊之一，但切其脉，不触其所苦，则切之未备，认证难的。昔年，遂州有毛姓医者，治一军界要人之"千金"腹痛，众医云集。皆但切其脉，立数案罔验而垂危，毛毅然请求触腹，乃知里结胃肠，与大承气汤下之即安。军座闻而大怒，拔枪上膛，欲毙毛以泄触腹之恨！夫人告以神速之效，顿时化怒为喜。以重金酬谢，并赐金匾彰之，毛之声誉得以大震。触诊以求真，亦有大险之虞也。仁者勇之以智，何惧之有？

小 便 失 禁

赖某，女，58岁，居民，住绵阳市涪城区建设街，2004年10月25日初诊。

三十年前临产导尿之后，小便偶有失禁，继而感冒咳嗽，或负重，或疲劳则失禁加重，但尚不至于完全失控。近八年以来，行路、用力、发笑均可出现如覆盂而倾，四季皆然。多方检查，未发现器质病变。久治罔验，已失可愈之念。数日前因咳嗽而赴寓就诊，言及一咳则小便如倾，但求治咳，无意再疗失禁。余曰："今先治咳为妥，旧疾未必终不能愈。"一剂而咳解之后，遂存再疗旧疾之心，即或不能痊愈，稍缓其苦亦可。乃拟调和营卫，交通心肾之法。方与桂枝加龙骨牡蛎汤加味：

桂枝15g　白芍20g　甘草3g　生姜15g　大枣30g　龙骨40g　牡蛎40g　桑螵蛸20g　千张纸15g　远志15g　石菖蒲8g　杏仁10g

二剂水煎服，每剂分六次，日三服。

11月1日复诊，失禁减轻二成，初见成效，则当循序渐进，法当调补脾胃，升阳益气。以清升浊降则心神安而开阖敏也。方与补中益气汤加味：

黄芪30g　白术10g　陈皮10g　升麻6g　柴胡10g　党参30g　甘草3g　当归20g　山药30g　远志10g　千张纸15g　桑螵蛸20g

二剂水煎服，每剂分六次，日三服。

11月5日三诊，失禁减至五成。此乃营卫已调，清升浊降之佳象也，法

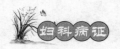

当交通心肾。方与桑螵蛸散加味：

桑螵蛸20g 远志20g 龙骨40g 石菖蒲10g 党参30g 茯神20g 当归30g 龟甲20g 枣仁15g 益智仁10g 甘草3g

二剂水煎服，每剂分六次，日三服。

11月10日四诊，失禁全解。劳作、运动、用力、欢笑自如。以归脾汤二剂收功。

 明按：

《经》云："膀胱者，州都之官，津液藏焉，气化则能出矣。"州都充盈则气化使之开闸排泄，泄至适度，亦气化使之而阖。开阖者，即气化之使然也。开阖之令由心所发，由肾所司，故适时适地适度而开阖，乃心肾相交，令行而禁止也。以心主血属营，首用桂枝汤调和营卫以通心神，加龙牡、桑螵蛸、千张纸固肾纳气，远志、石菖蒲联络心肾，杏仁宣肺启上以宁下，此交通上下之法也。次用补中益气汤举下陷之清气，加桑螵蛸、千张纸固肾，以远志通肾气于心，执中焦以通上下也。再以桑螵蛸散（汤）调补心肾，固精止遗，令心肾相交，水火既济，三焦通调，开阖无碍，故使三十年之痼疾，三方六剂而瘥矣。

产 后 头 痛

王某，女，24岁，住绵阳市高新区，2000年11月25日初诊。

9月上旬住院顺产，儿体肥胖而母偏单薄。头痛兼小腹痛七十余日不解。医称产后炎证，"消炎"、"镇痛"罔验；改用"点滴输注"，其痛不减；改投中医，又再步后尘。明诊其脉，浮候濡缓，沉候见弦，舌质淡，苔厚腻，面色微青，四肢不温。产前三月，曾有五更痛泻，泻后痛解。家人尤恐服药伤胎，未曾治疗。易感外邪，带感而产，产时再次着凉，故如是也。以其未产之先，曾有虚寒，再感而又血窦空虚，且屡次"消炎"，清凉太过而伤阳，外邪未散，里湿尤盛，法当温散，兼顾下焦。方与羌活胜湿汤：

羌活15g 独活15g 川芎10g 蔓荆子10g 藁本10g 防风15g 芦根30g 葛根30g 荔枝仁30g 橘核20g 象贝15g 甘草3g

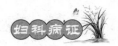

二剂水煎，每剂分六次，日三服。嘱忌生冷，清淡为宜。

12月2日复诊，自言痛减过半……家人邻里哗然。明诊之，腻苔已退，舌转红润，脉象冲和，面色几近常人。今寒散湿化，则刚劲之方当易。方与加味逍遥散：

川芎10g　白芷10g　天麻10g　蝉蜕8g　当归20g　白芍15g　柴胡10g　薄荷10g　小茴15g　延胡索15g　甘草3g

二剂水煎，服嘱同前。

12月9日三诊，疼痛消失，但五更必便，其质微溏。法当固肾以增釜底之薪，督州都以冀便实。方与四神丸合五苓散加减：

破故纸15g　吴茱萸10g　五味子10g　官桂10g　白术10g　泽泻20g　猪苓15g　茯苓15g　扁豆30g　莲米30g　薏苡仁30g　甘草3g

二剂水煎，服法同前。

数日之后，里人有疾，偕而同至，自述"已痊。可否赐方调补？"明曰："不必。调之以食饮可也。"欣然而去。

明按：

《经》云："有故无殒，亦无殒也。"此虽产后之疾，而无妇人特有之征，更无殒损之虞，其治法当与男子相同，则不至因噎而废食也。且胎前不宜热，产后不宜凉，何患温散之不逮也。产时感寒而身痛，趁产后月内施治，其效尤佳；延之日久，往往缠绵致痼，事倍功半而不解，并不少见。古人云："世无难治之病，有不善治之医；药无难代之品，有不善代之人"，此之谓也。时医汇通中西两法，乃时代之必需，发展之义举。汇而通者当汇，汇而不通者并存，择善而从可也。果系产后"感染"之疾，中西两法并进，确有速起之效。拘于彼而失于此，拘于此而失于彼，则偏而颇之矣！日中则昃，昃则偏西；月盈则亏，亏则倾弦，此言天运之循环，医道岂可昃而亏之乎！

带证兼夹头痛

赖某，女，27岁，农民，住绵阳市西郊，园艺乡，2000年11月30日初诊。

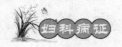

午夜1至2时头痛，医以新药镇痛，其痛不减，注射镇痛针剂，依然如故，经历二十余日，夜夜如是。明诊其脉，浮候弦紧，沉候现濡，舌质红润，苔薄白清秀。白带多而臭秽，已有半载，惟头痛最苦。患者请予先治其头，再治其带，其情合理，颇具共识。其痛正当子时，乃阴尽阳生，胆经气血流注所属之刻，肝木升发之气郁而不伸，疏肝以祛风，风静则木宁。方与加味逍遥散加减：

川芎10g　白芷10g　钩藤30g　天麻10g　蝉蜕8g　当归20g　白芍15g　柴胡10g　茯苓15g　茺蔚子15g　薄荷15g　牡蛎30g　龙骨40g　破故纸15g　甘草3g

二剂水煎，每剂分六次，日三服。

12月14日复诊，据云二服痛减，六服痛除。二剂服尽，已如常矣。今晨5时之后，又现头痛，有脑内空虚之感，白带色黄臭秽而多，鼻干燥，小便微黄，木郁已伸，湿热内存，法当清而泄之。方与龙胆泻肝汤加味：

龙胆草15g　炒栀子10g　黄芩10g　泽泻15g　木通15g　车前子15g　车前草25g　当归20g　银柴胡10g　薏苡仁30g　破故纸15g　龙骨30g　牡蛎40g　甘草3g

二剂水煎，服法同前，嘱忌燥热生冷。尽剂而痊。

 明按：

头痛一证，外感风寒、风热、夹湿，内伤气虚、气滞、气逆、血虚、血热、血瘀、五气化火等诸多因素均可兼而见之也。但因其一，易识易治。如有兼夹，则需辨明主次，随证立法，合理遣方，庶可显效。本案子时必痛，临床并不多见，最易稍纵即逝，延为痼疾。且喜为时不久，若延之数月，则难速已。须知一年之中，春、夏、秋、冬四季为要；一日之内，子、午、卯、酉四个时辰当重。如属突发重证，或久病大病之后，无论何病发于此时，或此时特重者多险，尤当细察；轻病小病，亦不可忽略。知其要者，一言而终，其斯之谓也欤！

妇人下注白带，有如男子遗精之苦，不但腰酸倦怠乏力，且有脑不充盈而昏痛之症。往昔多脾肾气虚，今则湿热所致居多。所以然者，饱暖有余，摄生不慎之故也。

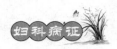

小腹痛（经前期紧张综合征）

王某，女，29岁，绵阳市农资公司职工，1990年8月21日初诊。

汛前十余日，小腹必痛，为时三载，久治不愈。曾经成、绵两地多处检查，似是而非，有云神经官能症者，有云晚黄体期焦虑症者，有云痛经之一者，其说不一。明诊之，六脉微涩，以两尺为甚；女性形态不菲，25岁初孕，足月顺产，月汛如期而至，无白带过多之症；惟隐痛不止渐次而增，经后如失。疼痛期间则倦怠乏力，烦躁易怒，时而抑郁不乐，时而情绪淡漠，偏执妄想；不痛之时则与常人无异。此乃气滞血瘀，排卵不畅而痛，法当疏肝气，活血祛瘀。方与失笑散合逍遥散加味：

生蒲黄15g　五灵脂15g　当归尾20g　白芍15g　赤芍15g　柴胡10g　甘草3g　茺蔚子15g　茯苓15g　薄荷15g　丹参30g　香附子15g　郁金15g　延胡索15g

三剂水煎，每剂分六次，日三服。嘱平心静气，勿进燥烈之食。

8月27日复诊，三剂已尽，正当必痛之时，诸症悉减过半，而偏执妄想已不复存，宜守法易方再进。方与桃红四物汤加味：

生地25g　白芍15g　赤芍15g　当归25g　川芎10g　桃仁10g　红花8g　丹皮30g　水蛭8g　皂刺10g　小茴香15g　荔枝核25g　橘核15g

三剂水煎，服嘱如前。尔后，尽剂而安，自行调理而痊。

 明按：

妇人小腹痛，可分别见于诸多病证之中。属痛经者，多见于经前一二日，或经行不畅而痛，排卵期即痛，临床少见。就排卵期而言，偶有出血者，多为脾肾气虚，补益脾肾，其血自止，所以然者，冲任得以固摄也。此为但痛无血，故当以疏肝理气、活血祛瘀为法，排卵无碍，通则不痛也。

闭经（继发性闭经）

邹某，女，26岁，住绵阳市3536厂，1994年10月19日初诊。

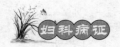

1993年3月，小产出血不止而住院治疗，至今18月以来，曾经某院专科注射过女性激素、黄体酮等多次，仅首注周期汛潮一次，继则依然如故。其人不乏女性特征，但见两尺脉沉，二便饮食如故，余无他症。此乃阴血耗损，肾气亏虚，天癸受挫，冲任不盈，滞久而瘀，经道枯槁，法当益肾以开其源，祛瘀以畅其流。方与六味地黄汤加味：

山茱萸10g　山药30g　茯苓15g　丹皮30g　生地25g　泽泻15g　水蛭8g　红花8g　桃仁10g　三棱10g　文术10g　甘草3g　淫羊藿15g

三剂水煎，每剂分六次，日三服。嘱汛至止后服。

10月30日复诊，三剂即将告尽，月汛中和而至，乃遵嘱而止后服。患者为汛至而喜，家人育子之心更切，为子宫后位而愁。明曰："汛道既畅，后位何妨，中气得以升举，则位正而无患也。"方与补中益气汤加味：

黄芪25g　白术10g　陈皮10g　升麻10g　柴胡10g　白晒参20g　甘草3g　当归25g　枳壳30g　益母草30g　破故纸15g　锁阳15g

三剂水煎，服法如前。

11月5日，白带增多，面色萎黄，法当调补气血以溉冲任，健脾养心以充化源。方与归脾汤加味：

黄芪25g　白术10g　茯神15g　党参30g　远志10g　木香10g　甘草3g　酸枣仁15g　龙眼肉10g　当归20g　薏苡仁30g　破故纸15g

三剂水煎，服法如前。

11月下旬，已过月汛周期数日未至，但具乳与小腹微胀而有欲至之征，乃复与首诊原方与之，一剂乃至。尔后，半载不药，月汛如期而至。次年四月再次停经，妇科查证已孕。足月顺产，母子平安。

 明按：

此为肾气虚兼气滞血瘀之证也。或云："理应先补其肾，以精化血而冲任不亏，血海充盈则月汛至，"其理然矣。而气滞血瘀，既碍月汛之化生，又滞化生之运行，与其待溢而至，不如开源疏渠并行，先解切盼之急，再益脾运以健后天生化之源，则事半而功倍也。明以为原发者，女性特征滞后，当责之于肾，以肾为先天之本也；继发者，女性特征具备，当责之于气滞血瘀，以气滞血瘀多为后天所致，故益气补血之法又当间于其间，中焦取汁变化而赤是为血也。疗经闭独取益肾，源自《黄帝内经》"女子七岁，肾气盛……二七天癸至，任脉通，太冲脉盛，月事以时下（《素问·上

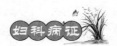

古天真论》)。可概括为"肾气—天癸—冲任—胞宫",与西医"丘脑—垂体—卵巢—子宫"之生化原由何等相似。放言之,则为"名异而实同也"。且夫先天之精气必赖后天水谷之精气而得以资养,而怒气伤肝、思虑伤脾、惊恐伤肾、房事不节、食饮无度、过劳妄逸等诸多因素,皆可导致气血失调或气滞血瘀之病,故闭经一病必辨证求因,审因论治始可为也。

产后腹痛

罗某,女,29岁,农民,住三台县朱真乡6村,1969年8月8日初诊。

罗之住址与羡山乡毗邻,羡有魏绍微者,善用经方,颇有信誉,乃具卓识之儒医也。故患者多舍近而求远者也。产后三日腹痛求于魏,痛减少,适曾某路过其门而视之,大贬魏方之非而另组一方,服之痛益甚。再求于魏,患者将曾之言如实以告。细阅其方,失之千里,东施谑西施丑陋,妒其美也。魏疑胎衣残留,荐往某院清宫。既清仍痛,乃拟抗感染之剂,间以镇痛之品,腹痛平而背痛作,通宵呻吟,病室不安。医护推荐该院之名噪乡里者杨某协治,杨大谤抗生素之非,草书一方与之。服之痛更甚,缠绵半月。罗夫林某,乃大队之会计也。虽不知医,尚能明理,往复数次求明而未遇,深感焦急,及其明旅县返寓之际,林已候之有时,遂同往细察。从医者互贬趣闻之中,已得知梗概。诊得六脉沉弱,脘腹不舒,平软喜按,食虽少而二便畅,转侧虽难,尚能正坐,面色青白,苔白舌淡,夜嚎昼眠,起于酉而终于卯,吐清水之后则静矣。审其背,右侧高于左侧0.5~1cm,按之痛,不灼手,肤色无异。综析诸证,纵观全程,乃寒、湿、气、血、痰积滞而成,遣熟料五积散加味:

麻黄绒7g　苍术10g　白芷10g　赤芍15g　当归尾20g　川芎10g　桔梗10g　炮姜10g　甘草3g　茯苓15g　厚朴10g　半夏10g　生姜3片　葱白2根　血木通30g　石南藤30g(上十六味文火微炒至熟则已)　桂枝10g　枳壳10g　陈皮10g　水煎分六服,日三服。

林送我返,达寓已深夜矣。见魏老掌灯展卷未眠,既查古人之记载,又待习明之见解。老之将至,如此虚心,未尝不感人肺腑也。林示其方,魏欣然拱手而许曰:"无绪之疾而遇无絮之医,休怪无序之方药也。今君正本清源,成竹在胸,法正方宏,必有良效尔!"

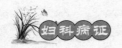

8月11日魏随访之，果如其言，一服吐止痛减，熟睡达旦。二至六服右背凸起之处亦随之而消，痛亦随之而解矣。遂毅然代嘱原方再服一剂，家人亦欣然应允，尽剂而痊。

 明按：

魏老一生乐于医道，疑、难、重、危，尤为细心，仅就此案之关切，可见一斑矣。常以此而语人曰："经方力专而效速，时方面宽而效缓，乃偏见之言也。白某巧遣五积散，一方二剂而痊疑难之疾，岂逊于经方之专而速也。经方、时方、验方、秘方、古方、今方乃至新创之方，对证则灵，毫厘之差则有千里之失。"以长夏多湿，产后感寒，气血未复，滞而生痰，故寒、湿、气、血、痰积滞而为患也。若积久不散而内溃，则成阴疽，即今之所谓"冷脓肿"是也。且吾蜀盆地，氤氲之湿害人最广，阳盛之躯，多从阳明热化；而阴盛之体，则多郁遏太阴而为寒湿，同系产后腹痛，论其转归则异矣。

 陈按：

二十世纪，农村妇女此种疾病甚多，治疗颇为棘手。学生在临床上，运用老师传授之法，诊断治疗妇科疾病时，每每收到满意疗效。

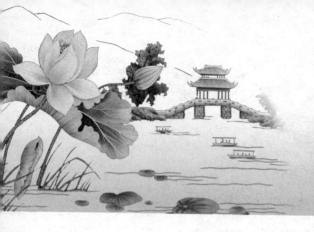

咳喘（支气管肺炎）

侯某，男，9个月，住三台县上新乡五村，1964年11月8日初诊。

四日前发热（体温38.3℃）咳喘，烦躁不安，医与麻杏甘石汤加清肺化痰之品，其症未减，发热更甚，乃求治于工作队之顶级医师。以咳喘频作，两肺湿性啰音显著，体温升至39.1℃为据，初步诊断为支气管肺炎，当即以青霉素80万单位分六次每四小时一次肌注，内服止咳平喘之品。是日深夜，病势危笃，命吾会诊，但见声嘶气壅，喘息摇肩，面青唇绀，指纹紫沉，脉细数难寻。众叟为避风险，默无一言，总队下令，指名于明，不得已而勉为其难。细思原由，乃风寒袭表，肺气不宣，终致郁而化热，麻杏甘石汤无可非议，而石膏用量过重，再加清肺之品，则清肺有余而宣肺不足，痰热为寒凉之品所遏，肃降无权，肺气不畅而息喘摇肩，缺氧而面青唇绀，试拟"习明温化宣肺汤"以冀万一。方与：

苏子10g　莱菔子10g　紫菀10g　桑白皮10g　旋覆花8g　化红皮10g　桔梗10g　枇杷叶15g　象贝母10g　射干10g　杏仁6g

一剂水煎，患儿服总量三分之一，每次约10ml，一至二小时一次，其余三分之二，嘱乳母频频服之。

次日复诊，絷絷然微汗，体温降至38.0℃，喘息略减，唇绀转红，神情渐清，能吮乳少量，虽时而睁眼，仍昏昏欲眠，痰鸣之声不断。此乃肺气始宣，欲肃而未降，营卫运转，和而未调之佳象也。守前方加瓜蒌仁、瓜蒌壳各10g，胆南星3g，更服依前法。

间日三诊，咳声清晰，痰涎畅利（拭之可净），体温正常。但卫阳已虚，遇微风即面色青白；脾阳不足，进乳食尚未恢复到发病之前。法当理脾以涤生痰之源，遵《齐氏医案》理脾涤饮加味：

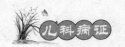

黄芪20g　白术10g　炮姜10g　白蔻8g　砂仁5g　半夏10g　扁豆30g　薏苡仁30g　甘草2g　泡参25g

二剂水煎，服嘱同前。尽剂而瘳。

明按：

"四清"运动之时，行医如履薄冰。此时之我虽年少气盛，亦不敢大胆行事，故但求其稳也。老天有眼，患儿转危为安，非回春之力所能及，乃不得已为之也。而"背水一战"之险，造就敢于攻坚，接踵而来数例类此者，俱化险为夷，工作队同仁嘱其实录备用，明乃从之。太史公曰："《诗》三百篇，大抵圣贤发愤之作为也"，余何人也？岂敢以"作为"自诩，但期有用于世而已矣。四十余年以来，常用斯法出奇制胜，后生屡用屡验而难记方中之药，请与作歌曰："苏莱紫桑旋，桔贝化枇干，温化宣肺法，喘咳杏朴添。"为时既久，则将"温化宣肺法"呼之为"温化宣肺汤"矣。约定俗成而相沿至今。方中苏子降气行痰，莱菔子消食化痰，取三子养亲汤（《韩氏医通》）之二子。紫菀、桑白皮、旋覆花化痰止咳，平喘利水，祛痰降气，桔梗、浙贝、化红皮、枇杷叶宣肺祛痰散结，而理气降逆，尤以射干独具解毒消痰之功，取自《金匮要略》射干麻黄汤之头，而厚朴杏仁采自《伤寒论》（18条）"喘家作桂枝汤，加厚朴杏子佳"之尾，合奏温化宣肺之功。"习明温化宣肺汤"之名，由此而生焉。

本方组成之初衷，系为幼儿咳喘，抗生素无济于事而设，后经临床验证，老少均可，妇幼皆宜，然亦须随证加减：如气逆不甚者，以甘草易覆花；呕者加生姜、半夏；胸腔积液者，加葶苈子。若欲求其详，各科病案均有所出现，可参阅而明辨之也。

再者，辨寒热孰胜，不可单执体温一端，务必四诊合参，去伪存真，方可求其本。麻杏石甘汤主治痰热壅肺之证，用量得当，确有良效。然而有捷效者，有无效者，或无效而反致声嘶者何也？答曰："药物比重之使然也。"[1]吾师白氏毅公常言："麻黄辛温，其性发散，是为走也，石膏辛寒，大清气分之热，是为守也，二者比重，乃权衡寒热之要领，麻黄过重则散而走之有余，石膏过重则清而守之过胜，太过与不及，皆可致无效反剧，恰到好处则药到病除"。此法外之法，方可方中之方也。

---

[1] 药物比重之使然也：石膏过重的弊端。整理者注。

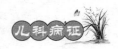

哮病（哮喘型支气管炎）

某谦，女，3岁零3个月，住绵阳市韩家脊，2009年10月23日初诊。

呼吸喘促，喉间哮鸣，反复咳嗽。唇绀，面带青色。住绵阳市顶级医院多次，经中西医多种方药治疗，连续六月罔验。其人生就眉清目秀，稚语甜蜜，人见人爱，祖母婉君爱不释手，"专职"哺而护之。是年五月偶感风热咳嗽高热而入院，经滴注抗生素类，高热得以下降，因呼吸急促咳嗽哮喘而选用以芸香草为主要成分之气雾制剂，名曰"雾化治疗"。首用效佳，再则效减，乃至依赖成习，须臾不可离也。中西医两大法门，无所不用，家人亲友，深知预后。医者为之棘手，患者日见消瘦。曾祖父杨氏信忠，电令访明，明遂诊焉。六脉细数，舌红少苔，喘甚时，额颈胸背汗出，平缓之时，可闻及双肺哮鸣之音，食量虽少，二便尚可，疲惫倦怠之躯，且喜双眸有神。咳嗽喘哮并存，首当散结通瘀，化痰宣肺，遣千金苇茎汤合桑菊饮加味与之：

苇根30g　薏苡仁30g　桃仁10g　冬瓜仁15g　冬桑叶10g　菊花15g　连翘15g　杏仁8g　薄荷10g　桔梗10g　甘草2g　浙贝母8g　射干6g　葶苈子6g

二剂水煎，每剂分八次，日四夜一服。嘱"雾化"暂停，不见高热，抗生素类亦必停用。

10月26日复诊，苔转薄白，脉平和，此为方已对证之佳象也。祖母代述曰："谦儿服药主动，三日之内已尽二剂。咳嗽随痰而减，未用'雾化'。尚能入眠……若早能如此，则幸之甚也。四十年未曾相见，父执精神矍铄，风韵不减当年。我孙有缘，时也命也，惜乎晚矣。"明曰："无妨……既然张杨两家直系均无相关病史，断无遗传所致之理。本系风热为病，未必即成痼疾，病虽已历半年之久，无非多费时日而已，我当尽力而为。"似此，初有转机，法拟宣肺化痰，清利咽喉，方与习明温化宣肺汤加减：

玄参10g　马勃6g　苏子10g　莱菔子10g　紫菀10g　桑白皮10g　甘草2g　化红皮10g　桔梗10g　枇杷叶10g　浙贝母10g　射干6g　厚朴8g　杏仁8g

一剂水煎，服嘱同前。

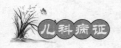

此方每服必见呕吐，嘱立即停服，暂以麻杏止咳糖浆一瓶（100ml），嘱缓服之，以观后效。

10月28日三诊，据其祖母所云："停服二诊有玄参、马勃之方，呕吐自宁"。明曰："然矣，据此可以测知病位不在咽喉而在肺也。"乃书首方去葶苈子、射干加牛蒡子、半夏二剂与之。服嘱同前。

10月30日四诊，喘哮缓解，干咳犹存，舌有薄白之苔而润泽清秀，乃已循首诊之法而尽剂有四之故也，恰逢荡涤老痰之机，方遣白氏化痰汤：

炒山楂10g　神曲15g　丑牛6g　礞石20g　黄芩6g　降香6g　茯苓6g　半夏8g　陈皮8g　甘草3g　浙贝母10g　薏苡仁30g　杏仁6g　苏子6g

二剂水煎，服嘱同前。

11月2日五诊，唇绀面青变浅，每咳有痰，不哮不喘，苔薄微黄。乃痼痰溶化之象，面对稚幼柔嫩之躯，不可再行如此峻猛之法，而痰热互结之证又当迂回首诊之路，再遣苇茎汤合桑菊饮加鱼腥草、葶苈子、半夏以解绞结之锢。书二剂与之。服嘱同前。

11月6日六诊，舌质舌苔接近常人中心偏厚，上焦清肃之气初获新生，急宜启中焦之枢纽，以净化生痰之源，遣《温病条辨》之一加减正气散（汤）加味。

藿香10g　厚朴10g　茯苓10g　陈皮10g　神曲15g　麦芽20g　杏仁8g　大腹皮10g　茵陈15g　天冬15g　麦冬10g　百部10g　葶苈子6g

二剂水煎，服嘱同前。

11月9日七诊，诸证悉解，食欲改善，新增嗳气脘胀，似有"食复"欲作之势，法当消食导滞，乃书保和丸加杏仁、苏子、白前根、扁豆、山药、谷麦芽、甘草与之。

事已至此，正遇"补土生金"之良机，冀善后而痊也。不料生身父母以为坦途无虞，一同逛闹市，游公园，感人群拥挤之秽，冒冬令凛冽之寒而清涕、鼻塞、咳嗽等证复作。且喜未见当初哮喘之峻。明自省之，未曾叮咛此举，明之咎也。乃嘱其父母亲临医寓而告知。

11月13日八诊，复用首诊之方去桃仁加苍耳、防风、浙贝母、牛蒡子一剂与之。

11月16日九诊，清涕停，鼻塞仍在，咳嗽、苔如常，遣复诊（10月26日）之方去玄参、马勃，加苍耳子一剂与之。

11月20日十诊，诸证悉退，终于盼来"补土生金"之机，乃书参苓白

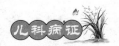

术散去砂仁之香燥，加杏仁、苏子、白前根二剂与之。

12月7日十一诊，咳嗽又作，庆幸未见高热，乃以四诊之法，方与：

炒山楂10g　神曲15g　丑牛6g　牙皂1g　茯苓10g　半夏8g　陈皮6g　甘草2g　礞石20g　黄芩6g　降香6g　薏苡仁30g　白芥子10g　苏子8g

据谦儿祖母所述："服之效佳，干咳哮喘，尽剂即平"，此后，再次出现哮喘达五次之多，以其重度递减，家人信之益坚，患儿配合更善，一遇发作之时，即央家人浼治于明，竟以"白祖爷爷"相称。感人之深，莫过于此。慰膺之快，无以复加，最终仍以参苓白术化裁收功。

明按：

小小幼童，发病半载。"雾化"五月，致使痰热交结，正气早虚，邪气递实，弱不禁风，动则加感，外寒内热，溶阴阳表里寒热虚实一身。倘以冷哮热喘分型治之，可谓无绪可寻，常言"牵一发而动全身"，诚如是也。明接诊以来为时半载，总共三十七诊，遣苇茎汤和桑菊饮化裁十四剂，白氏化痰汤加减十剂，参苓白术散（汤）加减十二剂，习明温化宣肺汤八剂，此外，则系随证所遣之一二方也。其中归脾汤一剂，无效反剧，参苓白术散十二剂乃补土生金之良方，多多益善。苦于良机难寻，必待干咳哮喘平静之时方可用也。

历史在前进，医药在发展，芸香草气雾剂应运而生。据《实用中医内科学·现代研究》所载"平喘作用明显，其作用强度大于氨茶碱，起效时间大约为1分钟，维持时间平均为2~4小时，最长达16小时"。由此观之，功不可没，证之临床实践则不然矣。

何以故耶？味辛性温，胡椒酮是其有效成分，劫津夺液之狠，难令津回苔生，损之易而益之难，需耗百倍时日不可。譬如重器一旦被劫，百日难逮真凶之难也。以大热治风热之疾，抱薪救火，岂其治哉！就现代药理而言，乃控制分泌物，扩张气道以利呼吸，亦系应急之举，断非治本之法也。

再论，患者乃足月之婴，虽经剖腹面世，体重3.3kg，先天不菲，后天无虞，且无遗传之嫌，偶感风热之疾，以疏风清热之法使宣发肃降复常则安，何必以宰牛大刀而杀小鸡乎？虽有补液及其抗生素类为后盾，可消肺部感染，可降一时高热，未必能复原肃降而愈哮喘，不能则又重返"雾化"，营卫之气被阻，升降出入失常，痰热互结，喘哮再至，恶性循环何日

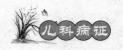

尽？平心静气几时求？

考诸方书，皆曰顽疾，反复极易，后期可见饮食渐减，全身浮肿，胸凸背驮，累及终身。婉君之父乃祖传三世儒医，深知预后险恶。末学不才，欲报知遇之情，乃尽心勉力而为之也。前贤有"必谨于细而慎于微"之诫，明不得不借用兵法之韬略，以首诊之法为"先行"，以四诊之法为"劲旅"，以补土生金之法为"富民固本"，知己知彼，明辨战机，迂回环绕，适时而用，祛邪不能损正，扶正谨防碍邪，常言用药如用兵，治国如治身，民富军咸国之本，本固国强证古今，斯疾之繁重，庶几矣乎。

寒邪直中（急性胃肠炎）

白某，男，11个月，住绵阳城区沿江四队，1995年12月21日初诊。

患儿乃明之孙也。先天禀赋不菲，乳汁颇丰，壮而颖慧，外祖慈爱，襁褓不离其身。17日午夜，骤然吐泻频作，及至黎明时分，已眼眶凹陷，面色清白，判若两人矣。当即住入市内之阔绰医院专科病房，由患儿姥姥熟识深信之"高学历"医师会诊。施以"急性胃肠炎"方案，抗生素类及其液体，昼夜不停。时逾三日，依然呕恶而频泻无休，四肢厥逆，昏昧沉迷，脉微欲绝。哺乳则泻乳，进米浆则泻出之物亦米浆也。此乃寒邪直中三阴，阳已衰微之际，非急进中药以回阳救逆不可。方与四逆汤加味：

制附片10g（先煎）　炮姜10g　甘草3g　藿香15g　半夏10g　神曲10g　党参25g　砂仁3g

一剂水煎温服，每十分钟一次，滴之于口，使之浸咽，每次10ml，每分钟不超过一百滴。

22日二诊，进药4小时，呕恶解除，能顺利进乳。十二小时后，下利次数减半，其色逐渐转黄，四肢微温。亲人呼之，可睁眼寻视。服至二十四小时，诸症递减。今阳气来复，来之不易。小儿乃稚阴稚阳之体，易寒易热，易实易虚，当中病即止，须防太过。拟健脾益胃，分清别浊之法。方与胃苓汤加味：

薏苡仁30g　白扁豆30g　净莲米30g　苍术5g　厚朴5g　陈皮5g　甘草2g　泽泻10g　猪苓10g　茯苓10g　山楂10g　神曲10g　麦芽10g

一剂水煎温服，日五服，夜一服。

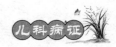

23日三诊，神情更清，乳、食俱进，而下利次数，仍为8次/日，其气味酸馊，时有嗳腐，乃脾胃之气未和，进食太过之故。法当消积和胃。方与保和丸加味：

神曲10g　炒山楂10g　白茯苓10g　法半夏8g　连翘10g　莱菔子10g　猪苓10g　泽泻10g　陈皮5g　藿香10g　砂仁5g　甘草2g

一剂水煎温服，日四服，夜一服，嘱进食减量。

时至于此，患儿之头，已扎多孔；患儿之发，已刮剃而花，儿媳于心不忍，已拒"吊针"一日，据其医嘱："是日必需增补。"因之深惧其苦，欲出院以避之。吾亦恐抗生素太过而致"菌群失调"，怡然允之。鉴于亲家俩素有崇洋疑中之昧，儿媳俩又不得不"违命"而去。两见相左，一度不欢。

24日四诊，患儿安舒静卧，日泻四次，色正气常，系转危为安之佳象也。病去十之八九，健脾益气而止泻则可也。方与参苓白术散加味：

泡参40g　白术10g　茯苓10g　白扁豆30g　陈皮10g　山药30g　莲米30g　芡实30g　薏苡仁30g　桔梗10g　砂仁5g　吴茱萸2g　五味子8g　千张纸5g

一剂水煎温服，日三服。嘱忌油腻。

外祖宠爱外孙，情理所在，临悬崖而不止步，人所不容。在此功亏一篑之时，以患儿不如病前之活泼伶俐为由，危言耸听，大放厥词，持"炎症"未消之滥调，指责出院之非；表"关怀备至"之仁心，逆施"返院滴注抗生素"之倒行。良言忠告，充耳无闻，无可奈何，怅然而归。怒不可遏，乃奋笔疾书千言，标明"急件"，叮嘱细阅。厉斥其非，始止愚拙之举，遂遵嘱而服其方。终归一剂泻宁，停服诸药而愈。

 明按：

寒邪直中者，乃寒邪不经三阳而直中三阴之谓也。邪之性质本寒，邪之部位在太、少二阴。初诊之方，即四逆汤也。加藿香、砂、半以和胃降逆；党参固气以防脱。庶几足矣。而哺者素有以饱食为"美"之陋习，故又加神曲以先安其地。倘无干扰？二诊即平而复之也。以其进食太过，故三诊又与保和丸而权宜之；力排众议，终以参苓白术散收功。若非果敢决断，势必为愚而好事者所害，得勿憾乎？再论滴服之法，当因病制宜。大凡吐泻甚者，多有清升浊降失司，脾胃受累之伐。既累则

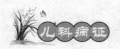

当减荷使之歇息，故所宜也。滴服之缓缓而进，如浸渍之渗透，无犯无扰而达病所，亦即刚药而柔与之也。一滴甚少，集周时之滴，何亚顿服之量矣。

治病之难，不在于病，而在于医。医医之法，古巳有之；医目不识医之人，则难以言传之也。学识深者，多具医德，虚怀若谷，与人为善；学识浅者，常存侥幸，唯利是图，苟得为妙。乐道与贫才者，不相为谋，而目不识医者，则更难与之相谋也。惟补天之手，能巧夺生关，庶可服之乎？故医者必须明辨六经，病者（或亲属）亦需初识常理。两者相因，虽重不殆，两者相左，虽轻亦危。不明六经者，可学而知之，不知亦不学，何异刽子之手？不识常理者，当棒而喝之，不棒不喝，或以情替理，能救失救，亦医者之大过也。事逾三日，吾孙姨母之子，夏氏冬雷，其龄仅长一月，其病与之无异，初入专科病房，外祖强令出院求明，果两剂而康。"急件"怒骂，如有损伤亲情之失，而两儿获救于一书，得大于失者多矣。郑板桥有云："搔痒不痛赞何益，入木三分骂亦精。"我今骂之未精，却有以理服之之效。

大龄麻疹　气阴两虚

江某，女，35岁，住中江县柏树乡，1962年9月15日初诊。

吾村有吴姓，行八，秉汉者，为人忠厚，重亲情，乐于助人。妻江氏女，患者乃江之姐也。子女多，一病不起，视为己家之一员，贸然以双杆夹椅抬至家中就医。邻人视而叹曰："吴八抬死尸至其家矣。"明诊之，全身俱肿，按之凹陷不起，神昏耳聋，闭目不语，唇燥舌干，频频以手势指画索饮，气逆上呛，心烦不眠，身热（体温38.2℃）持续二十余日，只饮不食月余，六脉沉细，似有似无。查阅已服之方，多出自他镇久负盛名之李某之手，曾闻"擅长"热药组方，有"火山王"之"雅称"，今见其方，始信不诬也。追溯初起，高热九日始现疹点，疹免之后，热势当退，免而不退，达二十余日之久，此久热伤阴之故也。麻疹前期、麻疹中期、麻疹后期，概以辛温，孰敢苟同？且患此疾者，年龄愈大愈重。重之首者，热之久也。以热治热，重伤其阴，故危候接踵而至矣。误之既深，延之既久，家人切盼一线生机，我则深感棘手。面对药材奇缺之秋，更无补液设备之后盾，勉以健润

194

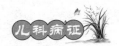

中土之法，类品复用以防其缺。方与沙参麦冬汤加味：

　　沙参30g　泡参30g　白术7g　茯苓10g　山药20g　扁豆20g　莲米15g　芡实15g　石斛15g　天冬20g　麦冬10g　生牡蛎10g　瓜蒌仁10g　瓜蒌壳10g　玉竹10g　生甘草3g　玄参10g　肉苁蓉15g　银柴胡7g　神曲10g

　　一剂水煎，日三服，夜一服。嘱家人曰："速往镇上取药，为防药缺，味数特多，不缺取之，缺亦取之，代用之品已在其中矣。"不时取药者归来，欣然而告之曰："二十味之多，无一缺也，吾姊可救乎？"明曰："但愿如此。"

　　9月17日复诊，身热微减，气上呛转为咳嗽，有痰少许，唇舌略有滋润之象，余证如故。此乃脾气散精，初达于肺，水道尚未通调之故，法拟理脾布津，润泽脾肺。方与理脾涤饮加味：

　　黄芪10g　白术10g　白蔻3g　砂仁5g　陈皮6g　丹皮15g　天花粉15g　葛根15g　银柴胡10g　山药20g　石斛15g　神曲10g　谷芽10g　麦芽10g

　　一剂水煎，日三服，夜一服。

　　9月19日三诊，身热渐退，呛咳平息，听觉好转，此肺津初见分布，一线生机有望，法当气液双顾。方与沙参麦冬汤加味：

　　生地7g　玄参10g　川麦冬10g　玉竹10g　天冬10g　石斛14g　丹皮7g　陈皮10g　山药14g　泡参30g　黄芪10g　白术7g　柴胡10g　地骨皮14g

　　一剂水煎，日三服，夜一服。

　　9月21日四诊，热势再降(体温37.6℃)，神志清楚，口津四布，听觉更明，食欲渐进。此乃气阴次第来复，法当因势渐进，乃拟补中益气，养阴润肺之法。方与补中益气汤加味：

　　黄芪10g　白术10g　陈皮7g　沙参18g　柴胡10g　升麻3g　炙甘草5g　当归10g　生地10g　玄参10g　川麦冬10g　天冬10g　山药15g　丹皮10g　葛根10g　杏仁4g　神曲10g

　　二剂水煎，日三服，夜一服。

　　9月24日五诊，热退（体温37.0℃），肿消，渴解，神爽，仅存微咳而脚跗浮肿，法拟益气补血，健脾润肺。方与八珍汤加味：

　　沙参14g　白术10g　茯苓10g　甘草2g　当归10g　川芎7g　生地7g　白芍10g　天冬10g　麦冬10g　山药15g　神曲10g　杏仁7g　瓜蒌仁

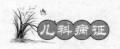

7g　升麻3g　黄芪10g

二剂水煎，日三服，夜一服。

9月26日六诊，微咳跗肿已除。诸症悉解，惟舌润无苔。气温下降，加有轻感而头痛恶寒。难得气阴俱复，不可贸然议表，乃守淡甘益阴健脾之法，稍加疏表之品即可。方与：

柴胡10g　蔓荆子7g　升麻3g　天麻10g　黄芪10g　白术10g　沙参10g　扁豆15g　山药15g　玉竹7g　杏仁7g　莲米15g　芡实15g　甘草2g　瓜蒌仁10g　谷芽10g　麦芽10g

一剂水煎，日三服。

9月28日七诊，表证解而见薄白均匀之常苔，食欲已恢复病前。此有胃有神之候，当固肾阴以收全功。乃书六味地黄汤之属，守服三剂而瘥。

　明按：

麻疹，古谓"胎毒"，今称"病毒"，其理一也。人生必有一次，早已为实践所证实。十岁以下者居多，十岁以上者次之，二十岁以上者则少见之也。今三十五岁方出，业医一生难见其一。高热三日，现疹三日，免疹三日，免净热退净，非九日之热不可，此为轻者。未见疹点之前为初期，现疹点之日为中期，始免至净以后为后期。初期宜透疹，不宜发散；中期宜清热，不宜寒凉；后期宜养阴，不宜滋腻，乃古今无可争辩之理也。既谓为"毒"，必给出路，出路者，疹点之现也。"毒"之性属热，热盛伤人之阴也。热毒自里出表，经皮毛而泄之于外，出路为热毒所灼则为疹点，故疹点均匀分布，色泽红活为顺；稠密成片，色晦暗紫黑为逆。火热最易炎上刑金，故有"十麻九咳"之说，切忌见咳止咳。刑金之证，亦即今之谓为"并发肺炎"者也。西医补液消炎抗感染之法，对此颇有速效，切忌固执门户之见。

自古以来，为人父母者，未有不视痘、麻为两大凶险之关。而今"麻疹疫苗"普及，麻已不成其关矣。然而，接种麻疹疫苗之后，再感麻疹者为数不少，其证虽同而热势大减，往往发热一二日即现疹点，现点一二日即免，无热毒内陷之弊端，接种之功不可没也。因故漏种者，偶有所见，其证之轻重，则较之昔年而无异也。赘述斯言，以备偶见之用。

治之之法：初起透疹，热偏重者，可遣银翘散，咳偏重者，可遣桑菊饮，均可加蝉蜕浮萍之属。麻黄、羌活、升麻等辛温发散之品，当慎之又

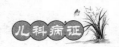

慎，以其毒邪性热，不能以热治热之故也。中期清热，宜遣清营汤之类予以化裁，取"透热转气"之义，纵有高热之证，"清瘟败毒饮"亦不可草率轻投。所以然者，当今之世，营养过剩，"热卡"有余之故也。以其邪热冰伏而内陷，中阳受损而气机不利，不但胃纳大减，声嘶亦难复也。后期养阴，可遣《温病条辨》五汁饮，或《金匮要略》麦门冬汤之属，而阿胶熟地等黏滞滋腻之品当忌，以其枢机不利，则升降失司而康复期延长，断非医者之所欲，亦病者之所恶矣。

水　痘

贺某，女，31岁，住绵阳市高新开发区，2003年3月7日初诊。

其人身材修长，文雅端庄，素嗜五辛，火锅餐厅之常客也。其小女患水痘数日，来寓就诊，已热退结痂将愈，自感其身不适，随即发热头痛、面、胸、腹、背等处出现丘疹，数小时后变为水泡，基部四周红晕，体温步步升高，水泡亦随之化为脓性，状若大豆，遍布全身，灼痛而痒不可忍，夜不安寐，大者已成脓疱，小者顶如小米，根周鲜红，大有由小而大之势。自知非同小可，乃以纱蔽面而奔寓求诊。明乍视如侠女突至，细观始识其人也。此乃热盛而内连营血之水痘，刻不容缓，以防巨变，急拟清营解毒，泄热渗湿之法。方与清营汤加味：

水牛角粉30g　生地25g　玄参20g　淡竹叶15g　麦冬15g　银花20g　连翘20g　丹皮30g　黄连8g　丹参30g　蝉蜕8g　土茯苓15g　地肤子20g

一剂水煎，日三服，夜一服。叮嘱严禁服用生姜，勿搔破疱疹。

3月9日复诊，灼痛稍减，痘周红晕微萎，大者脓液不再扩充，小者如小米之珠清澈如水。此乃药中病机，初挫热毒鸱张之势，守前方加地丁草20g，败酱草20g，嘱依前法再进一剂。

3月11日三诊，痘周红晕已退，热宁痛解，开始结痂，夜能静卧，三餐尤可。但喉头红痛，颈侧淋巴结微大，扪之痛。此大毒已退，余毒犹存，不可骤议生肌，尚须清热解毒。方与普济消毒饮加减：

黄芩10g　川黄连8g　牛蒡子15g　玄参20g　甘草3g　桔梗10g　板蓝根30g　炒栀子10g　马勃10g　连翘20g　银花20g　僵蚕15g　薄荷10g　青黛6g　蝉蜕8g

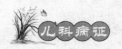

二剂水煎，日三服，夜一服。

3月16日四诊，脱痂近半，诸症悉解，书淡甘益胃之剂三剂，剂尽而康。

明按：

水痘之多，热毒之盛，莫过于近二十年，二十年前虽亦常见，其痘如小米之大，晶莹透澈如珠，四周多无红晕可见，忌辛辣而静养数日，可不药而愈。而今之痘，四周多红，红愈宽者，热势愈盛，愈盛则稠密而化水为脓，不药而愈者，未之有也。所以然者，今之财裕食丰，恣啖肥甘厚味，侈求口福之快，暗蕴湿热于内而不觉之也。

姜通神明，作药物之用，效弘而难以赘述，作烹调之用，味鲜而人皆所好，然其阴虚内热者必忌，"疮疡者多服则生恶肉"，凡水痘热盛者，属严禁之例。以姜能促使新肉生长过速，凡肌肤破裂、或创伤、或疡、或痘未脱痂之前，服之必有瘢痕，故孔子有"不撤姜食不多食"之诫，医者必叮嘱再三，慎勿毁容于痘也。

水痘四周红晕之大小，乃辨热毒轻重之关键，然后参诸脉证，则有如镜鉴物之明。其轻者亦宜轻宣透泄，如银翘散去荆芥豆豉之属，慎勿发散；稍重则宜清热解毒，如普济消毒饮去升柴，慎勿滋腻；重者则急宜清热解毒，如清营汤加解毒排脓之品，慎勿苦寒；若出血者，亦须凉血散血。此其大略而言，临证尚须随机应变。

应松按：

水痘以中医药治之，乃中医药之"简、便、廉、验"的特色尽显无遗。1998年吾儿白兴之上幼儿园中班时感受此疾，我以中药治之不到十日而愈。班里其他患儿选择住院治疗而不愈者，为数不少。其费用低廉到不足百分之十。治疗病毒性疾病是中医中药的强项。

新生婴儿破伤风

苏某，男，14天，住三台县新建乡5村，1963年7月18日初诊。

居贫瘠偏僻之地，足月顺产于家，断剪脐带未曾消毒。出生6日发现额

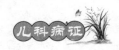

黄，舌强不能吮乳，7日眼周发黄，8日唇周发黄，啼声嘶哑，不时抽搐。明以指探舌，舐指而舔，舌强而无吸吮之力，此破伤风无疑也，方与撮风散：

蜈蚣一条　全蝎2g　蝉蜕3g　僵蚕8g　钩藤10g　朱砂3g　麝香0.3g

前六味水煎，兑麝香少许滴服之。

一日后，唇周黄退，时能吮乳少许；二日眼周黄消，三日额亦不黄，舌灵动而吮乳自如，啼声渐次明朗而愈。

明按：

此病又名脐风、撮口风，乃断脐带未经消毒处理，或消毒不严而感染破伤风细菌所致。偏远缺医之地发病者多，妇幼保健普及之地发病者极少。既感之后，死亡率甚高，及早诊断为上，若延至面黄或黑，撮口而抽搐之时则难治矣。此例病势不轻，故遣《仁斋直指方》之撮风散加蝉蜕，改散为汤，取其服之易而见效尤速之长。

大凡前额见黄而吮乳无力之时，则当以指探之于舌，舌体柔软而吮之有力者为常。反之则当视为脐风，能及早诊治，十之八九可愈。

朱砂一药，为末水飞，无可非议。时人主张将末兑服，则非所宜也。须知矿石之品，易蓄积于内，成人如此，何况婴幼稚嫩之躯。故《本草纲目》多有"不宜多服、久服"之诫，不可不察其由也。

初生婴儿湿疹

乔某，男，68天，住北川县城郊山区，2000年4月19日初诊。

患儿足月顺产。初生三日即见前后阴湿疹满布，有微黄液体渗出，迅速蔓及双下肢各处，当即住入某县医院儿科病房，施以各种疗法，不但溃疡面未见控制，反而愈溃愈宽，乃至腰以下50%肌肤全溃，尤以前阴及其脚跟为甚，为时二十八天，体重降至1.9kg，所费巨资已超出全家年收入总和两倍。面对院方"再备重金转某省级医院就诊"之婉嘱而绝望之时，偶遇同类病人之荐而直奔我寓。视其形体，羸瘦异常，阴茎、阴囊表皮全无，小腿、脚跟肌肉暴露，血管、韧带明晰可见。观其儿之父母，其体健壮，常住山区务农，素无他恙。二年前产一女，面世即夭，此为第二胎，举家为其男婴所喜，不幸患此无名之疾。问其儿之名讳，答曰："姓乔，尚未取名。"闻其所

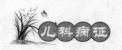

叙，何其异之奇也。默忖"乔"本通"桥"，联想媒体报道某桥坍塌之惨状，乃建桥不固所致，我今欲力挽狂澜，赐名为"乔永固"如何？答曰："善。"今人有其名，其病当以"初生婴儿溃疡性湿疹"论治。表皮之固，全赖肌肉濡养，今患儿肤溃，当系母体素有脾虚之故，试拟三方以观后效。

1. 归脾汤加味：白术10g　黄芪25g　茯苓15g　党参25g　远志10g　川木香10g　生甘草3g　酸枣仁10g　龙眼肉10g　全当归25g　蝉蜕8g　土茯苓20g　地肤子20g　水煎服，母子共饮。

2. 习明一扫光汤加味：滑石10g　生甘草3g　蝉蜕8g　木通15g　银花15g　连翘20g　白鲜皮20g　土茯苓20g　苍术10g　知母15g　黄柏10g　苦参10g　地肤子15g　水煎内服，母子共饮。

3. 鲜旱莲草（又名墨旱莲、墨斗草）一握，清水洗净，捣取鲜汁，涂患处，日二次。

1、2方各取十剂，每剂服二日，共服四十天。1方与2方交叉服，患儿服一二成，儿母服八九成。3方教其家人识之，现采现用，务取其鲜。

四十日到时，如期复诊，黄色黏性液体全收，皮肤新生九成，体重增至3.5kg，乳汁已足，母婴神情气色俱佳，人皆判若两人。原方略加化裁，又40日而康。

　明按：

湿疹乃常见之病，一般多发于儿童，多由湿热浸淫皮肤所致，治之尤易；初生三日即发，继又发展迅猛，乃母体脾虚不能运化水湿所致，则治之甚难，此病之标在子，其本在母，真可谓母病及子也。古有子病治母之论，何妨母子同治乎！且夫稚嫩瘦极之躯，汤药难进；借其母哺乳之便，既可充其乳液之养，又可改善进药之难，标本兼顾之矣。皮肤荫蔽于肌肉之上，必赖肌肉濡养，肌之不存，肤将安附焉！故治肤表之疾，勿忘兼顾其肌肉也。以脾主肌肉，主四肢，主运化水谷精微与运化水湿，病位、病机、病理无不合拍，故疑难重危之疾，百日之内而痊愈也。第一方乃健脾之要方，亦即治其本也；第二、第三方乃解毒化湿收水止痒生肌之品，亦即治其标也。一病治两人，三方治一病，均寓标本于其中；视似浅显之方，内蕴深邃之机。识此理者，则可以执平常之方起非常之疾也。旱莲草取鲜汁外涂，既可制痒干水，又可生肌肉而长新皮，若湿疹初起又湿热不盛者，只此一味外用，三日之内可愈，特志此以传后世矣。

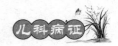

再论婴幼之疾，汤药难进，凡值哺乳之期，六淫、饮食所伤，皆可母子共服之。所以然者，药入母胃，随水谷之精华酿之而输于乳，味更甘美而气更纯和，吮之易而奏效速也。一隅三反，良工之所用矣。

婴 儿 泄 泻

黄某，男，4月，住绵阳市档案局，1999年9月28日初诊。

患儿足月顺产，母乳充沛。出生以来，大便次数多于小便，其质清稀，其色时白时黄时青。小便之时，大便自泄，乃至啼哭、喜笑、哈欠大便亦随之流出，无次数可言。曾就诊于西医，中医，内科，儿科，专科乃至住院，均依然如故。明诊之，患儿身长尚可，体重显著不足，面色无华，四肢不温，舌质淡苔白，指纹沉滞。家人告曰："前医有云母乳含脂过盛，主张断乳者；有云菌群失调，忌抗生素，期待自复者；有云消化功能紊乱，议用饥饿疗法者。医者各说不一，令人无所适从……请先生明示，我当择善而从。"明曰："乳丰质稠，乃育婴之佳品，岂可断而弃之；抗生素不曾服用，何来菌群失调，期待日久，则幼稚之躯不健；婴儿全赖乳食滋养，饥不得食，有如幼苗短缺阳光雨露。三法皆不可取，容明缓缓图之。"综析始末，乃脾阳不运，清浊难分，久泄伤肾，釜底乏薪之证也。方与胃苓汤加味：

苍术10g　厚朴10g　陈皮10g　甘草3g　白术10g　泽泻10g　猪苓10g　上桂10g　制附片10g（先煎）吴茱萸5g　小茴香15g　茯苓10g

一剂水煎，日三服。嘱其母服九成，儿服一成。

9月30日复诊，家人欣然而告曰："小子服药一贯艰难，惟先生之药胜似吮乳之快，尤恐过量，以二成为限。三服之后，泄泻自停，六服之后，接近正常，小子择药而吮谜团难解？先生前云'缓缓图之'，何其快捷如此？"明曰："伤则必恶，需则欲取，对证之方易受，其理一也；医者必谨于行而慎于言，宁可实过其言，不可言过其实矣。"面对现状，脾阳初运，清浊始分，稚阳已复，则当法随证转。宜培土以防水泛，健脾以固后天。方与参苓白术散加味：

南沙参30g　茯苓10g　白术10g　扁豆30g　陈皮10g　山药10g　莲米30g　砂仁6g　桔梗10g　芡实30g　甘草3g　薏苡仁30g

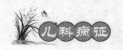

二剂水煎，服法同前。

尽剂而愈，母子皆健。

 明按：

湿盛困脾，脾阳不运则清浊难分，初起尚轻，少与健脾渗湿即愈。治不得法而久泻不止，肾阳亦随泻而亏；釜底之薪匮乏，非桂附之力，则不足以温肾回阳。拘囿于"服温则生热"之诫，故久治不愈也。小儿乃稚阴稚阳之体，易寒易热，桂附辛温，本当慎用，无可非议。若慎而不用，罢师请降，何胜之有！治军之道，在于用兵，治病之道，在于用药。岂可舍彪悍之士而取怯懦之夫耶？然而认证须的，用药始准，中病即止，以平为期。

平胃散燥脾除湿，五苓散健脾渗湿，合称胃苓汤，乃分清别浊之良方也。清代陈念祖随证加减，颇有见地，男女均可，老幼咸宜，印证临床，确有良效。揆度其理，饮食自口而入，化二便而出，若欲详尽，千言难明，总括其要，不外取精华以供躯体之用，去糟粕从二便而排。精华走全身，无处不到；糟粕清稀似水者为小溲，残渣重浊而成形者为大便，井然有序，各行其道，则溲便无恙，人体安康；若泾渭不分，干稀混行于肠道，则为泄泻。故分清别浊，不失为治泄泻之一法也。

治哺乳婴儿之疾，为何母子共服？详见"初生婴儿湿疹"案，兹不再赘。

新生婴儿脐突

夏某，女，60天，住三台县中兴镇，2004年5月24日初诊。

女婴降生于产院，四日脐带脱落，六日即见脐外突。安静时突出3cm，啼笑时则突出5cm以上。小康之家，费用不乏，轻病非名噪之医不投，稍重则不惜驱车百里之外。历经县级内科、产科、儿科，皆曰："药物无效，非切开缝合不可。"以其家人老幼常来我寓就诊，已相识十年有余，特来电询之。明曰："曾治愈多例，无须开肚。"移时专车至寓，果如电中所叙。详询始末，非因啼哭，乃断脐包扎不固之所致也。法当内外合治，以期自行愈合。方与五苓散加味：

1. 白术15g　泽泻15g　猪苓10g　茯苓15g　桂枝10g　荔枝核30g　橘

202

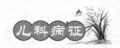

核20g　小茴香15g　吴茱萸4g　巴戟天15g

六剂水煎，母女共服。

2. 纱布团（直径7cm，厚度2cm）2个，绷带卷2个。以布团压脐，绷带绕腰固定，其松紧以突出之脐压平于腹表为度。保持洁净，湿则更换。

二月以后，又专车来寓，特以婴示之曰："遵先生之嘱，六剂服毕即愈，免受一刀之苦矣。"其婴活泼可爱，视之果然。

明按：

脐突之因有二，月内啼哭剧烈，脐为气所鼓，此其一也；断脐包扎不固，或过早脱落，此其二也。轻者六岁以前不药自愈，拮据之家，多待而不治。此乃突出之重者，易于感染，加之医者危言耸听，患者家境宽裕，故急切如此。今政通民富之时，有病早治之心，人皆有之，故实录以应时代之需。

医乃仁者之道，当怀济世之心，每览"牛刀杀鸡"者，无非以诈取财，较之拦路劫夺，有过之而无不及也。医道之善在于仁，披仁善之衣而行劫夺之事，非但不仁，人亦非人也。

脐中又名神阙，别名气舍，任脉所属。布有十肋间神经前皮支及腹臂下动、静脉。生前脐之另端与母体胞系相衔，供婴儿气血之道也。古有禁针之戒，今可动刀切除，然而费高百倍，预后欠佳，舍简以就繁，人所不欲也。

脐 流 脓 水

张某，女，2岁，住绵阳市二十四公司，1987年7月16日初诊。

患儿体丰满，发育良好。卫阳不固，易外感低热，脐流脓水，始自出生六日，平时流水甚微，感则流脓，脐红而痒。就诊于大小医院不下十处，终未获愈。父母原籍北方，形体高实，素无偏嗜，患儿活泼伶俐，国语纯正，优美动人。惟此小恙而惊梦不安。候诊者人见人爱……为医患双方发出赞励之言。明曰："此乃月内护脐不力，为水湿夹杂不洁之物感染所致。经久不愈而导致脾虚，法当内服健脾之方，外用拔毒护脐之药，旬日之内必愈。"家人闻之，喜中带"疑"，似有拭目以待之心情。方与归脾汤加味：

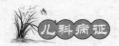

1. 白术8g　黄芪15g　茯神10g　党参15g　远志7g　木香5g　甘草2g　酸枣仁8g　龙眼肉8g　当归15g　龙骨20g　麦芽15g

二剂水煎，日三服。

2. 鲜鸡蛋8枚，冰片少许，双氧水100ml。

制法：先将鸡蛋煮熟，去蛋壳与蛋白，取蛋黄于小铁锅内，以文火久炒，待黄焦油出，去渣存油入冰片少许搅匀，装入小瓶密闭待用。

用法：先以双氧水洗净脐中脓水，然后将蛋黄油涂于患处，每日一次。

7月23日复诊，患儿先于家人奔至诊室，欣欣然手舞足蹈曰："老爷请看，俺是好人喽！"稚嫩甜蜜之音，发自肺腑，医患同乐之谊，莫不动人心弦。

 明按：

脐中名神阙。神阙者，心神之宫室也。宫室不固，则心神不安，故伤于饮食，或寒邪外袭，或蛔虫内扰等因素导致脐痛，皆可使人心神不安。看似小病，贻害匪浅。蛋黄油配少许冰片，既解毒去腐，又敛水生肌，其性清凉而滋润，柔弱娇嫩之处，无烧灼刺激之苦，男女不拘，老幼咸宜，其轻者，只此一方可愈，重则辅以内服之剂，无不应手获效，故录之以公诸于世。

医学之道在于仁，医者之兴在于义，仁者不辞重难而避险就夷，不弃轻小而见利忘义，孔子曰："君子喻于义，小人喻于利。"

小 儿 夜 汗

董某，男，3岁，住绵阳市南郊，1987年5月10日初诊。

患儿素体丰满，活泼伶俐，家境宽裕，零食任其自取，夜夜汗出，蓆印身形，四季不断，以夏尤甚，感冒频发，发则高热。医以表卫不固治之，则腹胀发热。以"盗汗"论治，轻则罔效，重则腹胀厌食。驱车至寓，查无他症。始拟消食导滞之法，以待服后如何？方与保和丸加味：

神曲15g　炒山楂15g　茯苓10g　半夏8g　陈皮6g　连翘15g　莱菔子10g　防风10g　谷芽15g　麦芽15g　浮小麦30g　甘草2g

二剂水煎，日三服。嘱禁零食及其生、冷、辛、燥之品。

5月16日复诊，夜汗减少七成，无腹胀发热之弊端，既获如此之效，则

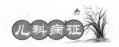

当循法渐进，无须改弦易辙。方与：

神曲15g　炒山楂15g　茯苓10g　半夏8g　陈皮8g　连翘15g　莱菔子10g　黄芪10g　防风10g　莲米30g　芡实30g

二剂水煎，日三服。

数月之后，其父来寓谢曰："得先生二方，仅四剂而痊我儿之顽疾，亲友借方服之，已愈多人，医者琢磨其方，皆云常而不奇，如此速捷，人皆不解其意，今特反馈佳音，望存卷立言以广济苍生。"有感于此，故予以载之。

明按：

汗证有自汗、盗汗、绝汗、战汗与黄汗之分，医界早已成定论。我今以"小儿夜汗"命名，以其不属此类之汗也。"睡时汗出，醒后则止，名曰盗汗"。其临床表现，虽与盗汗同，若论治法，则与盗汗大异也。盗汗者，若非阴虚火旺，则系心血不足，非当归六黄汤或柏子仁汤之所宜也。且小儿"五脏六腑，成而未全，全而未壮"，"脏腑柔弱，易虚易实，易寒易热"，"服寒则生冷，服温则生热"，即今之所言小儿神经脆弱，调节汗腺之功能未备，言虽有异，其理一也。然而以西药调节神经，亦属不易，镇静之剂岂可轻率投之乎？故医者多以"期待数年"之嘱而诿之也。且夫夜汗过多，腠理不密，防御不固而外邪常侵，则患儿时时光顾于医，幼苗不壮，成长安附焉！

数十年来，屡见不鲜，虽属小病，却很难奏效，以小致虚，重证接踵而至。曾求助于先贤诸笈，请益于博学名师，终未获得理想之法，今之所获，既非上苍所赐，又非刻意敏思，乃临证巧遇之也。尔后，屡试屡验，人不解其意，我亦暗自称奇，今应医患之求，略存鄙见于下：

人之有身，源于先天精血；身之成长，必赖后天水谷。初生即会吮食，非学而知之，系人之本能也。故幼儿见食则倚而索之，以其形体成长之需也。饮食不节而纳之于胃，超越脾气运化之力则困而为病。昼属阳而人好动，夜属阴而人喜静，故昼运强而夜运弱也。以药助其运化之力，使静中有动而脾不受困，敷布有权而津不外溢。《经》云："饮入于胃，游溢精气，上输于脾，脾气散精，上归于肺，通调水道，下输膀胱，水精四布，五经并行。"明此义者，则昭然若揭矣。

小 儿 厌 食

何某，男，5岁，住绵阳市火车站，1987年9月18日初诊。

患儿父壮母腴，俩在职，足月顺产，先天不亏。一岁断乳，初尚能食。两岁许患胃肠感冒之后，一贯食欲不佳，其量不足六成。市内儿科无所不至，老叟新秀知之必求，多方治疗，只此而已。近十余日患伤风咳嗽，就诊于明，效佳而识焉。言及厌食久治不愈，渴求赐方。追溯既往，常有脘连腹胀，大便不爽，或时溏时泻，或不胀不饥，见食则厌。此乃三焦湿郁，升降失司通降不利而胃不喜纳，纳少既久则胃呆而小；脾因湿困而清气上升不力，水谷之精气匮乏则物质不足以供功能之需。循环往复，互欠互耗。法当扼其中焦之枢纽，启其上以爽其下也。方与一加减正气散：

藿香10g　厚朴10g　茯苓10g　陈皮8g　神曲10g　麦芽15g　杏仁6g　大腹皮10g　绵茵陈10g　苍术8g　槟榔6g　砂仁5g　薏苡仁30g

二剂水煎，日三服。嘱忌生、冷、辛、燥之品。愿食则与之食，不愿不劝，顺其自然。

9月22日复诊，二剂已尽，食欲大增，荤素粗细皆谓可口，大有饥不择食之势，乃嘱限其适量，循序渐进，勿太过累脾。胃口初开，不宜骤补，健脾益气以促吸收之能。方与参苓白术散加味：

南沙参30g　茯苓10g　白术10g　扁豆30g　陈皮8g　山药25g　甘草2g　莲米25g　砂仁6g　薏苡仁20g　桔梗8g　麦芽10g

三剂水煎，日三服。

时过一月，其母特携患儿至寓，以示愈后之姿，人皆判若两人。

　明按：

此扼中焦以化三焦之湿，理脾胃以运四旁之精，取湿证之一法，融《温病条辨》加减正气散数方为一炉。亦即用一加正气散全方，取二加之薏苡仁，五加之苍术，四加之草果，以其草果燥烈伤阴，故去而不用，加入破滞之槟榔，醒脾之砂仁以代之。合四方之旨而不罗列四方之药，意在新组复方，务求复而不杂，专而不乱，循古而不为古方所圈，师其法而不泥于其法也。

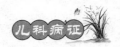

　　人之能于食，乃先天之本能，后天之源泉也。纵有先天禀赋殷实，而后天资养不济，则有生而难长，有长亦不壮也。故厌食之病，不可等闲视之。单就厌食一症状而言，凡病涉及脾胃均可兼见。兼见者不在此例，主证一解则随之而愈。此乃主证已解而厌食犹存，或概无他病，仅有厌食，或因饮食不节而脾胃暗损，或思虑过度而运化失司，或因于湿而三焦升降不利。幼童最为常见，成人则多见于美食肥甘有余，无拘长幼，以升降不利者居多。吴鞠通曰："治内伤如相，坐镇从容，""治中焦如衡，非平不安，"要言不烦，法在其中，理亦在其中也；幼童如是，成人亦如是也。

赵俊按：

　　1993年7月，学生诊治一厌食男性患儿，7岁。其父代述："盛夏酷热，小儿贪玩，常冒烈日与伙伴一道外出玩耍，零食冷饮不离其口，渐至不欲食。经中西医治疗皆无效。"症见形体消瘦，面色少华，倦怠乏力，脘腹胀闷，便溏尿黄，舌苔白腻，脉濡数。此为饮食失宜，湿热蕴脾之证。法当芳香化湿，消食导滞。方与一加减正气散加滑石、薏苡仁、草果仁、佩兰、槟榔二剂水煎服。

　　数日后患儿复诊，其厌食之证已解，食量恢复如初。乃书参苓白术散巩固疗效。此后，常遇厌食者不少，按照上文的思路，随证加减均收到喜出望外的效果。老师"遣方选药切忌门户之见，伤寒之方、温病之方都可以治各科病证，所谓病机相同，治法相同"的教导在这里得到了证实。

小儿啮齿

　　古某，男，6岁，住绵阳市塘汛镇，1992年10月8日初诊。

　　患儿夜卧不宁，睡无定位，频频翻身，咬齿之声隔壁可闻，入睡必作，觉时自止，余无他症。为时数年，医者多从蛔虫论治，弗验。多处求治，罔效。明诊之，齿已磨去三分之一。细析之，既非蛔虫作祟，又非风痰阻络，不妨另辟蹊径，拟阴阳互交之法以探之，方与乌梅丸加减：

　　川黄柏10g　党参20g　桂枝10g　北细辛3g　川黄连8g　当归20g　蜀椒1g　乌梅10g　绵茵陈15g　酸枣仁10g　远志10g　龙骨40g　牡蛎40g　石决明20g　二剂水煎服。

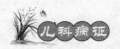

他日来寓而谢曰："一剂显效，二剂而安，其效之速，今未所闻。"又二剂而永不再作。

明按：

啮齿者，自咬其牙也。多见于风痰阻络，或动风抽搐之病，今无他证，只此一状，断不可以风证求之。勉以乌梅丸去姜附加龙牡、石决、枣仁、远志以重镇安神；佐茵陈以渗利脾胃之湿，使护卫于胆也。灵犀因激情所通，顿悟于偶然而发。

厥阴乃阴尽之经，阴尽则阳生，阴阳互交，生生不息，为之常道，《经》云："阴平阳秘，精神乃治。"取厥阴之主，如樵夫之初踏蹊径，用之则成其路也。尔后，据此施治，痊愈过百，此志其概，余言难尽，待后学者阐而发之。

小儿眨眼噘嘴

唐某，男，8岁，学生，住绵阳市涪城区，1997年6月2日初诊。

5岁之时，始有不时眨眼，继则愈眨愈频而时有噘嘴皱眉。学前班成绩尚可，一二年级则逐渐下降。同学视为故意，老师疏导无效，父母责之愈烈。五官科查无实据，疑为面神经痉挛，服药无验。明诊之，好动难静，余皆如常，勉拟阴阳互交之法，方与乌梅丸加减：

川黄柏10g　党参20g　桂枝10g　北细辛3g　川黄连6g　当归20g　乌梅10g　龙骨30g　牡蛎30g　远志10g　酸枣仁10g　僵蚕10g　蝉蜕8g　钩藤25g

二剂水煎服。嘱其禁看惊险影像；禁听狂躁音响。饮食务求清淡。

尽剂复诊，诸症减半，皆大欢喜。如前法守服数剂而痊。尔后，由该生老师荐而治此病者多人，广传四邻，治必愈焉。

明按：

《医宗金鉴》云："一阴一阳者，天地之道；一开一阖者，动静之机。"今患儿好动，非阴阳盛衰使然，乃开阖之机失利而致之也。当今新兴科技迅猛发展，电子网络普及，取法乎上则益，贪婪乎下则损；淫像充盈于目，

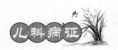

郑声鱼贯于耳，扰其神而乱其志，阴失平而阳失秘，则互交之律失衡而发病矣。

《灵枢·经脉》云："足厥阴之脉……循喉咙之后，上入颃颡，连目系，上出额……其支者，从目系下颊里，环唇内。"取厥阴经之主方乌梅丸加减，亦即循经取法之义也。难辨之证，亦可仿此。

幼 儿 阴 痒

夏某，女，2岁半，住三台县中兴镇，2004年4月11日初诊。

前阴瘙痒，呼嚎躁烦，祖孙三代，四处奔忙，驱车该县顶级医院，先儿科，又内科，再妇科，皆曰："未曾见过此证，莫可冠名。"其祖先电告于明，移时专车即至。细察之，前阴有米泔色分泌物，状如少妇白带，气味腥膻，双目微红而眵多。细审其由，乃恣意嚼其生冷瓜果，近又恣食羊肉，冷热不调，湿热下注所致之也。方与龙胆泻肝汤加味：

1. 内服方：胆草10g　木通10g　泽泻10g　银柴胡10g　车前仁8g　车前草10g　生地15g　甘草3g　当归15g　炒栀子8g　黄芩6g　薏苡仁30g　千张纸10g　龙骨、牡蛎各20g

二剂水煎，每剂分九次，日三服。

2. 外洗方：乌梅、蛇床子、苦参、川楝子、贯众、桃仁各30g

三剂水煎外洗。每日2~3次。

嘱勿溺爱，忌食生冷，以防内湿再生，戒温燥腻补，以防食火复炽。

数日后来电复曰："首服症减，剂尽而安，二剂尽则复常矣。"

明按：

幼儿乃稚阴稚阳之体，易实易虚，易寒易热。生冷太过，损伤中阳，则湿从内生；羊肉性大热而燥，则热由食致，故疏肝清利为其法也。《备急千金要方·食治》有"暴下后不可食羊肉、髓及骨汁，成烦热难解"之诫；《医学入门》曾载"素有痰火者，食之骨蒸"之训。柔嫩之躯，岂可轻试之也。

或问曰："西北高寒之地，以羊肉奶酪为主食，为何刚强健壮耶？"答曰："《素问·五常政大论》有云：'西北之气，散而寒之，东南之气，收而温之'，地域不同，'必先岁气，无伐天河'也。"又曰："冬至食羊，相沿

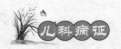

久矣，却有夜溺减少而不畏寒之捷效何也？"曰："善哉，问之也，蜀乃盆地，天多雾霭，地常湿胜，气温虽不甚低，人觉贴身而寒，冬至食之，如釜底送薪，脏腑皆得而暖之也。所谓冬至食羊，实乃冬至始可食之，非冬至节之一日，严寒之季皆是。物各有性，肉食亦然，阳胜之躯当慎，稚嫩柔弱者，岂可不慎乎！"

惊　梦

周某，男，4岁半，住绵阳市南郊，红星村，1995年10月9日初诊。

"夜能熟寐，'醒'则惊恐万状，喋喋不休，不知所云，一至三分钟始静。"此家人之言也。明诊之，脉象无恙，舌质舌苔如常，二便尚可，食量骤减。问其所苦？答以"不知"。可有惊险梦境？亦"不曾记得"。半月以来，夜夜如是。再询问家人，"可曾惊吓？"亦不得其详。"惟歌舞厅建于毗邻，噪声之大，令人心烦，是否相关，尚待明断。"明曰："然。"所谓"醒则惊恐，非醒也，乃梦寐中朦胧之举也"。家人忙于琐事，受惊尚未觉其害。小儿形气未充，精神脆弱，受万物之感动，见事物之变化，萌好奇之心，思由来之情，不如所愿，则梦寐不安而如是矣。法当安神定志。方与春雷饮加减：

磁石25g　朱砂5g　神曲20g　远志15g　石菖蒲5g　柴胡10g　黄芩10g　半夏8g　沙参25g　酸枣仁10g　茯神10g　栀子8g　淡豆豉25g

一剂水煎，分八份，早、午各一份，晚二份。嘱勿看惊险影像，忌进辛辣燥烈之食，旁人切勿惊噱，择静室而居，以宁其神。

10月13日复诊，症退八成，虽偶有发作，瞬间即逝，或呼之即停。且食量增进，几近常人。方既对证，当循法再进，于前方去栀、豉加山药、莲须，服嘱如前。

他日来寓再诊，已是常人……准予停药，静养而痊。

 明按：

昼作夜寝，非成人"专利"，幼儿亦其然也。物受天地之气而生、长、化、收、藏；人应日月星辰之运转，四季有别，昼夜有序，阴阳有根。倘寝不能安，则张而不弛，动而不静；噪声淫盈于耳，振震其神，欲寐而不可得，极而反之，亢而为害矣。

210

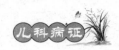

高 热

贾某，女，8岁，住绵阳市203厂，1989年8月20日午后8时初诊。

昨日午后三时许，骤发高热（体温40.1℃）头痛，频频呕吐，当即住入某医院，29小时之内，已注射柴胡、庆大，滴注青霉素、地塞米松等针剂，其热居高不下；内服药入口即吐，乃至水浆不入。经资深西医会诊，特邀明相助。明诊之，六脉急数，舌质微红，苔白而厚，蒸蒸然汗出，扪之灼手，壮热而烦，躁扰不安，举家惶惑，三班轮流守护。明曰："热势虽高，尚无惊厥、抽搐之症；昏昏然，神志犹清；频频呕吐，不至喷射之状……旁人切勿惊慌，以静为上。"此乃暑热夹湿（食），邪在气分，法当去暑解热，化浊辟秽。方与达原饮加味：

银柴胡15g 草果仁5g 槟榔10g 知母20g 厚朴10g 甘草3g 白芍15g 黄芩10g 葛根30g 青蒿15g 佩兰15g 藿香10g 郁金15g

书一剂，以水2500ml，微火煮取1000ml，去渣，以滴管滴之于口，使之缓缓浸入，以每分钟120滴为度。

次日午后复诊，一剂已尽，自昨日午后9时许，依嘱滴入，一分钟以后，患者拒滴为饮，少少与之，不呕不吐，家人乃从。临晨四时，体温降至37.8℃，头已不痛，仅觉其昏，舌质如前，白苔稍薄。今日午后三时，体温虽略回升，但为时不久即逝。今虽暑热外透，秽浊犹存，法当清热解毒，利湿化浊。方与甘露消毒丹加味：

木通10g 石菖蒲6g 滑石10g 黄芩10g 射干10g 藿香10g 浙贝母10g 连翘15g 白蔻6g 薄荷10g 茵陈10g 茯苓10g 生麦芽15g

一剂水煎，分八次，日三夜一服。

8月24日三诊，尽剂之后，体温复常，食欲渐进。昨进西药一日，今又见低热，遵西医之托，复求中药调治，明诊之，脉已静而食欲欠佳。高热初退，不可议补，当防余邪未净，死灰复燃。法当清泄少阳三焦，以疏畅水道，和胃化痰，以冀脾运无碍。方与蒿芩清胆汤加减：

青蒿12g 黄芩10g 枳实10g 竹茹10g 茯苓10g 半夏8g 陈皮8g 甘草2g 滑石8g 青黛4g 生麦芽20g

二剂水煎，每剂分六次，日三服。嘱食饮清淡，肉食宜少，菜蔬必济。

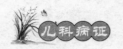

尽剂而瘥，9月1日准时上学。

明按：

全程遣方仅三，西医心悦诚服，竟相抄录而珍藏之。中有欲以医道生财者，愿以师事之礼专求"秘验单方"。明曰："非矣。方有疗疾之功，贵在适时而用，强弓锐矢，比比皆是，纵具开弓之力，未必矢矢中的，灵素之道，博大精深，名验单方，浩如烟海，欲执死方而医活病，刻舟求剑，岂可求而得之乎！"

工业发达，全球变暖，暑季高热，屡见不鲜。暑热多夹湿，亦多夹食也。何以故耶？生活改善，养尊处优，食不厌精，脍不厌细，恣啖冰冻酒浆，任食蜜饯糕点，则多湿食两兼也。谙古圣之活法，纳时贤颖悟之成就，以万变之法而应千变之病，则法不可胜用也。

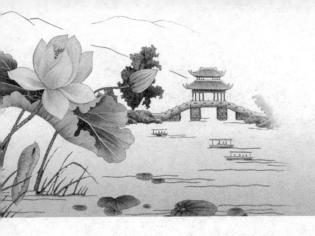

外科病证

温散太过，酿湿成痈

彭某，男，23岁，住三台县上新乡七村，1963年7月25日初诊。

头身重痛，四肢强疼，不能屈伸，高热（体温39℃）而战栗，汗出而身热不退。发病九日，初因双脚感染湿疹而身痛恶寒，医与荆防败毒散治之。症状未减而双脚肿胀，遂更医治之。后医以身痛恶寒、苔白厚腻为据，断言寒湿为患，复与荆防败毒散再加辛温发散之品，一剂未验，复诊疑为病重药轻，增其量而复与之，则汗出不休，高热不退而战栗矣。明诊之，六脉弦滑，胸痞难忍，胸骨偏左凸出拳大一包块，顶平而边缘不清，微热不红，按之痛，大有欲发疮痈之势。此乃湿盛不得外泄，温散太过，壅而酿之之故，法拟芳香化湿，清热开结。方与三仁汤加味：

杏仁10g 滑石15g 薏苡仁30g 白蔻5g 淡竹叶10g 厚朴10g 通草3g 川黄连8g 瓜蒌仁15g 半夏10g 郁金15g 泽泻10g 续断10g 乳香10g 没药10g

一剂水煎，分六次，日三服。

7月28日复诊，诸症悉退，惟胸骨左侧与右臂内侧各显疮痈一处，红肿刺痛欲溃。弥漫三焦之湿得以分消，遏郁之湿聚而外溃，邪有出路，乃一大转机之幸事。法当解毒排脓，方遣仙方活命饮加地丁、败酱草与之。

8月2日切开引流，又十日脓净愈合而瘥。

 明按：

此系先受寒湿，再感新邪所致。倘先用羌活胜湿加清暑化湿之品，取其微似汗出即止，再以当归拈痛汤之属以分消上下，庶无酿湿成痈之患。湿本阴邪，其性黏滞，最易困脾而留滞肌肉、经络，郁久化痈尤易，况辛温而发之，则更易也。时人视分消走泄为清淡，而忽于气化则湿亦化也。

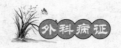

一遇病重，动辄即刚，矫枉过正，则亢而为害也。病势至此重而疑难之地，仍以芳化走泄为治，虽未尽散痛毒，而湿邪大受其挫，痛溃之势得以衰也。

且夫湿者，水之气也，在天为云，在泽为水，浸之于土为湿，感人之体，无处不到。随气化而升降出入之水，和脏腑而溉全身，人赖之以生存，为甘露之水也。若其人气机不利，或滞而为疽为痛，或泛而为肿为泻，或化热而转属阳明，或内陷而蒙蔽心包，则谓之湿邪为患也。前贤有缠绵难解，反复变迁，不可穷极之慨，诚如是矣。湿在表者，仲景首倡微发其汗，叶天士、薛生白、吴鞠通、王孟英等名家，论述精详，临证者若能条分缕析，信手拈来，均有左右逢源之效。

 陈按：

二十世纪八十年代中期，学生在临床工作时，见到一例青年农民患者，症状与全身情况酷似老师传授之典型病案。按照老师教诲之经验，及时投药数剂后，收到离奇效果。可见老师经验丰富，传授有方，学生感恩有余。

隐疹（荨麻疹一）

王某，女，23岁，工人，住绵阳罐头厂，1987年3月6日初诊。

患荨麻疹三年。初起兼见头痛身疼，恶寒发热，鼻塞声嘶。西医常以抗过敏之类，服之速散，既而又发，愈发愈频，每日必作。近年来遇微微凉风亦发，鼻塞声嘶不断，汛期推迟，潮时必有小腹剧痛，下眼胞发黑。名噪城区之医，无所不求，偏、验、单方，服用不少，屡治罔验而试治于明。细审其因，乃营卫不和，表卫不固，遣桂枝龙牡汤合玉屏风散：

黄芪30g　防风15g　白术15g　炙甘草10g　桂枝20g　白芍25g　龙骨50g　牡蛎50g　生姜三片　大枣30g

二剂水煎，每剂分六次，日三服。禁食鱼虾等高蛋白之类。注意随气温之变化而增减衣着。

3月10日二诊：发作时刻缩短，次数减少，鼻塞消除，患者因之而树必愈之心。虽昨夜尤盛，自认为与气温骤降有关，效诸以往，减轻颇多。信之既坚，则情志畅矣。初战告捷，则当顺其势也，法拟和营解毒，令邪有可出之路，方遣升麻葛根汤加味：

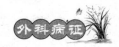

升麻4g　葛根30g　赤芍15g　甘草5g　蝉蜕8g　僵蚕15g　土茯苓20g　地肤子25g　白鲜皮25g　川芎10g　粉丹皮15g　生蒲黄10g　五灵脂15g

三剂水煎，服嘱同前。

3月13日三诊：诸症递减。和营解毒之法既验，今当再固其表，以锁定风邪重返之隙。方拟玉屏风散加味：

黄芪30g　防风15g　白术15g　甘草5g　蝉蜕8g　土茯苓20g　地肤子25g　白鲜皮25g　川芎10g　粉丹皮15g　生蒲黄10g　五灵脂15g

三剂水煎，服嘱同前。

3月17日四诊，发作次数再减，胸腹背及其上肢未见再发，仅存大腿后部少许，但新增短气、乏力、嗜睡、小便清畅而频。患者自嘲之曰："譬如长途荷重，一朝卸之，则乏力而欲睡乎？"明曰："有如是也……未尽然也。"又曰："三年之疾，旬日而去十之有九，确有如释重负之感，服药多而久，难免有损，可否进补？"明曰："可"。泻其有余，补其不足，乃我中华医学之准则，则然补其何处之虚必准，否则反碍枢机，就其汝之斯时而论，骤补则有偏颇之嫌，益其中焦之气则可也，遣补中益气汤加味：

山药25g　远志10g　薏苡仁25g　千张纸10g　地肤子20g　蝉蜕8g　黄芪30g　白术15g　陈皮10g　蜜升麻10g　蜜柴胡15g　党参25g　甘草5g　当归20g

三剂水煎，服嘱同前。

3月21日五诊，乏力、嗜睡、短气等症状消失，下眼胞黑，小便清利而频依然存在。细询之，早有梦交之苦。此乃营卫不调，心肾不交，复遣桂枝龙牡汤加味：

桂枝20g　白芍25g　炙甘草10g　生姜三片　大枣30g　龙骨50g　牡蛎50g　桑螵蛸20g　益智仁15g　石菖蒲5g　党参30g　茯苓15g

三剂水煎，服嘱同前。

3月25日六诊，前证消失，嘱其上方再服三剂，然后试停诸药，以观后效。

4月26日七诊，停药一月，偶有欲发之兆，不药自愈。患者唯恐反复，恳求"除根"。久病之躯，人心同然，虽属过分之求，亦不可责之而不与也。书三附汤（即参附汤、术附汤、芪附汤三方合用）加味与之。

泡参80g　白术20g　黄芪30g　制附片25g（先煎）　大枣80g　蝉蜕10g　钩藤30g　炙甘草20g

三剂水煎，服嘱同前。

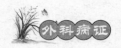

尔后，一二月时有兼感，仍有欲发之势，随证遣方调理而痊。数年未发，果根除之矣。

 明按：

风丹者，俗称之名也，乃古之所谓隐疹，属今之"荨麻疹"者是也。邪搏肌肤，胃肠积热，血热动风，气血虚弱均可致病，尤以前者最为多见。二十世纪六十年代以前，治之尤易。尔后，则难度渐次递增。所以然者，乃肥甘厚味臃腹，大气污秽而袭之也。先祛外邪，再调脏腑，庶不致误。倘单执"过敏"之一见，见敏即抗，图一时之快，药效一过，又反复如初，治而不痊，流连日久，而终身瘙痒之锢则难解矣。业医者必辨证精详，首发必中，穷寇必追，不战则罢，战则必胜。既胜之后，必"通政惠民"，健而壮之，固而坚之，勿容再犯，则事可为也。须知时代不同，病亦有异，不患异病之无定法，但求法外之有法也。然则法外之法，从何而来？神而明之，敏以求之，法以证为据，方从法中而出也。目今之时医，动辄嘱查过敏之源，宏观不逮，苛求之于微，敏原一出，竟达十余种之多，一一避而不触，岂异于与世隔之乎？与其空谈泛论，不如临证深思。

隐疹（荨麻疹二）

蒲某，女，73岁，住绵阳市丝绸公司，2000年7月19日初诊。

腰以上肤痒数年。头面瘙痒，以右为甚三年，去年尚可，今胜当初，伤风必发，情志不舒偶发，饮食不调亦发，轻则痒不可忍，重则右侧红肿。初服"扑尔敏"之类，其效尚可，但止而又作，继则服不如无。近日兼感，伴头痛恶寒，舌质微红，苔见薄白。法当祛风散寒，先治其外。方与升麻葛根汤合麻黄连翘赤小豆汤加味：

升麻8g　葛根30g　赤芍15g　甘草3g　荆芥15g　防风15g　蝉蜕8g　土茯苓15g　地肤子20g　麻黄绒8g　连翘20g　赤小豆30g　薄荷15g

一剂水煎，分六次，日三服。嘱忌辛燥生冷，海鲜及其河塘鱼虾。

7月21日复诊，症减约半，头面已消，下颌一片犹存，苔转薄黄，口苦咽干。寒邪虽散，风热仍在，法当疏风散邪，清热解毒为要。方与普济消毒饮加味：

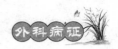

黄芩10g　黄连8g　牛蒡子15g　玄参20g　甘草3g　桔梗10g　板蓝根
30g　栀子10g　马勃10g　连翘20g　僵蚕15g　薄荷10g　蝉蜕10g　地肤子15g

二剂水煎，每剂六次，日三服。嘱同前。

剂尽而安，健脾固卫而痊。

明按：

　　隐疹者，时隐时现而得名也。自秦汉至清，代代有阐发；当今学者亦创
见不菲，付诸临床，有效者众而痊愈者寡，于心不安；集五十余载之得失，
复博采众家之长，师其法而易其方，无不捷验。兹不揣鄙见，简述如下：

　　隐疹初起，首辨寒热。因风寒而发者，当遣荆防败毒散加蝉蜕、土茯
苓、地肤之属；若感风热而发者，则遣银翘散加祛风止痒之流；寒热兼而
有之者，升麻葛根汤加味（即本案首方）最善；总以疏风散邪为要。开局
失利，则难速已。

　　不尔，则反复无常。或寒热错杂，或虚实相兼，或内窜脏腑，或深
入营血，须细察精详。外寒内热而牙龈肿痛者，骨余胃络饮（详《新方新
解》）；肝胆湿热而口苦目赤，溲浊阴痒者，龙胆泻肝汤主之；兼湿热而身
痛便溏者，当归拈痛汤主之；咽痛而红，面肿颊痛者，普济消毒饮去升麻、
柴胡加栀子主之。中年患者多实中有虚，祛风勿忘固卫，如玉屏风散，或桂
枝汤，当间于其间；老年患者多虚中有实，养血亦当祛邪，如《医宗金鉴》
当归饮子之属。瘙痒虽在肤表，当别上下左右，上焦偏心肺，中焦属脾胃，
下焦属肝肾，左属阳而右属阴，调脏腑之气血阴阳有据，即安内以攘其外
也。深入营血，其舌必绛，心烦躁扰，身热夜甚者，非清营汤莫属，以其
犹可透之于表也。

　　今之"新药"，首选"抗敏"，然则五千年之国粹，独无"抗敏"之功
乎？放言之，凡具祛风止痒之功者，多为"抗敏"之类也。掺之于其中，
顽隐之不愈者鲜矣。仅载此二案，似有欲言又忍之嫌，特于此一吐为快！
是耶？非耶？实践之后，则了然于心目间矣。

带状疱疹（一）

金某，女，88岁，居民，住绵阳市御营坝，2002年4月25日初诊。

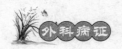
三日前口腔灼热而痛，前额角见小丘疹数粒，边缘微红，痒而掣痛，逐日有加，去市中心医院就诊，医嘱住院，家人闻之费用昂贵，以"且待与之后孙一商"，诿而退之。邻人引荐于寓，明遂诊焉。老人口腔内溃疡数点，灼热而疼，左眼眶上3寸（同身寸）处，疱疹一片，2cm×2cm，密集成团，高于皮肤3mm，俨然如疮，左眼眶四周亦散见少许，色红而痛痒，舌红苔少，脉细数乏力。耄耋之年，不沾荤腥，素食已久，阴液不足，虚火上炎所致。宜壮水之主以制阳光。方与甘露饮加味：

天冬20g　麦冬15g　生地25g　熟地20g　黄芩10g　石斛20g　白茵陈15g　枇杷叶15g　甘草3g　枳壳10g　玄参20g　马勃10g　青黛5g　蝉蜕8g　地肤子20g

一剂水煎，分六次，日三服。

济食少之需，应老人之求，补液一次。

翌日二诊：前方服之约半，口腔溃疡好转过半。但左眼眶四周出现分布不均、大小不等之疱疹，局部红肿痛痒，上至头角，下至下颌，亦可散见，较之昨日明显加重。贼王已擒，偏将必崩，此乃药已中病，倍用祛风之品，令其鼓而出之，再书蝉蜕10g、地肤子20g、水牛角粉20g、龙胆草15g，嘱另煎与前所剩之药混合，服毕再观其变。

4月28日三诊：口腔溃疡全解，面部疱疹消退九成，但头角肌肤之下掣痛犹存，脉见弦细而数，舌质微红，舌苔微黄，此阴液已复，肝经湿热未净。方与龙胆泻肝汤加味：

龙胆草15g　木通15g　泽泻20g　银柴胡15g　生地25g　车前仁10g　车前草20g　甘草3g　当归20g　炒栀子10g　黄芩10g　青黛5g　蝉蜕8g　水牛角粉20g　神曲20g

一剂水煎，服法同前。

尔后二日，疱疹全解，但头角肌肤之下时有掣痛，即今之所言"神经痛"者是也。与活血微凉祛风之法，调理而痊。

　明按：

带状疱疹者，今之名也，以累累如串珠，排列如束带而得名，昔名缠腰火丹，又名蛇缠疮，巴蜀但云蛇缠腰，今人多以前者呼之，故明亦从其众也。临床见于一侧者多，见于双侧者寡，俗谓缠绕环周者死，明从事实践五十年，而未见其一，不敢苟同。就其轻重而言，当系缠于腰者最轻，

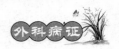

仅见疹周灼热隐刺；发于前（后）阴者则重，当有小便淋涩刺痛，牵引下肢而疼；发于腰以上者，愈上愈重，痛掣经筋，上肢、肩、颈活动受限，转侧极难。轻者易治，重则难瘥，若旬日不愈，可延至数月，纵然疱疹获消，而掣痛缠绵难解。惟我汉医，立论于天人相应，以自然草木之性调之。令其返璞归真，既无偏颇之弊端，又无毒副之隐患，不但见效迅速，而且费用极低。究其发病之因，多有肥甘过剩，再感六淫，或心肝受风火之扰，或肝脾被湿热所侵，热毒鸱张，内外相引，溢于肌肤而致疱疹，涉经脉则肌筋掣痛。肥甘过剩，源于乐不思健；六淫之中，当数环境污染。人类进步，生活改观，乃发展必由之路，若欲颐养天年，当择其善者而从之。再论老年戒荤，有可宜有可不宜，厚味肥甘有余者，戒之宜也；素体不足，则非所宜也。以亢则害而承乃制也。

带状疱疹（二）

刘某，女，67岁，居民，住绵阳市御营坝，2002年5月24日初诊。

发病37日，初因伤风而见鼻塞流涕，身疼，会阴处出现丘疹二三粒，医疑湿疹，内服外洗，罔验反剧，会阴处疱疹成片，并向左臀蔓延，灼热刺痛。再去某大医院确诊为带状疱疹。惜乎滴注抗生素，愈滴愈多，忿然离去。又改投他院，注射转移因子，似是无可非议，而静脉注射葡萄糖酸钙，其灼热刺痛更甚，又为时半月。劝其改投中医，使浼于明。视其步履蹒跚，有如子宫重度脱垂之态。嘱助手查看，果如其言，会阴左侧累累如串珠，腰、臀、骶等处，零星可见，顶欲萎而根周红，四边隐约有新发之势，肤表灼热刺痛，掣引腰腿，如细绳扎于肌筋。乃湿热之毒犹存。方与龙胆泻肝汤加味：

蝉蜕10g　地肤子30g　土茯苓20g　水牛角粉30g　青黛10g（包煎）　龙胆草15g　木通15g　银柴胡15g　车前仁15g　生地黄25g　甘草3g　当归尾20g　炒栀子10g　黄芩15g

一剂水煎，分六次，日三服。

5月26日复诊，腰骶、臀等处结痂，疱疹根周红退，掣痛亦减。药已直达病所，无须更方，乃于前方去土茯苓、青黛，加丹皮30g，嘱水煎守服三剂。

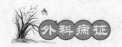

6月2日三诊，旧疹结痂，新疹不再发，惟筋经掣痛时作，拟活血祛瘀，清热解毒之法三剂而瘥。

　明按：

带状疱疹发于腰以下者，女性居多，以女属阴而同气相求之故也。1981年仲夏，三台龙井一少妇，其人质丽端庄，壮实过于其夫，荷薪劈柴，突觉右臀有虫刺扎，以手重拍不去，解而视之非虫，但见红点数粒，灼热掣痛。次日来寓候诊，其号已在百数之后。位于前者，见其坐立不安，频频小解，步履蹒跚，眉头紧锁，众人让之于前，以礼谢之而后就，众人皆曰贤。明审知系带状疱疹所致之苦，以清热解毒为法，书普济消毒饮去升麻、柴胡，加黄柏、知母，青黛、地肤子，二剂而康。

门人录之，作《暑日假期见闻》专题演讲于校，众生闻而震惊，竞相传抄，致力于医，其信弥坚。再论湿热为患，变化多端。热重于湿，多发于上；湿重于热，多发于下；湿热并重，多发于中；以火炎上而水润下也。火者热之盛，水者湿之聚，分之则二，合之则一也。此其大略而言，若辨脏腑，在其上者，多与心肺相关；在其下者，多为肝肾所属；在其中者，多归脾胃所司。腑主表而脏主里，疾之浅深可得而测之也。法随症转，方随法出，左右逢源，效宏价廉，庶民之所愿也。

肠痈（急性阑尾炎）

曾某，女，66岁，暂住绵阳市先锋路，1997年10月14日初诊。

曾母久居僻壤，固守老业，其子身居要职，事母甚孝，迎于城区，颐养天年。孰料城乡异地，反觉不适，美食肥甘，有所不受。突发右下腹剧痛，急趋某医院急诊，查证属实为急性阑尾炎，外科专家会诊"非剖腹切除不可"。其子乐意签字，科室准备就绪，曾母入室上台始知……宁死不从而逃离之。命家人速送还乡。子媳明知后果难测，但又无可奈何。不忍心就此待毙而浼明以药一试。明不敢贸然行事，再以婉言相告，其母执意弥坚。乃谨细慎微而诊：脉虽微弦而数，肿痛之处尚无痞硬、拒按之征，疼痛虽著，尚无弥漫放射之嫌，当属欲溃而未溃之间。如此紧急关头，何妨援之以手，勉拟泄热破瘀、散结消肿之法，方与大黄牡丹皮汤加味：

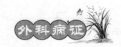

丹皮30g　败酱草20g　连翘20g　桃仁10g　薏苡仁30g　冬瓜子30g　生大黄15g　芒硝15g　辽人参30g　槟榔10g　延胡索15g　郁金15g

一剂水煎，频频少饮，嘱周时剂尽，若剧痛依旧，亦当返院切除。

次日复诊，遵嘱剂尽，泻下出膏脂样大便三次，剧痛随之而解。脉转和缓，切按痛处，柔软而无所苦，惟面色青苍，倦怠懒言。此乃瘀破结散之佳象，预防余邪未净，拟解毒溃坚以清扫残存之瘀。方与仙方活命饮加味：

银花20g　防风15g　白芷10g　当归20g　陈皮10g　甘草3g　白芍15g　赤芍15g　浙贝母10g　天花粉20g　乳香6g　没药4g　穿山甲3g（炙）　皂角刺10g（炒）　蒲公英20g　牡蛎20g　猫爪草20g

一剂水煎，分六次，日三服，饭后一小时温服之。如无他弊，可连服数剂。嘱禁辛辣燥烈之品。

数日之后，老人执意归乡，其子又照称六剂，遵高堂之嘱护送之。

随访六年无恙，据其子所云，"体健如初"。

　明按：

此案之关键在于首方。以仲景大黄牡丹皮汤为本，加败酱草、连翘助丹皮清解欲溃之脓毒。薏苡仁协桃仁、瓜子破结分化，槟榔、郁金、延胡索行滞宁痛，恐硝、黄下伤气阴，加人参以固之，源于先圣之方。略有"相须、相使"而已，不敢妄逞臆说。

以"己之发肤，禀受于父母，损己之身，则为不孝"之理念，面对科技迅猛发展之今天，未免过于痴迷。己身不存，何来父母生命之延续。且喜我国医源远流长，名贤辈出，汉代长沙仲景《伤寒杂病论》对此论述甚详，并创有大黄牡丹汤、附子薏苡败酱散等名方。今人师其法而变通之，获愈此类急证者，举不胜举。奈何时医唯利是图而小题大作。庸者一闻"炎症"之名，便以为"火上加火"（两个火字重叠），清之又清，全不知西学之"炎"乃译汉而成，国医必有阴、阳、表、里、寒、热、虚、实之别。捕风捉影而弗验，则自愧"消炎"不如"洋药"，洋不能消，则截而去之，故有此案之出也。不知而为之，是无才也；知之而不为，是不义也。不才不义，国医蒙尘，"国药无力治急症"之说，源于此也。

再论手术摘除之法，并非洋医"专利"，我国医早已有之。惜乎！受迂儒守旧学说之束缚，避繁就简，搁置千年。若阑尾已溃，或欲溃而汤药所不及者，亦必切除以绝后患。大医精诚之仁德不存，何以为医？不偏不

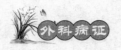

易者，方可谓之上工，门户之见，可以休矣。

乳房小叶增生

周某，女，29岁，护士，住绵阳市精神病院，1987年3月9日初诊。

1982年9月发现右乳起硬块，约3cm×4cm数块。当时已妊娠六个月，产科医生认为产后哺乳自消，未予用药。是年12月顺产一男婴，不但未消，且延及左乳，服用中西药物多种，硬度稍软。汛期前后，或遇情志不舒，或兼外感，必硬甚肿胀而疼。今小子已逾四岁，经多医诊治，依然如是。明诊得脉常，苔常，余无所苦。其人中等身材，品貌端庄，敬业好学，夫妻和睦，惟此小恙欠安。法拟理气活血，散结软坚。遣仙方活命饮加味：

牡蛎25g　白芥子15g　银花10g　防风15g　白芷10g　归尾15g　陈皮10g　甘草2g　赤芍15g　浙贝母10g　天花粉20g　乳香6g　没药4g　穿山甲3g（炙）　皂角刺10g（炒）　蒲公英20g

一剂水煎，分六次，日三次，饭后服。

3月12日二诊，上药服毕，其证如故。此五年之病，仅服此一剂，未必即软即散，宜循法而宏其豁痰之力则可也，方遣白氏化痰消瘰汤：

海藻25g　甘草10g　昆布20g　牡蛎25g　白芥子15g　半夏10g　天南星5g　茯苓10g　陈皮10g　郁金15g　丹参25g　延胡索10g

一剂水煎服。嘱其服毕之后，再服一诊之方一剂。

3月18日三诊，硬块软化九成，患者喜出望外。既然药已中病，嘱其将二诊之方再服两剂，同时书人参败毒散加川贝、木香、蒲公英二剂以善其后。

一月之后，来诊室欣然谢曰："服先生之方有三，剂数共七，五年之硬块今已全消而无虞也。"

 明按：

门人问曰："孟子有云'三年之病，求七年之艾也'，今五年之病，三诊七剂而瘥，不可谓不速，敢问何故也？"明曰："所以然者，中其病机而巧取之也。乳之小叶增生，亦气滞、血瘀、痰凝所致，首遣仙方以理气、活血、化痰、软坚，间之以化痰消瘰汤三剂，其力之雄，恰到好处，故病

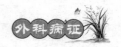

去十之有九。患者年方二十九岁，血气方刚，虽刚中有滞，承受之力尚强，故用之而无碍也。以人参败毒散收功者，正如《张氏医通》所云：'主方之妙，全在人参一味，力致开合，始则鼓舞羌、独、柴、前，各走其径，而与热毒分解之门；继而调御津精血气，各守其乡，以断邪气复入之路。'当速而不速，既失其机，又失其人，岂仁者之所愿为也？加木香、川贝、蒲公英者，乃具理气、化痰、解毒之功，非我独创，乃我毅祖之心传也。再论海藻反甘草，延习已久，若果为反药？而仲景甘遂甘草汤不亦反乎！此方系专为顽痰而设，常奏奇效，不可不知。阅历深而真知出，思维敏而灼见成，吾与汝而共勉之也。"

 应松按：

此案系治乳房小叶增生方法之一，在家父的启迪之下，我认为气郁为先者十之有九，故疏肝理气实为首务。1994年我治好了陶某的乳房小叶增生，陶某又为其邻居蒋芬说病开药求一处方，蒋芬服五剂而瘥。蒋芬视此方为神奇，当年之处方经裱糊多次而不外借，只许抄用。十年之内竟有十五名乳房小叶增生者求用此方且仅服此方而得愈。经陶某多次提及此事，我却不知当年所开何方有如此奇效，2006年终如愿求得原方一览，乃丹栀逍遥散加郁金而已，志此以待来者。

腹　疮

邱某，女，31岁，农民，住三台县金龟乡，1963年4月2日初诊。

3月4日临产，产后三日腹隆硬块如鸭卵，医以阴疽治之，欲从阴转阳，重复多剂大辛大热之品，28日之内，硬块增大如八月之孕也。胞弟闻讯，浼予往视之。患者倚椅而卧，目光了了，全身红赤，肌肉颤抖，裸腹呼痛。扪其腹板硬若木，边缘欠清，但可触及球形，直径为25cm，灼热炽手，脉洪大，舌红，口渴。嘱其住院，其夫泣曰："家徒四壁，岂敢奢望，能求君一视，愿已足矣。"此情此景，不忍轻弃。法拟清热解毒，凉血救阴。遣清瘟败毒饮加减：

生石膏180g　生地40g　水牛角屑30g　川黄连15g　栀子15g　桔梗15g　黄芩20g　知母30g　赤芍15g　玄参20g　连翘20g　丹皮30g　甘草

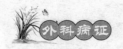

3g　淡竹叶15g　败酱草20g　紫花地丁20g。　　一剂水煎，频频温服。采纳西医保守疗法，配以青霉素适量注射用水、普鲁卡因，作局部周围封闭。

复诊：4月4日，全身红赤等热证均退，球形硬块直径缩小3cm，但正中有刺痛感，细扪之，于下脘处审得深部微有波浪感，以空针垂直插入5cm深处，抽得黏稠白色脓液2ml，患者视而啼泣，尤恐巨疮溃及内脏故尔。明以中药配合封闭使之散而不溃之理以慰之。今热度鸥张之势已挫，疮疡已确定无疑，法宜活血解毒，豁疡排脓，局部周围封闭同前，书仙方活命饮内服：

银花20g　防风15g　白芷10g　当归20g　陈皮10g　甘草3g　赤芍15g　浙贝母15g　天花粉20g　乳香6g　没药4g　穿山甲3g（炒）　炒皂刺10g　败酱草20g　紫花地丁20g　蒲公英20g　水煎饭后1~2小时温服。

三诊：4月7日。重复多剂大辛大热之医者，乃本境"名重"之王某也。明抵病家，王正为邱诊脉，邱夫忙以"邀王会诊"而释之；明以"多年即识"而答之。此时球形硬块之直径仅存17cm。医患三方均欲再以空针抽脓仅得淡红色液体少许，已无脓可见。就此各抒己见：王以长者之风，牵强泛谈；邱夫骤露干部之姿，反复质问；明以岐黄之经义，一一作答。立法遣方，各执一词。明据理力争，终以"能散则散，能溃则使之由深出浅为法，守服仙方活命饮"作为定议。或溃或散，此后治疗均卸之于王，王欣然允之，邱夫亦表赞许。

起沉疴重危，前人有"全凭医者认之的，病者信之坚"之感慨，今果然矣。庸工误投大热而致燎原之势，反信而敬之，妙手息飚飙而挽狂澜，反慢而诽之，若无良相之气度，焉有必胜之径途。

十余日以后，该村一农妇突发谵狂者，与邱非亲非故，而邱夫遣妹赴寓苦求，行程十余里，只听催步之声，未闻邱某之情，路过邱之家门而尚未知引路者即邱夫之妹也，达谵狂者家，二时乃平，众人大悦，同赞其妹苦求之功，始知此行非为一家之求也。未及告辞，邱夫已候多时，家人齐挽往之宿。询其妻之近况如何？以"见之即晓"而诿之。及其至家，邱已待于堂。予请视之，家人同以"饭后细谈"而辞之。观其神情举动，已判若两人，我心方平。以贵宾之礼就座，邱夫面对凶岁之盛餐而自责曰："首诊之时，对先生之为人，仰慕推崇；二诊之时，先生所言'保守疗法'，疑其有诈；故三诊之前特约王某先于君至家。名曰'会诊'，实乃'泄怒'也。论其远近，君远为贵；论其学识，君卓为上；论其疗效，君著为嘉。我反而本末倒

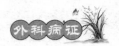

置；王升上座，君降于侧，大而精细之食奉王，小而粗陋之食与君，固意以此谴而诽之。君甘受其辱，持正道而驳谬论，始赢得我妻今日之安。十余日来，如君之预言而消散七成，来之不易也。今以便宴补其'虚'，薄酒理其'气'，望君恕其罪耳！"明曰："但求病愈，何罪之有？君子食无求饱，何言其虚；转危为安，焉有其气？"量其硬块直径，仅存9cm，余与常人无异矣。遂守二诊之法又十余日而痊。

 明按：

　　清瘟败毒饮，出自《疫疹一得》，余师愚云："此大寒解毒之剂，重用石膏则甚者先平，而诸经之火，自无不安矣。"此方系余氏用于治疗热疫或热疫发斑之主方；《温病学》列入气血两燔主方之一，尚无治疗疮疡之说。今过服大辛大热，诸经之火齐燔，大有吸尽涪江之势，病机莫异，故可属也。加败酱、地丁以强化解毒排脓之功，大同而小异也。中病即止，以防太过，故改遣仙方活命饮。有一分热势，进一分寒凉，过则成功反弃也。局部周围封闭，乃围敌于谷，以利全歼也。羊刀牛刀，适时度势而用之，恰到好处，皆有异曲同工之妙，非某方单治某病也。

　　天地之大，无奇不有。敬业乐道，但求无愧于心；果敢务实，何须有损其荣。终归于医患同乐，岂垂手之可得也。

下石疽（无名肿毒）

　　贾某，男，55岁，农民进城务工，租住绵阳市南山红星村，2006年9月20日初诊。

　　右腿膝以上疼痛十日，三易其医，初服镇痛新药，其痛不解，继则服中药，再经注射（据云镇痛、消炎，药名不详），其痛愈甚。及其来寓就诊，面容痛苦，步履艰难，右腿膝上三寸处肿硬凸起鹅卵大一块，高出健腿3cm，边沿不清，轻抚不得，痛处微温，其色不红，饮食尚可，时时剧痛而汗，舌苔薄白，脉象沉紧。追溯既往，数年前患过腿疼，未曾肿硬，亦从未复发，与此无甚关联。今突发肿硬剧痛，大有欲溃之势，询其所务之工，多系荷重作劳、冒雨涉水之类，其病机乃"营气不从，逆于肉理"之故，肿痛而不红不热，当属疮疡之阴证，欲化热而尚未化之也。法当散在表之寒以调

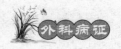

营卫，通肉理之滞以败经络之毒，方遣《证治准绳·伤寒》之连翘败毒散加水蛭：

天花粉20g　连翘20g　柴胡10g　牛蒡子15g　荆芥15g　防风15g　升麻3g　甘草3g　桔梗10g　羌活15g　独活15g　红花8g　降香8g　川芎10g　当归尾20g　丹皮30g　白芷8g　漏芦5g　水蛭8g

一剂水煎，分八次，日三夜一服。嘱卧床静养，患腿垫高（略高于自身心脏），忌进辛燥炙煿及其冷饮。

9月22日复诊，肿硬疼痛退却七成，脉象弦滑，舌质微红，此乃邪退正复，法当清热解毒，活血溃坚，以清未尽之邪，方遣仙方活命饮加味：

银花20g　防风15g　白芷8g　当归尾20g　陈皮10g　甘草3g　浙贝母10g　天花粉20g　乳香8g　没药6g　皂刺15g　穿山甲2g　败酱草20g　水蛭8g

二剂水煎，每剂分六次，日三次，饭后服。尽剂而痊。

 明按：

"下石疽"之名，出自《医宗金鉴·外科心法要诀》，以其不甚多见，俗称"无名肿毒"，吾亦从其众也。若欲执简驭繁，可谓脓肿前期，将溃而尚未化脓之时，趁机消散，其程则短，且无后患；及至已溃脓成，则必"切开引流"，其程则长，多经久难愈。凡某处肿硬剧痛，慎勿见痛止痛，首当辨其阴阳。局部红肿痛热，或兼全身高热者，则当与"抗生素静脉滴注"配合，以防脓毒攻心，即今之常言"脓毒败血症"者是也。若身无大热，肿硬疼痛之处不红，则属阴证，则当引阴出阳，遣方宜温，如"阳和汤"之类。此证间于阴阳两证之间，故宜解毒疏散，但见局部微红，或兼微感刺痛，则系阴证转阳之良机，仙方活命饮或五味消毒饮之类最为适宜，当知机不可失，谨防稍纵即逝，一旦溃败，则难速已。

赵俊按：

案中之连翘败毒散治疗痄腮效果亦佳。1990年我随师实习于绵阳中医院时，有黄姓女患者，12岁。患痄腮五日。西医以抗病毒、消炎抗感染，中医以清热解毒等法治疗弗效。而改投我师诊治，查其右腮肿胀疼痛，边界不清，咀嚼不便，舌苔薄白，舌质微红，大小便未见改变。师曰："此为在表之寒邪未解，而单以清热解毒之法治之，当然无效。"即与疏风解表，通络散

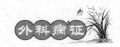

结之连翘败毒散减苏木加青黛、苍术。二剂水煎服，日服三次。四日后偶遇患儿之母，告知，一剂肿消过半，二剂则肿全消，今已返校就读无恙。

学生从医二十余年来，临证凡见疖腮表卫有寒证未解，热象尚不明显之时，无论病程久暂，概以我师所授之法，方与连翘败毒散治疗，一二剂即愈。

湿疹（神经性皮炎）

李某，女，32岁，住绵阳市绵兴路38号，2002年2月1日初诊。

九年前身患痒疹，以头面胸腹居多，经治疗后，则以四肢为甚。近七年以来，凡瘙痒之处，状如苔藓，抓抓痒痒，痒痒抓抓，愈抓愈痒，愈痒愈抓，抓至肌肤灼痛，以痛止痒，昼夜无轻重之分，四季无休止之时。舌质红，苔微黄而滑。胃纳尚可而服药即吐。属湿热浸淫肌肤，胃失和降之证，法宜清热渗湿，祛风以止痒，降逆以和胃。方与习明一扫光汤加味：

滑石10g　甘草3g　蝉蜕8g　木通15g　银花20g　连翘20g　白鲜皮20g　土茯苓20g　苍术10g　黄柏10g　知母20g　苦参10g　薄荷10g　地肤子20g　紫荆皮15g　鲜伏龙肝9丸

【注】鲜伏龙肝制法：以洁净黄土搓丸如桂圆大，用无污染木柴烧至彤红淬水后，去土丸以水煎药，待胃和能纳，不吐不呕为止。

四剂水煎，每剂分六次，日三服。嘱忌辛燥炙煿之食，总以清淡为宜。

2月17日复诊，四剂尽，正值农历新春佳节，故延至近日（正月初六）复来。自觉瘙痒略减，舌质已不甚红，舌苔几近常人。湿热已去十之七八，法当养血以祛风，益脾以濡肌肤，肌之不固，肤将安附。方与归脾汤加味：

黄芪25g　白术10g　茯苓15g　党参25g　远志10g　木香10g　甘草3g　酸枣仁10g　龙眼肉10g　当归25g　钩藤30g　蝉蜕8g　地肤子20g　石南藤30g

二剂水煎，服法同前。

2月24日三诊，瘙痒明显减轻，肤表如苔藓之物开始脱落，可见新肤再生，惟觉身痒夜甚。以其时久入络，宜清营以透络，令湿热余邪外透。方与清营汤加减：

水牛角15g　生地25g　玄参20g　淡竹叶15g　麦冬15g　银花20g　连翘20g　丹皮20g　滑石10g　甘草3g　蝉蜕8g　地肤子20g

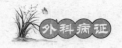

三剂水煎，服法同前。

3月3日四诊，肤表苔藓脱落过半，所脱之处，新生之肤光洁而柔嫩，稍有微痒，无须抓搔，片刻自消，欲脱而未脱之处，仍瘙痒欲搔，但可自控。恰逢春暖万物复苏之机，机不可失，养血祛风以涤未净之邪，健脾益气以培肌肤之堤。方与：

1. 参苓白术散加味：泡参30g　茯苓15g　白术10g　扁豆30g　陈皮10g　山药30g　莲米30g　芡实30g　薏苡仁30g　蝉蜕10g　地肤子20g

水煎，早餐饭后服。

2. 习明一扫光汤加减：炒蒲黄15g　五灵脂15g　荆芥穗15g　防风15g　丹参30g　红花8g　桃仁8g　赤芍15g　白芍20g　蝉蜕10g　地肤子15g　甘草3g

水煎，晚餐饭后服。

3月13日五诊，上二方已各服三剂，苔藓全部脱落，新生之肤由嫩而健，但痒感时有欲作，此乃营卫之气充身熏肤之力不足，补益气血以调其内，灭菌止痒以舒其外。方与：

1. 归脾汤加减：黄芪25g　白术10g　茯苓15g　党参25g　远志10g　木香10g　甘草3g　酸枣仁10g　龙眼肉10g　当归25g　蝉蜕8g　地肤子20g　川槿皮15g

水煎内服，每剂分六次，日三服。

2. 外用方：乌梅、蛇床子、苦参、川楝子、贯众、桃仁、五倍子各30g

浓煎去渣，以药液涂抹痒处。

上二方，嘱其内服外用勿停，以愈为期，二月而痊。

　明按：

"痒疹"名目虽多，不外湿热风邪浸淫肌肤所致。初起多以湿热为主，兼夹风邪，即今之所谓急性者是也。湿热蕴郁既久，阴血亏虚，复感外风；过食辛辣香燥而致血燥生风；七情、劳损，血不营润而气失敷布；即今之所谓慢性者是也。古有"淫疮（通体滋浸）"、"风疮"、"粟疮（丘疹）"、"耳疮（耳部）"、"脐疮（肚脐）"、"肾囊风（阴部）"之名，以其发生部位而言也。今有"神经性皮炎"、"银屑病"、"皮肤瘙痒症"之别，以其形态而言也。中医治法大同小异，或清热利湿，或健脾渗湿，或凉血祛风，或养血祛风，权在辨证见机而行。大抵初起多属实，延久多属虚，祛邪、养血

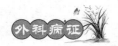

当配伍祛风止痒之品，内服治其本，外用治其标也。

一扫光之名，昔贤名此者颇多，初略计之，十有余也。全系外用，无一内服，故冠以习明二字以防其误。此方创立于1968年秋，源于一得之验，经重复验证多例，均获良效，门人记之亦屡用屡验。因之而作歌曰：滑石甘草基础方，蝉通银翘鲜苓苍，知柏苦参地肤子，多种痒疹一扫光。师生用之，成千上万，一扫光之名遂约定俗成，明不得已而从其众矣。经四十余年之求索得知，原方减去其一，疗效必损，只可随证而加，或配以应用之方与之交替。此方以六一散、二妙散为基础，改其制而易为汤，加银花、连翘清热解毒散结宣上，苦参、知母杀虫止痒解毒、滋阴润燥于下，蝉蜕、土茯苓、白鲜皮、地肤子不但止痒解毒，更具抗敏之功。尤以川木通一味，曾以薄荷易之，竟疗效大减！考诸本草言其能利水、通乳，令人深思！而上可通乳，下可利水，就其今之所言无线联系，与内分泌何等相似。是耶？非耶？待来者明辨之也。

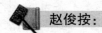

赵俊按：

湿疹一病以湿热之邪入侵肌肤，湿热胶结，缠绵难解。学生谨记老师教导的清热利湿、健脾渗湿、凉血祛风等法用于临床，其效颇佳。而尤以清热利湿、祛风止痒等法较为常用。如学生在十年前诊治一男孩（十三岁），证见胸腹、背部湿疹满布，全身瘙痒，水疱细小如小米状。每年夏季必发，仲秋之时才逐步消退。中西、外用药治疗效果不佳，历时五年。诊得脉浮数，舌质微红，苔薄白。此为湿热之邪郁于肌表。法当清热利湿、祛风止痒，方与老师的"习明一扫光"六剂水煎服而获愈。至今十年未曾复发。此后，又以此方治疗类似之病多例，或季节性，或常年性都有，轻者三四剂，重者十剂而愈。

黄 水 疮

彭某，男，36岁，住三台县新建乡一村，1963年3月10日初诊。

头身红肿疼痛，渴欲引饮，通体肌表溃破，黄水淋漓，衣不可近。发病六日，初见身热无汗，微恶寒，医以辛温发汗，汗不出而身现丘疹，瘙痒流水，迅即蔓及全身矣。继更二医，皆推诿而去。老叟荐明诊焉。脉数，舌苔中心黄垢，边尖红赤，发根之下，阴囊周围，处处可见黄水溢出，无溢之肤

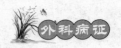

不足二成，亲友见面难识，老者望而生畏，疑为昔年之"大头瘟"复出，皆避而远之。明曰："乃湿热浸淫肌肤之黄水疮也。"法当清热解毒于内，吸湿敛水于外。方与：

1. 普济消毒饮加减：黄芩10g　川黄连6g　牛蒡子10g　玄参15g　甘草2g　桔梗10g　板蓝根20g　升麻3g　柴胡6g　马勃10g　连翘15g　陈皮6g　僵蚕10g　薄荷10g　银花15g　蝉蜕6g　地肤子15g

一剂水煎，日三服，夜一服。

2. 外用：海蛤粉80g、青黛40g混合拌匀，撒于患处。

3月14日复诊，肿消，渴解，余症减退过半。嘱守原方照称，用法依旧。他日来寓，已健康如常。

明按：

其人乃素盛之体，早有内湿，新邪相引而泄之于外，法当清热解毒，芳化渗湿，今误以辛温发散，抱薪救火，岂其治哉！湿邪自里外达，有因外邪相引者，有自身气盛而鼓之于外者，前者重而后者轻也。或重或轻，皆当因势利导，不使湿毒蔓延。黄水疮之现，乃湿邪外露之象，宜见而不宜多见，多则毒盛，迅速流渍全身，即今之所言"感染"者是也。若高热不退，还可并发他疾而危及生命，医者救逆如救火，贵在神速。

面 部 乌 斑

敬某，女，26岁，未婚，住绵阳市涪城区，1987年10月11日初诊。

患者体态正常，素无他恙。惟右眼下一寸许，呈现2.0cm×2.0cm一片乌色，边缘稍浅，如钝器撞伤。发现八年，初起其色不深，尚不在意，逐年加深，始延医诊治。多方不验，男友因之望而却步者已数人矣。外科动议手术切除，美容专科以为切除不如磨除。患者无所适从，慕名而求明决断。明曰："施术成功，亦必留痕，别处犹可，眼下则极似泪痕也。美容磨面，伤害尤甚，断不可行；至于面膜覆盖，一时之美，实质仍存……"患者亦曾虑及，肯求内服中药，有效则治，无效则罢。因思"心主血脉，其华在面"之理，勉以补益心脾之法，试观后效。方与归脾汤加味：

白术10g　黄芪25g　茯苓15g　党参25g　远志10g　木香10g　甘草

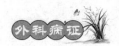

3g　枣仁10g　龙眼肉10g　当归25g　丹参30g　石南藤30g

三剂水煎服，每剂分六次，日三服；禁忌辛辣燥烈生冷之食。

10月18日复诊，三剂已尽，乌斑之色稍浅，患者信心倍增。八年之恙，非数剂可为，既有微效，则当持之以恒，由微而著，可冀终有除去之日。乃于原方中加蝉蜕8g、地肤子20g，令其守服十剂，若无新邪外袭，连续服之为宜。患者欣然唯诺。

11月8日三诊，乌斑色退八成，近看与常色微乌，1.5m以外，已不能辨矣。能有此效，人皆大悦。患者求愈心切，请与更方。乃于前方去蝉蜕、地肤子，加荔枝仁30g、橘核20g，嘱服至乌斑不见为止。

11月29日四诊，偕一英俊男友而至，喜形于色而谢曰："我已又服十剂，乌斑如失，特邀朋友来此，以表我俩感激之情。"患者如愿以偿，医者欣慰之至也。

　明按：

此为后天所生，血不荣于肌肤所致，与先天所生，俗名"胎记"者不同。胎记者，与生俱来，其色浅者可随年龄增长而自行消失，其色深黑如墨或高于皮肤者，可终身遗留，服药无效，不需治疗。而后天所生者属病态，则当尽力而为。现代检查，多查无实据，有病色却无病名，勉以"心主血脉，其华在面"而论，竟获良效，始有所悟。血脉者，内连脏腑，贯通全身各部，环周不休，无处不到。充沛则气色红润，某处有碍则气色异常，如灌渠网络，某一终端不至，则禾槁枯而不荣。气为血之帅，血为气之母，欲去其斑，必补气血，欲补气血，需重心脾。以面为心之所属，脾胃为生化之源。归脾汤补益心脾气血，平补而无偏颇，冲和而不燥烈，恰到好处，既去乌斑、雀斑、黄褐斑，又健肌肤、养颜、抗衰老，一举多得之方也。凡色浅而边缘不清者，又不拘何色，皆可以此法治之。若色深而扎根于真皮之内，或经"美容"而磨损肤表者，则难去矣。爱美之心，人皆有之，源于内而充盈于外者，自然之美也，脂粉所饰，反而面目全非。

斑　秃

吴某，男，34岁，住三台县上新乡四村五队，1980年6月18日初诊。

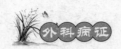

三月前，一夜之间，左侧头角处头发成片脱落，约5cm×5cm一块，继则蔓延多处。所脱之处，不见发根，扪之光净。三月之内，脱落四成。曾就治数地，内服外用罔验，适明探亲而浼诊之。其人体型中平，以农为主，兼通木工；无烟酒嗜好，无毒性接触；素质尚可，劳力不弱，惟此小恙，常以帽掩颜，不欲亲友相见。此乃血虚受风，风盛生燥，发失濡养之所致也。法当养血润燥，补益肝肾。方与二至丸合四物汤加味：

制首乌30g　旱莲草30g　女贞子30g　熟地30g　白芍20g　当归30g　川芎10g　麦冬15g　党参30g　枸杞30g　石南藤30g　甘草5g　黄芪30g

三剂水煎服，每剂分六次，日二服。如无外感，可服至新发再生为止。

生姜外擦患处，每日一至二次，以擦热擦红，皮肤无损为度。

一月以后，患者告曰："服至三剂，可见患处有新发再生，初出头皮虽细若婴幼之发，然而分布均匀，渐次略青而黑，可知方已显效。今已服至六剂，可更方否？"明视之，可期自复，嘱停药以待。又一月已恢复如故。

明按：

斑秃昔谓"油风证"，俗称"鬼剃头"。三十年前偶有所见，今则屡见不鲜。以其年龄计之，多发于三十至五十岁之间，与起居无常，饮食不节，工作环境有关。发乃血之余气所生，故又名"血余"。发之光泽，赖于血之濡养，发之乌黑，乃肾之本色所系，故养血润燥，补益肝肾为治脱发之要领。方以四物汤养血润燥，二至丸合首乌、枸杞益肝补肾，麦冬润肺以濡皮毛，石南藤启筋骨之阴以利肤发，阴柔之品，必赖气机之运转始达病所，故以黄芪甘草领之至也。

耳内流脓（中耳炎）

邱某，男，43岁，住三台县新建乡某村，1962年9月6日初诊。

左右耳心痛，脓液自溢，听力大减，表情淡漠，几近痴呆。其人识字不多，颇明事理。少壮之时，卖力为生，1949年以后，历任村之公务，办事公道，村民敬佩，患病以来，人皆为其寻医。历时年余，久治不愈，及至于明，已第九矣。脉濡而数，口苦咽干，舌红苔薄微黄，乃肝胆湿热所致，法当清泄肝胆湿热，兼以解毒排脓。方与：

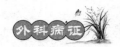

1. 龙胆泻肝汤加味：龙胆草15g　木通15g　泽泻15g　柴胡10g　车前子15g　生地20g　甘草3g　当归20g　炒栀子10g　黄芩10g　远志10g　地丁草20g　败酱草20g

二剂水煎，日三服。

2. 鸡蛋黄油3ml，加冰片少许搅匀密闭待用。先以双氧水洗净耳内脓液，然后将配制之蛋黄油向耳内滴入一至二滴，每日一次。（蛋黄油制作方法，详见脐流脓水案）

9月12日复诊，好转过半，嘱如前再进二剂，听力复常而康，多年不曾复发。

 明按：

方书所言龙胆泻肝汤主治之证甚广，总以肝胆湿热为主。上熏则口苦咽干目赤，耳肿耳聋；下注则阴肿阴痒，小便淋浊，尿血、带下等，未尝言及耳内流脓。今沿用原方（《医方集解》）加解毒排脓之品，用于耳内流脓，经四十余年之验证，无效之例未见其一，实志于此，不妨一试。

山东省淄博市一工人旅绵阳，来寓求方，明以上方与之，二剂而瘥数年之耳疾，原方转传亲友，速愈多人来函致谢，情真意切，辨证辨病，两相宜也。

口糜龈烂（口腔炎）

范某，女，51岁，住绵阳市212工厂，2001年4月20日初诊。

口腔唇舌溃烂，灼热疼痛，大便秘结，二三日一次，最初服"牛黄解毒片"之属，通泻之后，口腔灼热缓解，溃烂不愈，继又服维生素之类亦不愈。连续"输液抗感染"，缓解一时，旧溃未解而新溃又生，经多处就诊，依然如故，为时六月，始试于明。其人身高1.6m，知饥而口痛难以进食，形体日趋消瘦，面色萎黄，脉细而数，苔浊垢腻。此乃阳明湿热交蒸，少阴虚火上炎，法当益阴清降。方与甘露饮加味：

天冬20g　麦冬15g　生地25g　熟地20g　黄芩15g　石斛20g　茵陈15g　枇杷叶15g　生甘草3g　枳壳10g　玄参20g　马勃10g　青黛5g

二剂水煎，日三服，夜一服，忌食辛燥。

4月27日复诊，自述"口腔热、便燥等症逐日递减，感觉良好，又将原

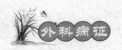

方增服一剂，今三剂已尽，病减过半。"苔虽偏厚而浊垢已去，口有痛感，尚能进食，舌边尖红绛，唇如抹脂，尚有再溃之势，法当清营泄热，育阴滋降。方与清营汤加减：

水牛角20g　生地25g　玄参20g　淡竹叶15g　麦冬15g　天冬20g　银花20g　连翘20g　丹皮30g　丹参30g　绵茵陈15g　枇杷叶15g　通草3g

二剂水煎，服法如前。

5月3日三诊，患者又自行将上二方各增服一剂，二方已共服六剂，诸症悉解。患者犹恐不久再发，但求调理以善其后。此乃明智之求，正合我之初衷，乃书六味地黄汤加天冬、麦冬、石斛、茵陈、枇杷叶、玉竹、二芽与之。又三剂而康。

尔后，偶有轻感小恙，必电询而后来寓就诊，经历九年未曾复发。

 明按：

恣啖厚味肥甘以积热于胃，过食生冷瓜果以蕴湿于脾。或外邪相引，或湿热熏蒸，脾气散精不力，阴液上布受困，则口糜龈烂作矣。以其病邪而言多实，就其阴液而论属虚，本虚标实之证，务必化湿不伤阴津，清热不损脾阳，解毒须防苦寒化燥，养阴切忌滋腻碍湿，若稍有偏颇，非但无功，反助邪为虐。古人多推崇甘露饮主之，然而名甘露之方甚多，惟《医方集解》所录局方甘露饮最佳。玄参、马勃、青黛，善于解毒敛溃，清热而不伤阳，养阴而不滞气，故常加入其方。血热者加丹皮、水牛角，肠燥者加火麻仁、郁李仁之属。芒硝当禁，大黄亦当慎用，以釜底抽薪之法，不宜虚实夹杂之证，本属阴虚，泻则更伤其阴也。战乱灾荒之年，民不聊生而病此者颇多，政通人和之岁，锦衣玉食而病此者亦复不少，过与不及，皆病之由也。今之水果，品种多而且广，香甜可口，不可谓维生素不丰。若食之过多——超越主食之量，则脾阳受伤而水湿暗蕴，脾阳不足者，弊大于利也。蔬菜亦广含维生素，为何舍蔬菜温暖之利而就水果寒凉之弊也。论今之生活水准，人皆可获健康长寿，不健不寿者，非不能也，是不为也。

肛 周 湿 疹

白某，女，56岁，居民，住绵阳市御营坝，2002年4月15日初诊。

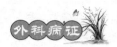

肛周湿疹奇痒，春夏必作，偶进辛辣亦多反复。初见于肛周，蔓及会阴，甚则阴唇四周满布。为求愈此顽疾，历时数年之久，访遍绵州名流，罔验而延医于明。此乃湿热下注于阴，蕴而外溢于肌肤，法当清热利湿，解毒杀菌，方与习明一扫光汤：

滑石10g　甘草3g　蝉衣8g　木通10g　银花20g　连翘20g　白鲜皮20g　土茯苓15g　苍术10g　知母20g　黄柏10g　苦参15g　地肤子25g　一剂水煎服。

4月17日二诊：好转过半，但大便微溏，昨日二次，今日如常，患者称"邪从便泄，求之难得，故未停服"。医患所见略同，怡然自得，由此信而益坚。药既投方，循前法使之达于其外，方与当归拈痛汤加味：

当归20g　羌活15g　防风20g　升麻5g　猪苓20g　泽泻20g　绵茵陈15g　黄芩15g　葛根30g　苍术10g　白术10g　苦参20g　知母20g　甘草3g　地肤子30g　败酱草30g　二剂水煎服。嘱忌辛辣燥烈之食。

半月之后，偶感风寒而来寓就诊，欣然言及旧疾已愈多日。又数月引家人就治，得知全无反复。

　　明按：

吾蜀盆地，氤氲多湿。丰腴之体，内湿既多；瘦削之躯，外湿亦不少。且夫今之食品种类繁多，追求滋腻壅塞者，比比皆是。燥烈致毒，不觉其苦；高脂而胖，反谓发福，郑声充耳而魂飞；淫像刺目而魄散。清气不升则头昏目眩；浊不归壑则腐蚀肌肤。六气乃天地运转变化之气，具长养万物之功，是其常也。若失常度，则损害万物，故谓之六淫。推其至理，七情亦然，故心淫折福，目淫乱神，耳淫惑志，口淫伤脾，鼻淫夺肺，手淫损肾，身淫夭寿。故言健康，必先正心以修其身也。倘单言其身，有其形而无其神，何异肉堆一团，故神形兼备，心身健康，方为正道。六淫之湿，显而易见；七情之湿，隐幽难测，司命者之难，难于慎思而明辨之也。

肛　　痒

古某，男，43岁，个体商贩，住绵阳市经济开发区，2000年2月19日初诊。

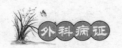

患者身强力壮，常驾车为商务奔忙，近期突发肛痒，外用止痒类无效，几经检查，未见"蛲虫"，曾试服"肠虫清"，亦未见便虫。其痒异常，不分昼夜；时微时甚，从不间断；微时尚可暂忍，甚则必假如厕而搔之。屡治没辙，浼明设法。明诊之，舌红苔微黄，余皆与常人无异。姑拟苦酸辛降，杀虫止痒之法，以观后效。方与乌梅丸加减：

黄柏10g　党参25g　桂枝10g　细辛5g　黄连10g　当归25g　川椒1.5g　乌梅15g　茵陈20g　贯众20g　桃仁15g　苦参15g

二剂水煎服，每剂分六次，日三服。

2月24日复诊，肛痒减半，前方去贯众、桃仁、苦参，加使君子、鹤虱、榧子。

二剂水煎，服法同前。

2月28日三诊，后二剂全无效验，患者恳请服用前方。允之。守服又三剂而安。

明按：

肛痒一证，多由"蛲虫"作祟，往往驱虫即安。此案先前曾服驱虫类药物不验，以仲景乌梅丸去姜、附，加茵陈、贯众、桃仁、苦参，亦取驱虫之意，其效斐然，而复诊去后三味，加使君子、鹤虱、榧子更具杀虫之力，其效反不如初。尔后不久，203厂一工人，亦患此证，特意予以重复，其效与不效，依然如故。所以然者，虫与虫不同也。以贯众清热凉血，善解热结之毒以"杀虫"；桃仁开结通滞，善去血中之热以"杀虫"；苦参大苦大寒，疗"恶虫"、杀"痒虫"，杀湿热所生之虫，善于治毒风恶癞，治入肠之"滴虫"。三药相须而用，最擅杀灭"顽虫"。"顽虫"者，即古之所谓"小虫"，今之所谓"滴虫"之类也。实践之所得，非臆度之见也。

睾丸胀痛（慢性附睾炎）

毛某，男。32岁，住三台县慕禹乡某村，1982年9月16日初诊。

患者擅长油漆艺术，分秒工夫，可刷制大片木纹，灵活自然，足以乱真，柔润光泽，数十年鲜艳不变。门人傅意诚素与毛友善。引而诊焉。明

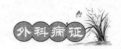

扪之，双侧附睾肿硬，以左尤甚，不红不热，二便如常。发生肿胀三年，多方治疗罔验。其人中等身躯，性欲减退，余无所苦。无烟酒之嗜好，无异性之艳遇，常触漆类，尚未发现过敏体征。综析之，属阴寒之证，姑以阴疽论治。若能阴证转阳，则消散有望。方与：

1. 阳和汤加味：熟地30g　白芥子15g　鹿角霜20g　肉桂10g　炮姜10g　麻黄5g　甘草3g　血木通30g　石南藤30g　荔枝仁20g　橘核15g　猫爪草20g

三剂水煎服，每剂分六次，日二服。

2. 仙方活命饮加味：银花20g　防风15g　白芷10g　当归20g　陈皮10g　甘草3g　赤芍10g　象贝母10g　天花粉20g　乳香8g　没药5g　穿山甲3g（炒）　皂刺10g　蒲公英20g

一剂水煎服，分六次，日三服。

嘱先服第1方。一旦发现睾丸处红热、小便黄等热象时，则止后服，立即以第2方取代之。否则守服第1方勿更。

尔后月余来寓告曰："一剂胀痛减半，三剂服毕，已如常人……果如先生所料，自觉睾丸灼热而小便微黄，乃服用第2方则安然无恙矣。"明扪之，确已痊愈。

随访二十年未见复发。

　明按：

此证古属"疝气"，今属"睾丸"病变，古有六疝之分，今有急、慢性之别。急性者，多属阳证、实证；慢性者，多属阴证、虚证。此案以虚为主，虚中有实，故首用阳和汤以温补和阳，散寒通滞，待其阴证转阳伊始，迅即以仙方活命饮与之。所以然者，病机之所至也。病机者，气滞、血瘀、痰凝也。此方具有理气、活血、化痰、排脓之功，故消散而不溃烂也。同书两方，以备不虞。须知寒湿郁久皆可化热，此乃以药转阳，则热势易炽；若无应变举措，溃烂成痈特易；若投之失时，则恶化接踵而至。一旦溃烂，则经久不愈，因此而殒命者有之，不可不慎。

诊治此病，务必扪而省之。其质软者，虽肿易治；其质坚硬者，愈坚愈难。若痰瘀积聚而经久不散，可有癌瘤之险。

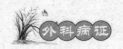

瘰疬（慢性淋巴结炎）

申某，6岁，住遂宁市城区，1972年6月3日初诊。

患者颈部左侧结块数枚，累累如串珠，大者如指头，小者如豆，推之不移，微觉疼痛。初起小而少，近二年来，渐次多而大。形体消瘦，食少倦怠。身高体重不足常值。法取化痰行滞，软坚散结。方与白氏化痰消瘰汤：

昆布12g　海藻12g　甘草12g　牡蛎18g　板蓝根18g　瓜蒌仁15g　半夏12g　天南星7g　　四剂水煎服。

6月10日复诊：结块变软，饮食渐增，精神好转。前方去板蓝根、天南星，加银花9g，川贝母4g，滑石9g，胆南星4g，嘱水煎守服。

二月之后，其父来寓就诊，得知守服十余剂而痊。

 明按：

海藻反甘草沿习已久，今无定论。证之临床多年，不但未见弊端，反而速奏散结软坚之功，禁锢之区，早当解之也。瘰疬乃常见之病，尤多见于瘦削之躯。形小如豆，推之可移，兼感不增大，扪之不疼者，当健脾益胃，肌肉稍丰则无见矣，即或有见亦能自消。若大如丸卵，推之不移，兼感则疼甚，累如串珠，大小不等，扪之坚硬者，当属今之淋巴结结核，则当守服孔定消瘰汤[1]为妙。前者短期可愈，后者则需数月。无论已溃未溃，俱宜内服汤药以治其本，若施手术摘除，多有摘而又生之患。

热疮（复发性单纯疱疹）

吴某，女，14岁，住绵阳市针织厂，1999年12月26日初诊。

双下肢大腿外侧灼热刺痛而痒，继则出现粟粒样水疱，左右对称，密集成簇，结痂脱落未尽，邻近之处又生，一月之内，已发三批。经某医院资深皮肤专科大夫外擦、内服等法罔验，尤恐蔓及下阴，遂荐之于明。明诊之，

---

[1] 孔定消瘰汤：系我市李孔定所创之方，详见后文鲍舌案。

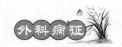

六脉弦数，舌红苔薄微黄，溲黄口苦，素嗜辛燥。发疹之前，曾高热身疼，热退数日，即如是矣。其人发育超前，身高体重已过其母，紧衣束身，丰腴犹存。乃湿热蕴郁而未得疏散，急宜清热解毒，疏风散邪以防蔓延。方与普济消毒饮加减：

黄芩10g　黄连10g　牛蒡子15g　玄参20g　甘草3g　桔梗10g　板蓝根30g　栀子10g　荆芥15g　防风15g　蝉蜕10g　地肤子20g

二剂水煎，每剂分六次，日三服。嘱忌辛燥煿炙，鱼虾生冷。

12月30日复诊，疱疹全面消失，仅见乌痕，微疼不痒。外症虽去，脉躁未静，舌苔转常而舌质犹红。炉烟虽熄，当防灰火未尽，辛凉疏散可也。方与银翘散加味：

银花20g　连翘20g　桔梗10g　薄荷15g　淡竹叶15g　荆芥15g　淡豆豉25g　牛蒡子15g　芦根30g　土茯苓20g　蝉蜕8g　地肤子20g　甘草3g

二剂水煎，服嘱同前。

2000年元月4日三诊，疱疹消后未发，不痛不痒，乌痕尚在，须待时日自去。其母喜出望外，患者如释重荷，一改既往之娇，浼明再治额前丘疹。方与习明一扫光汤：

滑石10g　甘草3g　蝉蜕8g　木通15g　银花20g　连翘20g　白鲜皮20g　土茯苓20g　苍术10g　知母20g　黄柏10g　苦参10g　地肤子20g

服法同前，数剂而康。一月后，疱疹脱落后之乌痕一并消失。

 明按：

单纯疱疹与带状疱疹彰显之时，其外形有相近之处。所不同者，单纯疱疹壁薄易溃，可致局部淋巴结肿大；带状疱疹则疱壁紧张，围以红晕，最易侵犯肋间神经，往往疱疹未露而剧痛时作，有如琴弦紧掣皮肉之间，尤以成年或老人多见。识别早而施治当，数日可愈；延之既久，可掣疼数月乃至年余。单纯疱疹则旬日之内结痂脱落而愈，无掣痛之苦，以此为辨。

本案之推荐者，乃涪城资深卓识之老专家罗某也。从事西医皮肤专科数十年，声名远播，西蜀上下，妇孺皆知，艺精不矜其能，望重犹勤习中医，偶施一方，颇有法度，自忖力不从心而荐之于明。俚云："满罐水不响，半罐水响叮当。"翠竹心空素有节；灌木身硬却无材，诚如是矣。

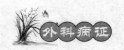

青蛇毒（小腿血栓性深静脉炎）

吴某，男，44岁，农民，住绵阳市石塘镇瓦店村，2006年6月18日初诊。

膝以下胀痛六月，近因冒暑而小腿剧疼，由村而镇，施以"消炎镇痛之品"，其痛递增。转入某医院，查证为"血栓性静脉炎"；为时数日，痛无可忍；家无积蓄，不堪重荷而浼于明。明诊之，小腿腓肠肌内侧红肿隆起掌大一片，灼热拒扪，身壮热，手脚颤抖，夜不能寐，脉弦数，舌红苔微黄，小便灼热，色如浓茶。其人素体壮实，工兼多职，均与水湿污秽相伴，劳甚伤肾而不觉其苦。先有湿热内蕴，再逢百年难遇之酷热激之而成也。急当以清热解毒，溃坚消肿，活血止痛为法。方与仙方活命饮加味：

银花20g　防风15g　白芷10g　当归尾20g　陈皮10g　甘草3g　赤芍15g　白芍15g　浙贝母15g　天花粉20g　乳香8g　没药6g　川山甲3g（炮）皂刺15g　紫花地丁20g　天葵子15g

二剂水煎，每剂分六次，每日三次饭后服。嘱平卧，腿上抬，略高于自身心脏；忌辛燥炙煿，冰类冷饮。

6月25日复诊，已自主尽至三剂。小腿肿块稍软可扪，移步时颤抖，静则抖停，睡眠稍有改善，但身热依然不减。综析诸症，病势挫而未败，急宜循法改制，强兵溃敌。方与五味消毒饮加味：

银花20g　野菊花20g　天葵子15g　紫花地丁15g　蒲公英15g　丹皮30g　水蛭10g　皂刺15g　水牛角20g　川芎10g　红花10g　甘草3g　伸筋草10g　秦艽30g

二剂水煎，服嘱同前。

7月2日三诊，又自主尽至三剂。热退肿消，扪之柔软，脉虽缓和，但乏力、手抖、多汗，步履艰难。邪已溃退，似可固本，热毒虽解，当防瘀滞未伸，不可骤议滋补，恐养痈遗患，循前法辅以补气可也。方与五味消毒饮合补阳还五汤加味：

银花20g　野菊花20g　紫花地丁15g　天葵子15g　黄芪30g　地龙10g　赤芍15g　当归尾20g　川芎10g　桃仁10g　红花10g　石南藤30g　海风藤30g　骨碎朴30g

二剂水煎，服嘱如前。

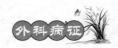

7月16日四诊，尽二剂之后，诸症递减，又自主尽二剂，已接近常人。此次复来，欲善其后。乃遣补阳还五汤加味：

黄芪30g　地龙10g　赤芍15g　当归尾20g　川芎10g　桃仁10g　红花8g　血通30g　石南藤30g　海风藤30g　骨碎补30g　皂刺15g

守服数剂而瘥。

 明按：

青蛇毒之名，出自《医宗金鉴·外科心法要诀》，以其形状如青蛇盘踞而得名也。就其年代而言，尚不古远，乍听其名，却有偏僻之嫌，故于括号之内以"小腿血栓性深静脉炎"标明。然则小与大相对，深与浅相应，有此必有彼。大小者，有部位之分；深浅者，有肌肤之别，无拘何部，均有轻重，浅则多轻，深则多重。明确诊断，当结合新兴仪器查证，慎勿墨守成规。此疾乃过劳伤肾，膀胱湿热下注，蕴酿于肌肉之间，红肿热痛悉具，若治不及时或治法不当，溃而成痈，则难速已。曾有医者嘱之曰："待炎症消退之后，施以手术切除。"此为下下之策，削脚适履，岂其治哉。

工业发达，全球暖变，食品丰裕，热卡大增，人类文明超常进化，势在必然，而新生疾病亦与时俱进，医者岂可滞步而不前矣乎？

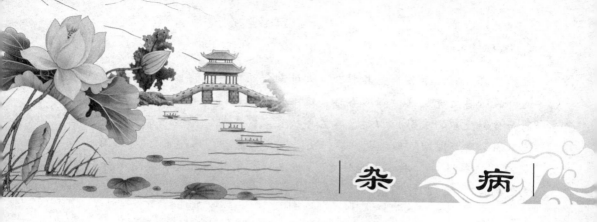

苦药味觉其甘

伍某，女，29岁，燃气公司职工，住绵阳城区，1987年4月4日初诊。

其人身高1.7m，体重适度，但面色萎黄，口苦咽干，胸胁不适，经查证原有慢性胆囊疾患，遇寒、劳累、饮食不调，均可出现剧烈疼痛。窃闻明带习于绵阳中医院，特来求诊。诊得六脉微弦，烦躁易怒，大便不爽，食少倦怠，苔薄微黄。乃肝经湿热，遣方龙胆泻肝汤加味：

龙胆草15g　木通15g　泽泻15g　柴胡10g　车前仁15g　车前草20g　生地黄25g　当归20g　炒栀子10g　黄芩15g　怀山药30g　酸枣仁10g

二剂水煎，每剂分六次，日三服。

4月8日二诊，患者欣然而告曰："诸证减半，顿觉心安。众多医者所投之方，皆苦而难咽，故服之无验；今先生所投之方，甘鲜爽口，因之而获大效，其理然乎？"门人闻之莫解，我亦觉其少见，昔有"脾浊上泛则口甜"之说，今非平素口甜，而系人皆觉其苦，她反觉其甜也。暂以"有病则病受"答之，以缓候诊者久候难至之烦。以槟榔10g、郁金15g，易前方山药、薏苡仁，嘱其守服，以自觉其"苦"为度。

5月6日三诊，为时近月，已服10余剂，始觉其味苦，调理脾胃而痊。随访五年，未见反复。

明按：

口之于味也，辨五味无误，是其常也。惟今之于药也，苦甘之味觉颠倒，是其病也。乍闻之，人皆曰："异"，略加明辨，识之不难。以肝胆湿热久留，脾之散精受挫，心之所需不济，一旦得合拍之方入口，其气味各行其道，各执其事，各受其益，互不相争而平分秋色以直达病所。譬如饥馑之年，谷不待其入仓，水不待注其缸，而先进之于腹也。五味以养五脏，

243

五脏亦喜五味，不足则失其所养，太过则亢而为害。脾本喜甘，受湿热所遏，故所喜之味反恶；心本喜苦，遭湿热所扰，所需之味渴求，故苦味之药而甘鲜爽口。夫痧证初起，取生芋头食之，本生涩难食而反觉味美，证虽不同，究其理而近似之也，举一反三，其如是乎？且夫陈寿（《三国志》）有言："良药苦口，惟疾者能甘之。"噫矣！原本甘愿之意，竟有苦味而甘觉之也欤！

乳汁异常　婴儿腹泻

蒋某，女，32岁，住绵阳市御营坝，2006年9月12日初诊。

足月顺产，母壮儿肥。哺乳即泻，不计其数，乃至自流。四月以来，多方调治罔验。其人外形不菲，乳汁充沛，素无乳房疾患，面色红黄隐隐，双眸炯炯有神，仅唇绀与其人不甚相称。自言"哺乳以来，为防乳脂过剩，常节制油腻之食，亦无济于事。回顾数年前首胎哺乳之时，哺乳14月，亦如此胎之泻，久治不愈，断乳方止。人皆疑我乳汁不纯，曾有医者荐作'乳汁检验'，碍于诸多条件不允而罢。向知大夫善治疑难，特此浼诊。"明曰："我当竭力而为。"因思乳汁乃水谷精微，由脾之气血化生，生化之有障，则其汁不纯，如市售之乳品，配料不当或工艺流程失宜，而不为稚嫩柔弱之体所汲收，其理一也。此乃母病及子，病源在母，治母即治其子矣。法拟益气以充生化之源，健脾、软坚、散结以畅泌乳之道，还母乳哺婴之本能。方与参苓白术散加味：

泡参30g　茯苓15g　白术10g　扁豆30g　陈皮10g　山药30g　甘草3g　莲米30g　薏苡仁30g　桔梗15g　皂刺15g　山楂20g

一剂水煎，分六次，日三服。

9月14日复诊，婴儿泄泻次数减少三分之一，乳母原有便秘，竟随之而愈。既中病机，则须顺势而进，以其体实而唇绀，不妨于前方之中以水蛭易皂刺，组成益气健脾，兼攻积久之滞。一剂水煎，服嘱如前。

9月16日三诊，乳母唇绀稍有转淡，婴儿大便接近正常，试进油腻滋养之品，未见婴儿再泄，以其一日尚有四次以上，家人犹恐停药复发如初，复来浼予善后。法拟健脾以和胃，渗湿以别浊，化瘀以行滞。方与胃苓汤化裁：

白术10g　泽泻20g　猪苓15g　苍术10g　厚朴10g　陈皮10g　甘草3g　山

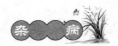

楂20g　水蛭8g　丹皮30g　地骨皮30g　杏仁10g

水煎，服嘱如前，守服数剂而愈。

明按：

子病治母，尤以婴儿常用，乳汁异常而致泻者，更应如此。此证临床难遇，故录之以待来者深究。就其今之新兴科技之发展现状而言，的确可以化验出乳汁所含成分，而如何改善其结构，却非易举之事也。与其迂回绕道而行，不如捷径直达先登。形体壮实之妇，应有优质之乳，而嘴唇发绀，可知为血瘀所滞，若单执活血化瘀一法，则难免不伤中气，加加山楂降血脂，皂刺攻坚通滞，意在投石问路。一剂显效，此路可行，始敢循法递进。去皂刺加水蛭者，取水蛭"善食人血，而又迟缓善入，迟缓则生血不伤，善入则坚积易破"，最宜用于积久之滞，故原有便秘之患，竟亦随之而解。若面色萎黄，体弱血虚，则非所宜也。欲善其后，必辨虚实，此案之善后，不取补益，而以胃苓汤化裁，意在尊崇"坚者削之"之旨，去桂枝远离温燥，加水蛭、山楂，一以降脂，一以化瘀，二者为合，更具化瘀通滞之功；再加丹皮、骨皮使之通化而不烈；杏仁宣启上焦，令通之以调。如此善后，既具疗疾之功，更寓减肥之效，故三诊数剂而瘥矣。

肉食过敏（一）

何某，女，49岁，农民，住三台县长坪乡，1976年9月1日初诊。

患者形体高大，五谷杂粮能食，轻重体力能做，仅见面色黄白少华，神倦乏力。问其所苦，答曰："四年以来不能食肉，食则大病骤发，必恶寒战栗，头身骨节剧疼，卧床不起，难以转侧，呻吟三至四日方休……寻单方验方，访名流高手，无验递增。"习明细察，得知猪肉最为敏感，鸡鸭次之，牛肉再次之，惟羊肉无恙。三十年来，此为首见，忖度再三，姑作脾气亏虚论治。方与四君子汤加味：

泡参60g　茯苓25g　白术20g　甘草5g　怀山药50g　扁豆50g　山楂30g。一剂水煎服。

复诊：9月3日，药已尽剂。自述："精神大有改善，似此药已投方，康复有望。"如此悦耳之言，恐有奉承之意，遂宗前法，改书参苓白术散二剂

水煎服，嘱二剂服毕，以猪肉试之为准。

三诊：9月8日，患者来寓欣欣然有喜色而告曰："先生之药，止痛特佳！嘱二剂服毕之后以猪肉试食之，惟恐再痛难忍，留一剂以作止痛之用。食后不足三时，其痛与以往无异，当即服用第二剂，约一小时痛止如常人矣！"习明闻之，可喜可笑……治本之方，岂其止痛之药也。然试食结果，其证虽较前无异，其时已缩短八成，此系显效无疑，嘱但服无妨，又六剂而康。

明按：

此案人皆无名可命，我今暂以"肉食过敏"命之。倘以今之"药理"论之，则方中又无抗敏之药，似有欠妥之虞。曾与李孔定老先生切磋，请予赠名。孔老曰："此属奇案，奇在无名，正如汝之为人，但求作事无愧，何须病病有名乎！视其立法之准，遣方之精，见效之速，非此莫属也。不识则奇，识而告愈，奇亦不奇也，暂以此名录之以待来者则可也。"习明祖父毓毅公常言："视必求其明，听必求其聪，言必求其行，行必求其果，视病亦然，常病当求其变，变亦求其常也。"今以常理而解罕见之痼，乃宗祖训而使然也。以脾主运化，其义有三：运化饮食，此其一也；运化水谷精微，此其二也；运化水湿，此其三也。脾气虚则运化无权，已纳之食不化，则所需之精微不济，枢纽不枢，供不应求，则营卫之敷布失溉，诸症齐现岂其异哉。再论人有个体之差，物有性能之异，同系肉类，亦有甘平、甘温、大热之别，羊肉之滋腻逊于猪肉，而温热之性则强之多矣，食羊肉而无恙，以气属阳而同性相求之故也。若能寻其所主，则思过半矣。

肉食过敏（二）

杨某，女，35岁，农民，住蓬溪县农村，1999年12月12日初诊。

患者形体单薄，面色油黑，虽个头不高，尚能勤适农耕，13年前顺产之后，初觉肉食乏味，继则食即脘闷，渐至食则头身骨节均疼，恶寒发热亦随之而见。医以外感风寒治之，二三日即愈，不经治疗亦二三日自愈。屡治无验，医谓"无药可治"，嘱其禁忌肉食。家人悯其"赢弱"，亲朋谓之"斋公"。十余年来，访遍乡镇县市，无再治之意已久。其夫试询于明，明以曾

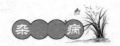

有治验之情告之，其夫遂电告抵绵就诊。诊得六脉微见虚软，肉食之中，猪肉反应最大，牛肉次之，羊肉素不愿食，余无所苦。此乃脾虚运化失司所致，拟淡甘益脾法，方与参苓白术散加味：

泡参30g　茯苓20g　白术10g　扁豆30g　陈皮10g　山药40g　甘草3g　莲米40g　芡实40g　砂仁8g　薏苡仁40g　桔梗10g　山楂20g　神曲20g　麦芽20g

三剂水煎，每剂分六次，日三服。

复诊：12月19日，服首剂三服，腹泻三次，继服自止。三剂服毕，以猪肉试之，其不良反应，较之以前，缩短时间约三分之二，知其药已中病，原方守服又六剂而痊。

 明按：

病种相同，病机不同，治法不同；病种不同，病机相同，治法相同。较之二十三年前之何毓珍案，有异有同。彼系久违肉食，脾失濡养，延续四年不愈，此则产后失治，脾气未苏，竟达十三年之久，病程短者年高，长者年少，然其病机则一，故治法相同，均在一月之内告愈。前案至今相距二十三年，不可谓不稀；其证之顽，不可谓不奇；一法而起多年沉疴，医患皆悦。医者之至高享受莫过于此。

南瓜子壅气滞膈

贺某，男，70岁，住绵阳市涪城路，2005年3月6日初诊。

自述晨起离榻片刻，身必微汗自出，经历两年，久治不愈。近二月以来，脘腹痞胀，不时嗳气，服用多种药物罔验。似此小恙，率以辛开苦降、泄肝和胃为法，草拟习明复方萸连汤加减：

黄连8g　吴茱萸6g　木香10g　白芍15g　降香8g　小茴15g　谷芽20g　台乌10g　蚤休10g　薏苡仁30g

二剂水煎，每剂分六次，日三服。

3月11日复诊，原证如故。细察其因，乃常嚼南瓜米所致之也。其量之大，令人震惊，一月十斤，持续年余！为何？答以……听信街头巷尾之说。明始恍悟，叮嘱立即停嚼，拟健脾和胃以调中焦，益气扶正以补虚损，方与

参苓白术散加味：

泡参40g　茯苓15g　扁豆40g　陈皮10g　山药30g　甘草3g　莲米30g　薏苡仁30g　砂仁8g　桔梗10g　大枣30g　炒麦芽20g

八剂水煎，服法同前。

20日之后，尽剂复曰："遵嘱而服，余无恙矣。"观其容颜，红润矍铄，皆悦。

　明按：

凡驱虫之品未有不戕伐脾胃者也。南瓜子确有驱虫之功，而大剂久服，岂无弊哉！此虽小疾，感触颇深——候诊者恐后争先，首诊拟用辛开苦降、泄肝和胃之法，明犯虚虚之误也。临证如临阵，何来常胜将军，战略存疵，缘于知己而不知其彼也。先哲云："胆欲大而心欲小，智欲圆而行欲方。"其斯之谓也欤！自省之余，假《陋室铭》一首以自责：

价不在高，有效则明。药不在多，有绳则灵。斯是陋识，惟诚德馨。小疾莫轻视，大病需留心。诊诊有记录，论论无自矜。可以调素琴、阅金经。无郑声之乱耳，无案牍之劳形。长沙《伤寒论》，钱塘《温热经（纬）》。孔子云：何陋之有。

缩　　阴

唐某，男，58岁，住绵阳市文星街，2004年9月24日初诊。

初似感寒而发冷，继则四肢厥逆，乃至通体冰凉，阴茎、睾丸、神厥一同内缩，持续七至八小时。三五日一发，或二三日一发，甚则一日一发不等，历时二年，四季无休。各项检查，查无实据，众说纷纭，莫衷一是。咨询于明，明乐其罕见而诊之。六脉沉细而弱，且非发作之时，舌质淡，苔白滑而板滞。发病之前，素有阴盛阳衰之证，为时既久，尚无食少消瘦之弊。患者虽有惶惑疑虑之心，尚且明理。乃先建可愈之念，使之勿恐而再伤其肾，然后施以扶助肾阳为主之法，以益其釜底之薪。虚损之疾，力求缓图，直率猛烈当忌。方与金匮肾气丸加味：

肉桂10g　制附片15g（久煎）　山萸肉10g　山药30g　茯苓15g　丹皮30g　熟地30g　泽泻20g　炮姜10g　麻黄根15g　当归20g　吴茱萸5g

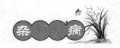

二剂水煎，每剂分六次，日三服。

9月29日复诊，精神初振，近日未发，以其曾有五六日不发之时，尚不知是否投方？但见沉脉有欲起之象，白滑板滞之苔有欲活之形。乖舛之嫌当释，改制再进——前方制附片、炮姜、麻黄根均加为20g。嘱再服二剂勿疑。

10月6日三诊，初见成效，已12日未发。脉见中候，正适《周易·乾卦》"九二：见龙在田"之爻，不妨启八方"诸候"之师以清剿之。遣熟料五积散加制附片25g与之。

10月13日四诊，上方已尽三剂，21日未发。拟通阳和营之法，以观后效。方与当归四逆汤加味：

细辛6g　当归25g　桂枝15g　白芍15g　甘草3g　木通15g　大枣30g　炮姜10g　吴茱萸5g　小茴香15g　荔枝核30g　橘核20g

二剂水煎，服法同前。

10月20日五诊，秋风渐凉，霜降将至，昨日又发，其势如前，且喜三分钟即逝。值此小雪未至之机，不妨借仲景温肾通阳之法。方与四逆汤加味：

甘草10g　炮姜20g　制附片30g（久煎）　吴茱萸7g　小茴香15g　荔枝核30g　橘核20g　远志10g　益智仁10g

水煎，缓缓服之，尽四剂，逾年不曾复发。

明按：

《素问·热论》、《金匮要略》有囊缩记载，后世方书间有"缩阴证"之说，阴霾一散即解。此乃阳虚之体，少阴虚寒既久，冰冻如山，若求速化，将致水患成灾，故取益火之源，首以肾气丸加味，以迎朝阳。次遣五积，以散寒湿气血痰之滞。再遣当归四逆、通脉四逆以善其后，始终不离姜附，步步为营，次第而增之也。所以然者，循序渐进以待旭日东升，若以炼钢高炉而熔巨冰，势必钢花肆溅，岂其治哉！少阴者，心与肾也，久治不愈，心肾俱愈。杂说困其医者之心思，俚语扰其患者之意志，两败俱伤，何其不难，故欲医患者，不如先医其医也。

又按：尔后至今，家人亲友谒诊，频如常客，询其旧疾，虽心有余悸，却未曾出现欲作之兆矣。

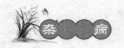

白塞病（一）

辛某，女，47岁，居民，住绵阳市高新技术开发区，2005年6月13日初诊。

辛之婆母张媪者，素体多病，常就诊于明，相识已久，晚年信佛，心地善良。婆媳雍和，胜于母女之密，辛病甚急，就近就医，辗转数处，历二月而病势有增无减，惊闻辛患白塞病而询之于明？明曰："未见其人，难作定论。"片刻辛乘车而至曰："初为重感，头身痛而发热恶寒，医以抗生素类静脉滴注无验，疑为病重药轻，乃倍其量而滴之，随即腰与右腿剧痛，又与之'腰部封闭'，针孔出血，压之不止。当即出现呕吐，汗出淋漓，四肢厥逆，急转绵阳市中心医院抢救，收入肾病科病房。汇集消化、风湿等科之精英参与研讨。"后结合实验室检查及病理诊断报告，确诊为为白塞病。

其人中等身材，面色萎黄，巩膜微黄，舌红苔腻，步履维艰，问其所苦，答以"右侧痛甚"。视之，右跖骨近小趾处凸一硬块1cm×1cm，微红拒按，循踝而上，小腿内侧有一横切口，缝合之痕尚存，即摘取活检之处也。伤口四周红肿欲溃，轻抚痛甚，更见多处凸起之结疖不红亦痛，点线不均，痛不可扪。腰仍痛，针孔犹见，小便微黄。脉见濡数。综析始末，乃湿热毒邪内蕴所致，清热解毒以挫湿热鸱张之势，软坚散结以防腐溃之变，方与仙方活命饮加味：

银花20g　防风15g　白芷10g　当归20g　陈皮10g　甘草3g　赤芍15g　象贝10g　天花粉20g　乳香8g　没药5g　穿山甲3g（炮）　皂角刺10g　紫花地丁20g　白芥子15g　猫爪草20g

二剂水煎，每剂分六次，日三服，饭后服。

6月17日复诊，步履显著改善，跖骨端之肿块消退过半，摘取活检之伤口红肿全消，不红而痛之小疖似有似无，舌色红稍浅，苔腻由密而稍疏，脉象稍有减缓。患者心怡而叹曰："能获此效，始料未及……昨日已办就出院事宜，费用截至23日，前医恐有他变之虞故尔。"医患严谨，无可厚非。今湿热毒邪虽挫，尚须软坚散结，方与孔定消瘰汤加味：

枳实20g　炒山楂20g　甘草3g　连翘20g　黄芪20g　黄精20g　土茯苓20g　夏枯草30g　蒲公英20g　败酱草20g　猫爪草20g　半枝莲20g　白花

蛇舌草20g

二剂水煎，每剂分六次，日三服。

6月22日三诊，跗骨端之肿块全消，扪之犹可，按之仍痛，多处小疖消失，舌色微红，苔退不足五成。仍需清热化湿，解毒软坚，方与甘露消毒丹加味：

木通15g　石菖蒲8g　薄荷15g　滑石10g　茵陈15g　射干10g　藿香15g　象贝10g　连翘20g　白蔻10g　猫爪草20g　夏枯草30g　皂角刺10g（炒）　紫花地丁20g

二剂水煎，服法同前。

6月27日四诊，湿热之象已平，自觉与常人无异。湿热毒邪虽解，而内蕴既久，深邃之络未必舒畅，尚须益气活血，通络荡瘀，方与补阳还五汤加味：

黄芪30g　地龙10g　赤芍15g　归尾20g　川芎10g　桃仁10g　红花8g　丹皮30g　水蛭8g　连翘30g　白芷10g　知母25g　白芥子10g　伸筋草10g

二剂水煎，服法同前。

7月1日五诊，神清气爽，久未晨练，近又重舞。嘱勿过度，仍需清淡膳食。渐次向愈，仍须逐瘀通络，潜阳软坚，冀狙已去之邪于塞外，畅气血之通道以肃于内，方与桃红四物汤加味：

桃仁10g　红花8g　生地28g　赤芍15g　归尾20g　川芎10g　银柴胡15g　枳实20g　甘草3g　白芥子15g　延胡索15g　牡蛎30g　炙鳖甲20g　伸筋草10g

二剂水煎，服法同前。

7月4日六诊，自信安然无恙，晨练尽兴而兼感，症见头疼身酸，活检之痕之两侧，小腿外侧分别新见1cm×1cm红色结疖，其痛如前，且右跗骨端微痛而不至红肿，未见多处欲发之兆。法当透风于外，渗湿于下，上下分消，以宣通湿热，方与当归拈痛汤加味：

当归25g　羌活15g　防风15g　升麻6g　猪苓15g　泽泻20g　茵陈15g　黄芩10g　葛根30g　苍术15g　白术15g　苦参10g　知母15g　甘草3g

二剂水煎，服法同前。嘱其徐徐散步以替晨舞，清心以宁心志，淡甘以运脾，此疾变化多端，若欲不再复发，慎勿操之过急。

7月8日七诊，诸症悉退，几近常人，诚服前之叮嘱，坚定必愈信心。峰回路转如斯，沉起瘤散可冀，复与仙方活命饮加皂刺、败酱、薏苡仁。

尔后，坚守清热解毒、攻坚散结、活血化瘀之大法，或间以养阴，或疏肝利胆，或芳化醒脾，或淡甘益胃，调理月余而痊。

白塞病（二）

张某，女，57岁，农民，文盲，住绵阳街子乡农村，2005年7月16日初诊。

其女随行，陪同候诊，及其号至，主述口唇干燥奇痒，频频以舌舐之。去春曾经中心医院诊断为"干燥综合征"，今春复发，曾去华西医院，化学检验、血液分析，均在正常值边沿，以其高低不多，未作定论。继又住入绵阳市人民医院治疗，缓解之后不足一月，复发如故。所费现金，远超举家两载收入之巨。追溯旧疾，曾有胆囊细砂结石，血压150/104mmHg，耳鸣心烦，夜眠不安。再细问则一无所获……以其发病之时，正值厥阴风木行令，属寒热错杂，热胜风生之证，取乌梅丸（汤）化裁：

乌梅10g　黄柏10g　黄连8g　茵陈15g　桂枝10g　细辛3g　川椒1.5g　党参20g　当归20g　远志15g　枣仁20g　钩藤40g　蝉蜕10g　龙骨40g　牡蛎40g

三剂水煎服，每剂分六次，日三服。

7月23日复诊，唇痒大减，但又口腔灼热欲溃，脉弦数，血压136/90mmHg，嫌椒、桂、辛之温燥，急宜布慈云以降甘露，方与甘露饮加味：

天冬20g　麦冬15g　生地25g　熟地20g　黄芩10g　石斛20g　茵陈15g　枇杷叶20g　甘草3g　枳壳10g　青黛8g　蝉蜕10g　地肤子20g　钩藤30g

三剂水煎，服法同前。

7月30日三诊，口腔未溃，口唇下沿又见烧痒而痛，头昏胀疼，几近初诊之况，血压又升至150/104mmHg，恐肝热盛而风木动，方与天麻钩藤饮加减：

天麻15g　钩藤30g　杜仲20g　川牛膝15g　益母草30g　夜交藤30g　茯神15g　石决明30g　天冬20g　麦冬15g　蝉蜕8g　僵蚕15g　地肤子25g　地骨皮40g

三剂水煎，服法同前。

8月7日四诊，血压降至136/90mmHg，新见眼胀而痒，视力模糊，苔腐

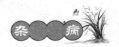

舌绛，全身瘙痒，肤红而斑疹隐隐，小便黄赤，心烦不寐。湿热深入营分，急宜清营泄热，方与清营汤加减：

水牛角20g　生地25g　玄参20g　淡竹叶20g　天冬15g　银花20g　连翘20g　丹皮30g　蝉蜕8g　土茯苓20g　地肤子25g　滑石10g　甘草3g

三剂水煎，服法同前。

8月14日五诊，痒疹透露而肤痒甚，湿热犹存，全身瘙痒，下肢肿胀欲溃，急宜凉营分消，以防溃蔓，方与习明一扫光汤加味：

水牛角20g　丹皮30g　滑石10g　甘草3g　蝉蜕8g　木通15g　银花20g　连翘20g　白鲜皮20g　土茯苓20g　苍术10g　黄柏10g　知母20g　苦参10g　地肤子20g　神曲20g

三剂水煎，服法同前。

8月21日六诊，肤痒减退，肤热如潮，复感暑热，下肢胀痛尤著，亦宜清热解毒渗湿，方与龙胆泻肝汤加味：

胆草15g　炒栀子10g　黄芩10g　银柴胡15g　生地25g　前仁15g　泽泻20g　木通15g　甘草3g　青黛10g　水牛角25g　石膏30g　葛根40g　秦艽20g

一剂水煎，服法同前。

8月25日七诊，血压升至140/100mmHg，诸症依然如故，急宜平肝潜阳，解毒通络，方与建瓴汤加味：

川牛膝15g　地龙15g　白芍20g　夏枯草30g　海藻30g　生地25g　山药30g　柏子仁10g　赭石25g　龙骨40g　牡蛎40g　豨莶草30g　海桐皮30g　青黛8g　白茅根80g

三剂水煎，服法同前。

9月3日八诊，血压降至134/88mmHg，但高热大作，骨节烦疼，下肢静脉显露，痒疹密布全身，其色紫晦，巩膜红黄而痒，口腔溃烂而疼，通宵不眠，家人惶恐……始同行细问何病？明曰："此乃今之白塞病也。古有相近似之症状，尚无等同之病名……1937年首见于土耳其，1948年高发于日本，1957年我国有此报道，今已散见于世界各地，对人体可见十一种损害，反复无常，法无定法，方无定方。"患者与其家人，早已详知其病，之所以隐讳其名，惟恐医者闻而生畏之故也。聆听此覆，始深信无疑，遂将数次住院之始末……——详叙，无力再荷巨额之苦，恳浼续治。湿热蕴结既久，血随热势而波动，细络随湿邪之浸淫而起伏，多种损害，与时递增，患者之心可以

253

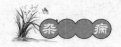

理解，医者之慎人所不知。试拟疏利膜原以达表里，冀热退以平燎原之势，方与达原饮加味：

银柴胡20g 草果仁6g 槟榔15g 知母20g 厚朴10g 甘草3g 白芍15g 黄芩10g 青蒿15g 秦艽20g 葛根30g 天冬20g 麦冬15g 地骨皮30g

二剂水煎，服法同前。叮嘱静养，慎勿再感外邪，严禁辛燥之食。

9月10日九诊，高热全退，诸症悉平，始坚信恬惔调养之嘱。转危为安，求之难得，反复性之大，损害脏器之广，既已知之，务必持之以恒，高热虽退，仍须解毒活血，通滞化瘀，方与仙方活命饮加味：

银花20g 防风20g 陈皮10g 当归25g 白芷10g 甘草3g 白芍20g 浙贝母8g 天花粉20g 乳香5g 没药4g 穿山甲3g（炮） 皂角刺10g（炮） 败酱草20g 天冬20g 麦冬15g 石斛20g 青黛10g

二剂水煎，每剂分六次，日三次饭后服。

尔后，循例一（辛案）之法，随症遣药，调治二月而安。

明按：

白塞病与仲景所述之狐惑病有近似之处，绝非等同。所以然者，时代变迁之故也。汉有文景之治，唐有贞观之兴，清有康乾之盛，而近二十年以来，衣食之丰裕，胜于前朝者远矣！纵有贫富之殊，贫亦不乏油腻膏脂之食、酒蘸之辛，湿热浸淫，枢机遏郁，天地之精气不得入于内，内蕴之湿热不得泄之于外，渐次胶结而阴阳失调，亦如今之所言"免疫异常"者是也。症状之多，损害脏器之广，变化之繁，转归之坏，辨证之难，遣方之苦，不一而足。然而，我华夏文明源远流长，炎黄智慧，博大精深，启先圣之宝库，神而明之，见机而行，万变不离其宗矣。且夫湿蕴毒既久，本缠绵难解，更具虚实相兼、寒热错杂，表里兼见，气机不灵，三焦不畅，气血失调，微观难作定论，宏观亦易漏诊。若欲起此沉疴，需细审始末，详辨真伪，不固执某方某药，冀一蹴而就之幸。

辛案（例一）、张案（例二）同系一病，前者首发，后者复发有三；一为年壮而富，明智坦诚而轻；一为年偏老而贫，固执隐讳而重。且曾有过漏诊，故前者难中有易，而后者难之又难也。医本仁道，扶危济贫为本，迎难而上，省慎而行。我虽警觉未晚，而首诊亦未尽如人意，若无辛、椒、桂之温燥及其患者过度操劳，庶不至于有全身大小血脉即将溃败之险，虽

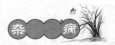

转危为安，尚须防患于次年，若能未雨绸缪，医患同心协力，可望来春不再复发，更不至于愈发愈重矣。

又按：时至周年之际，例一自觉无恙，以其家庭条件许可而再作全面检查，一切如常。惟恐复发，切求处方。乃以疏肝养血、通经活络、宁心安神、淡甘益脾等法，为时一月，四年未曾复发。例二则次之，或劳累而全身酸痛或饥饱不一而伤脾胃，或伤风而干咳，或伤暑而身痒，最后执清燥救肺汤加石斛、百合、天冬、地肤子、蝉蜕一方，断断续续于欲发之时服一至二剂，据云"效佳"？恐系囊中羞涩，抑未可知，竟又一年始瘥。倘当年即有今之"农村合作医疗"相助，断不至于此也。古所谓"尧天舜日"安能与今之"还利于民"之可匹，人在福中知惜福，则福而寿之康而宁之矣。

幼儿抓扯阴茎（二则）

李某，男，2岁半，住绵阳市石塘镇浸水村七队，2006年5月9日初诊。

髋关节脱位，住专科医院六个月，出院一个月，复位良好，活动自如，但阴茎不适，频频抓扯，不避亲疏，昼无休止，夜不松手，扯阴而眠。家人善言疏导，乃至严厉训斥，俱无济于事。邻居岳姓幼儿，长李某两岁，相处和谐，常以弟兄相称，稚意颇融，与之嬉戏则偶有忘却抓扯下阴之时，双方父母允与同玩，为能缓和其症而欣慰。不数日岳某仿效，逼真无遗，家人始疑病之态也。乃一同前往三处顶级医院检查，医亦资质"合格"之医，均以"实质器官无异常"为据，说法不一，尤以"可疑性病"之说，令家人怒不可遏，乃浼明诊焉。细观幼儿举动，并无阴茎勃起之征，以小手抓扯超出常人三倍之长，且无欢心愉快表情，却有蹙额切齿之苦。小便频数微黄，大便干结，二至三日一次，舌红苔少。乃下焦燥热激惹稚阴稚阳之所致矣。宜润肠通便以折燥热之邪，柔润肝肾以息乙癸之风，遣脾约丸加荔枝核、橘核、破故纸、五加皮、甘草与之。嘱水煎服用，以平为期，只管进药，切勿以打骂胁迫。

仿效逼真者，素好动，常夜间梦语，书龙胆泻肝汤加枣仁、龙牡、远志与之。服嘱同前。

旬日许覆曰："各尽二剂，诸症如失。"

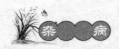

门人问曰："两幼儿症状相同，为何遣方各异？不从前医之议，师何以得知？"明曰："前者燥热便难已久，且服药甚杂，难免偏颇之弊，证属阳明，万物所归，热随便泄，风止则树静也。后者无腑实可言，乃相火乘心，模仿成习，清肝胆以泻相火，则心安而神爽，标同而本不同，故遣方各异也。小儿肾气未实，乳齿未更，形气未充，脏腑功能未健，乃稚嫩之体，何来'性病'可疑。且夫两者之父母均系本朴遵伦之人，并无泌尿系感染之疾，无据而臆断，乃医者之大忌也。医者之天职在于识病，识病之道，当先识人，识人之道，首重望、闻，言谈举止，莫不出自于心，心正则目不斜视，面无奸佞之容，身无妖孽之莠，步履有端庄稳重之健，语言无刁钻娇滴之音。明察秋毫之末，只在瞬间即得，何须猜而测之矣。"

走 马 牙 疳

朱某，男，12岁，住三台县上新乡三村思念沟，1964年11月15日初诊。

患者由数人簇拥抵院，一长官风姿者高声传令曰："十万火急，重病在此，奉总团之命，白某接诊，此乃三代单传，贫农之后，优先救治，不得有误，若有半点闪失，将尔试问。"明视之，神志昏沉，面青褐如魔，鼻、唇、颊巨肿连片，口鼻难辨，牙齿脱落无遗，口流紫色血水，舌不可见，气味恶臭至极，候诊者误为腐尸，捂鼻趋避。其病证之险恶，预后难测；其命令之威严，孰能苛求必胜。乃假"临证不过十年，闻所未闻，见所未见"而婉言诿之。驻院组长张维民（中江县医院院长）怒目而视之曰："随团医者所荐，今有总团之令，谁敢不从，华元化遭戮，为何？汝忘之耶？"不得已而勉为其难，强拟清热解毒去腐，方与：

1. 安宫牛黄丸三枚，四时一服，每服一枚。

2. 芦荟消疳饮加减（《医宗金鉴·外科正宗》）：石膏40g 羚羊角4g 水牛角40g 炒栀子15g 银花15g 连翘20g 银柴胡15g 牛蒡子15g 桔梗10g 大黄10g 玄参20g 薄荷10g 淡竹叶10g 芦荟8g 胡黄连8g 甘草3g 一剂水煎，嘱将药液频频滴之于口，任其浸透，昼夜不停。

3. 遵随团医者之嘱，青霉素40万单位，每四小时一次，肌内注射（该院当时尚无输液设备，条件极差）。

次日复诊，口唇、面颊、鼻翼等处，臃肿略退，隐约可见微微红润之

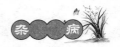

象。微不足道之效，焉能取代惶恐之心。乃邀张维民共议，方敢动笔。患者罹此不幸重证，医亦何幸之有！一番切磋，原方再进。

11月19日三诊，面色青褐转为隐隐微黄，且有润泽之象，唇与鼻明晰可辨，虽嗜睡而神志尚清，稀粥能咽，有便可排。口流淡红色液体，恶臭之气大减。患者生机已露，医者余悸未平。热势已挫，毒腐犹存，法当养阴清肺，解毒去腐。方与甘露饮加减：

生地25g　熟地20g　天冬20g　麦冬15g　甘草2g　玄参20g　象贝母10g　丹皮30g　薄荷10g　夏枯草20g　地丁草20g　败酱草20g　连翘20g　麦芽20g

二剂水煎，日三服，夜一服。

11月23日四诊，口鼻各就各位，据亲友云："本来面目可得而识之也。"虽语言细微，尚可闻其云何。食欲渐进，二便如常，业已脱险欲归，张与明共允，乃书竹叶石膏汤加夏枯草、地丁、败酱草、二芽与之，二剂水煎，尽剂再诊。

尔后，与淡甘益脾之法，数剂而安。半年之后，新牙复生。

明按：

牙疳有"走马牙疳"与"风热牙疳"两种，前者重而后者轻也。走马者，以其腐烂迅速，势如走马而得名，多由大病内热炽盛所致。其病险恶，难得一见，故录而载之。

首诊第二方中原有升麻、川黄连二味，一以升发之性不宜，一以苦寒易于化燥欠妥，故去而不用。加银花连翘轻清宣透，水牛角清热凉血。三诊之方仅保留甘露饮之天冬、麦冬、生地、熟地、甘草五味药物，自此以下既加竟达九味之多，似有喧宾夺主之嫌。其实不然，借薄荷连翘宣透之力以达热出表，夏枯、地丁、败酱三草同用，既清热又解毒排脓；麦芽和胃以畅通谷道，合奏养阴清肺，解毒排脓之功。

匏舌（陈旧性舌下囊肿）

何某，女，8岁，住三台县建平乡农村，2006年7月4日初诊。

患儿父母远赴省外务工，自幼寄养于外祖之家。形体偏瘦，身高尚可，

视听无碍，语言不清，有问必答，而听者不知所云。因之，幼儿园未曾接纳，任其自玩。数年以来多方治疗，未曾见效。七岁进入小学，可以听写简单课文，若教以语言表达，则无计可施。不得已而自动辍学。再经高层医院细查，发现舌下赘肉，拟"手术切除治疗"，知悉高额费用，无力支付而改浼于明。明诊之，痰多而呛咳时作，躁烦好动。拟化痰软坚之法，遣杏苏散加味：

杏仁10g　苏子10g　白前根15g　枳壳10g　桔梗10g　茯苓15g　半夏10g　甘草3g　石菖蒲8g　郁金15g　皂刺15g　水蛭8g　蒲公英20g

十剂水煎，每剂分六次，日三服。嘱忌看惊险影像，勿听狂躁音响，禁食辛燥、冷冻饮食。

7月23日复诊，主动依序等候，能自报姓名，路人备感惊奇；生父来电致谢，外祖叮咛切勿再延，祖母乐与同行。查看舌下赘肉，已显著缩小，此为痰已蠲而肺已宣，瘀初化而坚始软。法当交心肾以安神定智，和少阳以转枢机。遣磁朱丸与小柴胡汤化裁：

磁石25g　朱砂8g　神曲30g　柴胡10g　黄芩10g　白晒参20g　甘草3g　生姜10g　半夏10g　远志15g　石菖蒲8g　莲须15g　山药30g

八剂水煎，服嘱同前。

8月8日三诊，舌下赘肉递减，语言清晰度递增，权衡诸恙，已退却十之六七，小学教师知而寻访，乐意为之复学。望继续调治，以冀痊愈。事势如此，仍须化滞行瘀，遣保和丸加味：

神曲20g　山楂20g　茯苓15g　半夏10g　连翘20g　莱菔子15g　远志10g　石菖蒲8g　水蛭8g　皂刺15g　僵蚕15g　牛蒡子15g

八剂水煎，服嘱同前。

8月20日四诊，举止言谈几近常人。值生长机体之年龄，后天之本当健，逢瘀滞已通之良机，须防余毒未尽，仍当解毒散结，行气和胃，以李老孔定先生之"消瘰汤"加味：（原方由泽漆20g、土茯苓30g、黄精30g、夏枯草30g、连翘15g、山楂15g、枳壳12g、甘草3g组成。功能：解毒散结，行气和胃。主治：瘰疬。方解详见《名医名方录》，李宝顺主编，中医古籍出版社出版）。

枳实15g　山楂20g　甘草3g　连翘20g　黄芪20g　黄精20g　土茯苓20g　夏枯草20g　泽漆15g　山药30g　扁豆30g　皂刺15g　土鳖虫10g

十剂水煎，尽剂而痊。

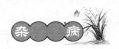

 明按：

　　觥舌多见于幼儿期，学龄期而不愈者，极为少见，前者又名"重舌"，多由心火、痰滞所致，治之尤易；后者延至多年，近乎肿瘤之类，不可等闲视之。全程遣方有四，为数不多；而信服三十六剂，亦复不少；认之的，不如信之坚也。首方杏苏散（汤）加石菖蒲、郁金，原为声带水肿之声嘶而没，再加皂刺软坚，水蛭化瘀，蒲公英解毒排脓，借化痰宣肺之方，为软坚化瘀、解毒排脓之用，亦即通常而达其变也。次方以磁朱丸与小柴胡汤合用，去大枣勿滞中焦，加远志、石菖蒲宁心开窍，山药、莲须健脾益肾，更名为"春雷饮"，原为耳聋而设，为何遣之于此？若欲深究，必细读医圣仲景、昔贤柯琴之著。小柴胡汤，《伤寒论》可谓详备；磁朱丸众多方论，当首推柯琴，论曰："朱砂禀南方之赤色，入通于心，能降无根之火而通神明；磁石禀北方之黑色，入通于肾，吸肺金之气以生精，坠炎上之火以定志，二石体重而主降，性寒而滋阴，志同道合，奏功可立俟矣；神曲推陈致新，上交心神，下达肾志，以生意智，且食入于阴，长气于阳……食消则意智明而精神治，是用神曲之旨乎！"经方与时方合璧，隐寓补泻兼施。三诊借保和丸消食和胃之名，行化瘀破滞之实，加远志、石菖蒲复苏声带，水蛭、皂刺软坚化瘀，僵蚕、牛蒡子清咽利膈，化平和之方为破坚之用，柔中蕴刚，威而不猛也。末诊借用李老孔定先生之消瘰汤全方，再加扁豆、山药益脾，皂刺软坚，土鳖虫化瘀，意在荡涤未尽之邪，故初获如此之愿也。